Frank Stieger

Herausgeber: Ursula Kocs, Thomas Kratz

Allgemeine und spezielle Arzneimittellehre für Pflegeberufe

Kompetente Pflege

1. Auflage

Bestellnummer 16106

Bildungsverlag EINS
westermann

Die in diesem Produkt gemachten Angaben zu Unternehmen (Namen, Internet- und E-Mail-Adressen, Handelsregistereintragungen, Bankverbindungen, Steuer-, Telefon- und Faxnummern und alle weiteren Angaben) sind i. d. R. fiktiv, d. h., sie stehen in keinem Zusammenhang mit einem real existierenden Unternehmen in der dargestellten oder einer ähnlichen Form. Dies gilt auch für alle Kunden, Lieferanten und sonstigen Geschäftspartner der Unternehmen wie z. B. Kreditinstitute, Versicherungsunternehmen und andere Dienstleistungsunternehmen. Ausschließlich zum Zwecke der Authentizität werden die Namen real existierender Unternehmen und z. B. im Fall von Kreditinstituten auch deren IBANs und BICs verwendet.

Die in diesem Werk aufgeführten Internetadressen sind auf dem Stand zum Zeitpunkt der Drucklegung. Die ständige Aktualität der Adressen kann vonseiten des Verlages nicht gewährleistet werden. Darüber hinaus übernimmt der Verlag keine Verantwortung für die Inhalte dieser Seiten.

service@westermann.de
www.westermann.de

Bildungsverlag EINS GmbH
Ettore-Bugatti-Straße 6-14, 51149 Köln

ISBN 978-3-427-**16106**-6

westermann *GRUPPE*

Vorwort

Liebe Leser,

die neue Themenreihe „Kompetente Pflege“ ist flexibel, schüler-, handlungs- und praxisorientiert gestaltet und berücksichtigt aktuelle Erkenntnisse der Fachwissenschaft.

- **Flexibel** wird die Themenreihe durch die einzelnen Themenhefte, die jeweils einen Schwerpunkt abbilden.
- **Schülerorientiert** sind die Themenhefte in ihrer Bild- und Textgestaltung.
- Durch die Lernsituationen berücksichtigen die Themenhefte stringent einen **handlungsorientierten didaktischen Ansatz**.
- **Praxisorientiert** sind die Themenhefte, da viele Aufgaben in der Praxis von Praxisanleitern aufgegriffen werden können und somit der Theorie-Praxis-Transfer erleichtert wird.

Zusammen ist dadurch ein innovativer und an den Themenheften orientierter Unterricht möglich.

Die Themenreihe ist für alle pflegerischen und sozialpflegerischen Berufe und Ausbildungen der Berufsfachschulen, Berufskollegs und Fachschulen (Altenpflegehilfe, Altenpflege, Diätassistenten[1], Familienpflegerinnen, Gesundheits- und Krankenpflege, Gesundheits- und Kinderkrankenpflege, Heilerziehungspflege, medizinische Fachangestellte sowie pflegeorientierte Studiengänge) bestimmt. Durch die Aufteilung in Themenhefte ist eine für den Ausbildungsgang spezifische Auswahl möglich. Zur besseren Orientierung besitzen die Themenhefte einen jeweils andersfarbigen Umschlag, der sich an den Lernbereichen des Rahmenlehrplans der Pflegeausbildung orientiert:

Lernbereich 1: Aufgaben und Konzepte = grüne Reihe
Lernbereich 2: Unterstützung pflegebedürftiger Personen = lila Reihe
Lernbereich 3: Institutionelle und rechtliche Rahmenbedingungen = orange Reihe
Lernbereich 4: Pflege als Beruf = rote Reihe
lernbereichübergreifend = blaue Reihe

Dabei sind die Lernsituationen an einer Modelleinrichtung ausgerichtet, sodass ein situationsorientiertes Lernen möglich wird. Die Aufbereitung des Unterrichts wird damit wesentlich reduziert, ohne die methodische Vielfalt einzugrenzen. Damit stellt die Themenreihe eine neue Art von Schul- und Lehrbüchern dar.

Die Themenhefte berücksichtigen die aktuellen pflegewissenschaftlichen Erkenntnisse und die Expertenstandards, was sie als **Lehrbücher** auszeichnet. Darüber hinaus sind die Themenhefte als **Schulbücher** konzipiert, die im didaktischen Ansatz handlungs- und kompetenzorientiert ausgerichtet sind.

Das bedeutet, Sie verfügen in jedem Themenheft über

- eine Auswahl von Aufgabenstellungen und Falldarstellungen, sodass mithilfe des Themenheftes Unterrichtsreihen gestaltet werden können.
- eine integrierte dreistufige Lernsituation, die sich in der Komplexität steigert und je nach Ausbildungsstand von den Schülern in Teilen oder vollständig selbstständig bearbeitet

[1] *Aus Gründen der besseren Lesbarkeit wird im Text die männliche und weibliche Form im Wechsel verwendet. Selbstverständlich sind immer beide Geschlechter gleichzeitig angesprochen.*

werden kann. Die Aufgabenformulierungen in der Lernsituation berücksichtigen das Prinzip der vollständigen Handlung, was ein reflexives Lernen ermöglicht.

Durch die unterschiedlichen Aufgabenformate und die gestufte Lernsituation wird die berufliche Handlungskompetenz gefördert. Dabei wurde besonders auf eine **Anwendungsorientierung** geachtet, die sich aus einer **Situationsorientierung** einschließlich einer **Problemorientierung** und einer **Entscheidungsorientierung** zusammensetzt. Zu den fachdidaktischen Prinzipien zählen ebenso die **Wissenschaftsorientierung** und die **Heterogenität**. Unter Heterogenität werden die Voraussetzungen und Rahmenbedingungen der Pflegeinstitute und Personen verstanden, die im Beziehungsprozess der Pflege stehen. Damit wird eine professionelle Fallarbeit gewährleistet.

Um die Anwendungsorientierung zu ermöglichen, wurde eine Modellgesundheitseinrichtung mit Krankenhaus, Altenheim und ambulantem Pflegedienst entwickelt, an der sich die Fallsituationen orientieren (hermeneutischer Ansatz). Diese Modellgesundheitseinrichtungen bieten die Möglichkeit, möglichst realistische Fälle aus dem Handlungsfeld der Auszubildenden zu integrieren (empirischer Ansatz).

Web Zu jedem Themenheft gibt es ein kostenloses BuchPlusWeb, das Sie nach Eingabe der jeweiligen Bestellnummer unter http://verlage.westermanngruppe.de abrufen können. Neben unterjährigen Aktualisierungen, ggf. Zusatzinformationen und -materialien finden Sie hier auch immer die Organigramme und Personenregister der Modellgesundheitseinrichtungen der Reihe sowie eine weitere dreistufige Lernsituation mit entsprechenden Aufgabenstellungen zum Thema des jeweiligen Heftes.

Die Lösungen zu den Aufgaben der jeweiligen Themenhefte können als Download oder Printing-on-Demand kostenpflichtig bestellt werden.

Wir wünschen Ihnen mit der Themenreihe viel Freude und Erfolg im Unterricht.

Die Herausgeber

Ursula Kocs und Thomas Kratz

Inhaltsverzeichnis

1 Einführung in die Arzneimittellehre

Die Auszubildende Weronika Golanski ist in den ersten Wochen ihres Einsatzes in der gerontopsychiatrischen WG des Hauses Großeichen sehr verwundert darüber, dass den Bewohnern so viele Medikamente ausgehändigt werden. „Mich würde mal interessieren, was passieren würde, wenn die Bewohner keine Medikamente bekämen“, sagt sie. „Ich bezweifle, dass es allen gleich schlechter gehen würde.“

„Das ist von Fall zu Fall verschieden. Unser Bewohner mit Diabetes mellitus Typ II würde ohne sein Insulin sterben. Einige Klienten wären ohne ihre Beruhigungstabletten sicherlich agiler“, sagt Christina von Erden, die Wohnbereichsleitung der WG.

„Und so etwas wie Heilkräuter, Homöopathie oder gezielte therapeutische Angebote spielen irgendwie gar keine Rolle. Das finde ich schade“, ergänzt Weronika.

„Nun ja“, versucht Christina zu erklären. „Bei vielen Mitteln ist einfach nicht bewiesen, dass sie auch tatsächlich wirksam sind. Und was die therapeutischen Angebote betrifft: Das sind natürlich Sachen, die Geld und einer guten Organisation bedürfen. Außerdem glaube ich, dass viele Klienten auch lieber Medikamente als therapeutische Angebote wollen. Ein alter Mensch, der in seinem Leben noch nie Sport gemacht hat, wählt lieber das Medikament als die Fitnessübungen.“

1.1 Gründe für die Einnahme von Medikamenten

„Gäbe es keine Medikamente, sollte man sie erfinden.“ Das meinen zumindest jene, die gesundheitlich von Medikamenten profitieren, aber auch solche, die an ihnen verdienen. Andere wiederum versuchen Medikamente gänzlich zu vermeiden. Diese Menschen vertrauen lieber auf körpereigene Abwehrkräfte oder auf natürliche Wirkstoffe. Bei Medikamenten scheiden sich die Geister. Dabei geht es nicht immer nur um ein Entweder-Oder, sondern beispielsweise auch um Fragen der Häufigkeit bzw. der Regelmäßigkeit, der Dosis oder des reflektierten Umgangs.

Arzneimitteln sind Stoffe, die bestimmte Prozesse im Körper anstoßen. Ein Blick ins Tierreich zeigt: Nicht nur Menschen, sondern auch Tiere gehen auf die Suche nach Wirkstoffen, von denen sie sich einen förderlichen Effekt erhoffen.

Beispiel
Paviane fressen prophylaktisch Beeren, weil diese Parasiten abtöten, die ihren Körper befallen könnten. Kapuzineraffen zerkauen Blätter mit ätherischen Ölen und reiben sich ihr Fell damit ein, um Insekten zu vertreiben. Andere legen sich in Ameisennester, weil Ameisensäure vor Parasiten schützt. Schweine fressen Kräuter wie Zitronenmelisse, wenn sie von Würmern befallen sind.

Diese Tiere nutzen Naturprodukte, um Krankheiten vorzubeugen, zu lindern oder zu heilen. Diese drei Gründe sind uns Menschen nicht fremd. Nur nehmen wir Arzneimittel darüber hinaus auch noch aus zwei anderen Gründen ein: um Krankheiten zu diagnostizieren und um fehlende Substanzen im Körper zu ersetzen.

Gebrauch von Medikamenten	Missbrauch von Medikamenten
– Heilen von Krankheiten – Lindern von Symptomen – Vorbeugen von Erkrankungen – Diagnostizieren/Erkennen von Krankheiten – Ersatz fehlender Stoffe	– Doping – Lifestyle-Anpassung – Suchterhaltung – Drogenmissbrauch – Gewaltverbrechen – Sterbehilfe

Gründe für die Einnahme von Arzneimitteln

Gebrauch von Arzneimitteln

Heilen

Im besten Fall heilen Arzneimittel. Das kann bei akuten Symptomen und Erkrankungen der Fall sein. Die Arzneimittel tragen dann dazu bei, dass diese Symptome und Erkrankungen wieder verschwinden und somit keine Probleme mehr verursachen.

Beispiel
Janina Langhals geht mit Unterleibsschmerzen zum Arzt. Darüber hinaus klagt sie über ständigen Harndrang und Schmerzen beim Urinieren. Der Urin-Schnelltest ergibt, dass Janina einen Harnwegsinfekt hat. Dagegen bekommt sie ein Antibiotikum, das sie zehn Tage lang nehmen muss. Danach sind ihre Beschwerden verschwunden.

Lindern

Chronische Erkrankungen können per Definition nicht vollständig geheilt werden. Die Einnahme von Arzneimitteln dient bei chronischen Krankheiten dazu, bestehende Symptome zu lindern, damit die Betroffenen möglichst beschwerdefrei mit der Erkrankung leben können.

Beispiel
Torben Bader hat aufgrund von Neurodermitis häufig trockene, schuppige und juckende Haut. Dagegen nimmt er eine kortisonhaltige Creme. So verschwinden die Symptome kurzzeitig.

Vorbeugen

Am besten wäre es allerdings, wenn Krankheiten gar nicht erst zum Ausbruch kommen würden. Aus diesem Grund gibt es Medikamente, die das Ziel haben, den Ausbruch einer Krankheit zu verhindern. Die bekanntesten Vertreter sind hierbei Impfstoffe.

Beispiel
Da Pflegekräfte ein erhöhtes Risiko haben, auf Menschen mit Hepatitis A zu treffen, wird ihnen empfohlen, sich gegen diese Krankheit impfen zu lassen. Der Impfstoff wird intramuskulär verabreicht.

Einen Sonderfall der Vorbeugung stellt die Antibabypille dar. Ihre Einnahme verhindert nicht den Ausbruch einer Krankheit, sondern eine Schwangerschaft.

Diagnostizieren

In einigen Fällen werden Arzneimittel auch zu Diagnosezwecken eingesetzt. Wenn nach Verabreichung des Medikaments eine Linderung der Ausgangssymptome stattfindet, ist dies ein Indiz auf die Krankheit, gegen die das Medikament wirkt.

Beispiel
Ein verbreiteter Test, der der Diagnostik dient, ist der L-Dopa-Test. Betroffene, bei denen ein Verdacht auf Parkinson besteht, bekommen das Medikament L-Dopa. Dieses Medikament enthält den Neurotransmitter „Dopamin“ (vgl. Kapitel 10.3). Ein Mangel an Dopamin führt zu den typischen Parkinson-Symptomen. Dementsprechend bessern sich diese Symptome, wenn das Medikament L-Dopa verabreicht wird.

Über einen solchen Test hinaus sollten parallel noch weitere diagnostische Maßnahmen durchgeführt werden.

Ersetzen
Manchmal nehmen Menschen auch Arzneimittel zu sich, um bestimmte Stoffe zu ersetzen, die ihr Körper nicht selbstständig herstellen kann. Dies ist häufig bei Hormonen (z. B. Insulin) der Fall. Aber auch Supplemente (Nahrungsergänzungsmittel) können diese Funktion erfüllen.

Beispiel
Ärzte empfehlen, dass alle Babys Vitamin-D-Tabletten (z. B. Vigantoletten®) bekommen sollen. Vitamin D wird eigentlich über die Sonne aufgenommen. Da Babys aber keinerlei Sonnenstrahlung ausgesetzt werden sollten, kann dieser Mangel durch Vitamin-D-Präparate ausgeglichen werden.

In diesem Beispiel ersetzen also Vitamin-D-Tabletten die Sonne. Zugleich dient diese Maßnahme aber auch der Vorbeugung. Denn wenn kein Vitamin D genommen wird, kann es zu Krankheiten wie Rachitis kommen.

Verzichtet ein Mensch mit Diabetes mellitus auf sein Insulin, besteht die Gefahr einer Hyperglykämie (Überzuckerung), die sich symptomatisch bemerkbar machen und zu Spätkomplikationen führen kann. So gesehen hat das Insulin in diesem Sinne auch eine vorbeugende und lindernde Funktion. Dieses Beispiel zeigt, dass es auch mehrere Gründe für die Einnahme von Arzneimitteln geben kann.

Missbrauch von Arzneimitteln

Arzneimittel werden jedoch nicht nur aus den fünf oben genannten Gründen, sondern auch missbräuchlich eingenommen: als Dopingmittel, als Lifestyle-Medikament, zur Suchterhaltung, als Droge, bei Gewaltverbrechen oder zur Sterbehilfe. All diese Themen werden im Folgenden nur kurz angerissen. An späterer Stelle werden die Themen Sucht (Kapitel 1.3), Antibabypille (Kapitel 8.1) und Doping (Kapitel 13) jedoch ausführlicher behandelt.

Doping
Ein häufiger Grund für den Missbrauch von Arzneimitteln ist das Doping. Ziel des Dopings ist meist eine Leistungssteigerung.

Beispiel
Sehr verbreitet ist die Einnahme von kortisonhaltigen Asthmasprays im Ausdauersport. Dabei haben die meisten Sportler gar kein Asthma. Sie nehmen solche Sprays nur, weil sie wissen, dass sie die Sauerstoffaufnahme in der Lunge um 5 % bis 10 % verbessern.

Doch beim Doping geht es nicht immer um Leistungssteigerung. Ebenso bedenklich ist auch die weitverbreitete Einnahme von Schmerzmedikamenten, die eingesetzt werden, um Schmerzen zu unterdrücken und leistungsfähig zu bleiben.

Lifestyle-Anpassung

In anderen Fällen werden Medikamente zur Lifestyle-Anpassung genommen, mit dem Ziel, bestimmten eigenen oder gesellschaftlichen Idealen zu entsprechen. Auch Doping kann eine Lifestyle-Anpassung sein. Allerdings müssen Lifestyle-Anpassungen nicht immer der Leistungsoptimierung dienen.

Beispiel
Janina hat sich eine Antibabypille verschreiben lassen. Dabei hat sie gerade gar nicht die Absicht, mit jemandem Sex zu haben. Sie nimmt die Antibabypille nur, weil sie sich dadurch eine schönere Haut (ohne Pickel), größere Brüste und eine schlankere Figur erhofft.

Suchterhaltung

Eine andere Form des Missbrauchs ist die Suchterhaltung. In diesen Fällen dient das Arzneimittel keinem therapeutischen Zweck. Es dient lediglich dazu, Entzugssymptome zu unterdrücken und dadurch die Spirale der Sucht voranzutreiben. Die Betroffenen haben so neben ihrem ursächlichen Problem noch das zusätzliche Problem der Sucht.

Beispiel
Bernd nimmt gegen seine quälenden Schmerzen über einen längeren Zeitraum stark dosierte Schmerzpflaster. Bei der Entwöhnung überfallen Bernd diffuse Ängste. Darüber hinaus hat er öfter mit Durchfall, Erbrechen und Zittern zu kämpfen. Aus Angst vor diesen Entzugssymptomen nimmt er die Schmerzpflaster weiter. Dabei belügt er seinen Arzt, indem er ihm sagt, dass er immer noch Schmerzen habe.

Drogenmissbrauch

Es gibt Arzneimittel, die in den Drogenmarkt abwandern. Ketamin, ein Narkotikum (Mittel zur Narkose), dass halluzinatorische Symptome hervorrufen kann, taucht z. B. häufig (in niedriger Dosierung) in der Partyszene auf. Was in der Chirurgie eine unliebsame Nebenwirkung ist (Halluzinationen), kann in der Partyszene ein gewünschter Effekt sein.

Gewaltverbrechen

Eine weitere Form des Arzneimittelmissbrauchs ist die Anwendung von Medikamenten bei Gewaltverbrechen. So sind K.-o.-Tropfen beispielsweise hochdosierte Schlafmittel oder Narkotika. Verstärkt durch die Kombination mit Alkohol können sie Menschen bis zur Bewusstlosigkeit bringen. Darüber hinaus leiden viele Opfer danach unter Amnesie (Gedächtnisverlust).

Darüber hinaus werden überdosierte Schlafmittel auch bei Hinrichtungen eingesetzt. Die Betroffenen sterben in der Regel an einer Atemlähmung.

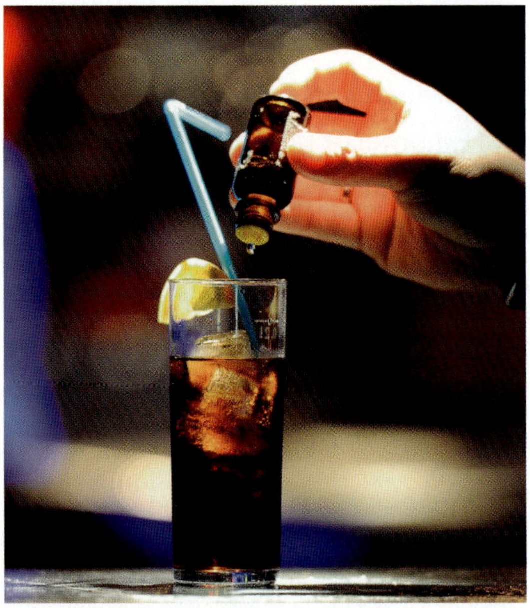

Hinter vielen K.-o.-Tropfen verbergen sich Schlafmedikamente aus der Apotheke.

Sterbehilfe

Überdosierte Schlafmittel kommen ebenfalls bei der Sterbehilfe zu Einsatz.

Beispiel
Erika hat sich der Sterbehilfeorganisation Dignitas aus der Schweiz angeschlossen. Ihre Krebserkrankung bereitet ihr unerträgliche Schmerzen. Aus diesem Grund möchte Erika ihrem Leben ein selbstbestimmtes Ende setzen. Zum Sterben verabreicht man ihr das einstige Schlafmittel Natriumpentobarbital®.

Befürworter der Sterbehilfe könnten kritisieren, dass hier gar kein Missbrauch stattfindet. Doch geht es in erster Linie darum, dass das Medikament auch in diesem Fall seine eigentliche Indikation verfehlt. Es wird ähnlich wie bei der Todesstrafe nicht dazu angewendet, wofür es eigentlich bestimmt ist.

Auch beim Missbrauch von Medikamenten können die einzelnen Formen nicht unbedingt immer lupenrein voneinander getrennt werden. Amphetamine, die bei einer Hypotonie eingesetzt werden, können dem Lifestyle dienen (z.B. abnehmen), aber auch als Droge (lange durchfeiern) oder bei Gewaltverbrechen missbraucht werden, wo sie aufputschen, die Schmerzwahrnehmung reduzieren und extremes Verhalten fördern können.

1.2 Wahrnehmen und Beobachten von Wirkungen und Nebenwirkungen

Ein Medikament kann sowohl erwünschte Wirkungen als auch unerwünschte Nebenwirkungen haben.

Eine erwünschte **Wirkung** zielt auf eine Verbesserung des Gesundheitszustandes ab, der sowohl subjektiv (Beschreibungen des Klienten) als auch objektiv (Vitalwerte, Beobachtungen) beschrieben werden kann. Beispiele für erwünschte Wirkungen sind Schmerzfreiheit bei Analgetika, Stuhlgang bei Laxanzien oder die Senkung des Blutdrucks bei Betablockern.

Eine unerwünschte **Nebenwirkung** bedeutet eine Verschlechterung des Gesundheitszustands, kann ebenfalls subjektiv wie objektiv beschrieben werden und schafft neue Pflegeprobleme. Beispiele für unerwünschte Nebenwirkungen sind Sodbrennen bei Analgetika, Blähungen bei Laxanzien sowie Schwindel und Übelkeit bei Betablockern.

So kann ein Medikament zwei Wirkungen haben, die je nach Indikation als Wirkung oder Nebenwirkung betrachtet werden.

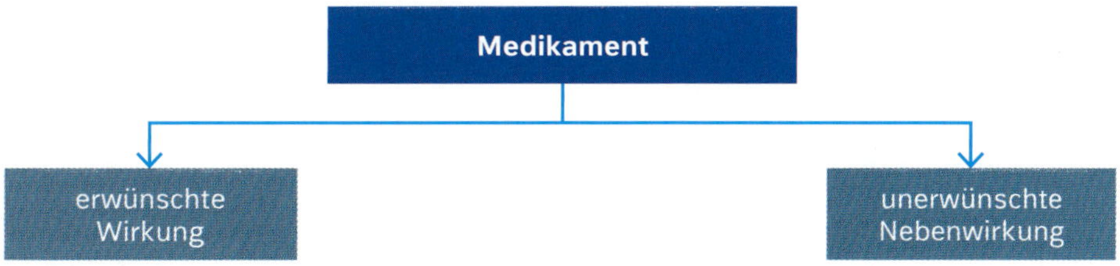

Die Wirkungen eines Medikaments können in zwei Kategorien unterteilt werden.

■ Aufgabe 1

Beschreiben Sie mindestens drei Beispiele für erwünschte Wirkungen und unerwünschte Nebenwirkungen. Denken Sie dabei an Erfahrungen zurück, die Sie im Laufe ihres Lebens mit Medikamenten gemacht haben.

Beispiel

Aspirin® kann sowohl als Analgetikum (Schmerzmittel) als auch als Blutverdünner fungieren. Ein Schmerzpatient, der Aspirin® zur Unterdrückung seiner Schmerzen nimmt, kann als Nebenwirkung verdünntes Blut haben, was z. B. bei blutenden Wunden problematisch sein kann, da die Blutung langsamer stoppt. Andererseits profitiert ein anderer Patient genau von diesem Effekt, wenn er Aspirin® im Rahmen der Thromboseprophylaxe nimmt und dadurch die „Verklumpung" seines Blutes verhindern kann.

Eine unerwünschte Nebenwirkung kann somit (allerdings nur in den seltensten Fällen) auch ein „unverhoffter Segen" sein.

Eine erwünschte Indikation zu überprüfen ist einfacher als unerwünschte Nebenwirkungen zu entdecken. Während der Bereich der erwünschten Indikation klar abgegrenzt ist, ist der Bereich der unerwünschten Nebenwirkungen wesentlich breiter. Nicht immer denken Pflegekräfte bei Beschwerden eines Klienten daran, dass diese auch eine Nebenwirkung eines Medikaments sein können. Das liegt u.a. daran, dass es nicht immer leicht ist, tatsächliche Nebenwirkungen zu identifizieren. Wenn ein Klient beispielsweise über Müdigkeit klagt, gibt es eine Vielzahl von Gründen, die dafür verantwortlich gemacht werden können. Ein nachlassendes Sehvermögen kann auch dem zunehmenden Alterungsprozess geschuldet sein. Und nicht jede Pflegekraft wird schlussfolgern, dass die Halluzinationen eines Klienten auf das neu verschriebene Herzmedikament zurückzuführen sind. Auch Ärzte stellen diesen Zusammenhang nicht immer sofort her, sodass es zu einer Verschreibungskaskade (vgl. Kapitel 2.3) kommen kann und der Klient noch weitere Medikamente zu sich nehmen muss.

***Eine Möglichkeit, Nebenwirkungen systematisch zu erfassen, ist ein* Assessmentinstrument.**

Assessmentinstrumente dienen dazu, den Zustand einer Person möglichst genau zu erfassen. Dabei gibt es verschiedene Assessmentinstrumente, die jeweils unterschiedliche Schwerpunkte untersuchen (z.B. Sturzrisikoskala, Atemerfassungsskala usw.). Die **PÜdA-Skala** erfasst Arzneimittelwirkungen bei zu pflegenden Personen. Wie bei den meisten Assessmentinstrumenten ist ihr Einsatz nur dann sinnvoll und aussagekräftig, wenn sie regelmäßig angewendet wird.

PÜdA-Skala nach Henke (Pflegerische Überwachung der Arzneimittelwirkung)

	0	1	2	3		0	1	2	3		0	1	2	3
Qualitatives Bewusstsein					**Quantitatives Bewusstsein**					**Atmung**				
zeitlich desorientiert					Bewusstseinseintrübungen					Tachypnoe				
örtlich desorientiert					Müdigkeit					Bradypnoe				
situativ desorientiert					Schläfrigkeit, Somnolenz					Hypo-/Hyperventilation				
personell desorientiert					Schlafstörungen					Atemgeräusche/Stridor				
depressive Verstimmungen					Teilnahmslosigkeit, Apathie					Aspiration				
Trugwahrnehmungen					mangelnde Kooperation					erschwerte Ein-/Ausatmung				
illusionäre Verkennung realer Objekte					Ohnmacht/Synkope					Atemnot (Dyspnoe)				
Konzentrationsstörungen					tiefe Bewusstlosigkeit/Koma					Husten(-reiz)				
Kreislauf (Puls/Blutdruck)					**Körpertemperatur**					**Mobilität**				
Tachykardie					Untertemperatur					nur mit Begleitperson				
Bradykardie					subfebrile Temperatur					nur mit Rollator/Gehstütze				
Arrhythmie					mäßig hohes Fieber					Rollstuhlbedürftigkeit				
Extrasystolie					hohes bis sehr hohes Fieber					Bettlägerigkeit				
Hypertonie					Fieberanstieg					Lähmungserscheinungen				
Hypotonie					Schüttelfrost					Sturzgefährdung				
Schwindelgefühle					Schwitzen					zum Teil eingeschränkte Motorik				
Kopfschmerzen					Frieren					völlig eingeschränkte Motorik				
Haut					**Essen und Trinken**					**Kommunikation**				
Rötungen					Gewichtszunahme					diffuse Sprachstörungen				
Schwellungen					Gewichtsabnahme					Artikulationsstörungen				
Schmerzen					Appetitlosigkeit					Wortfindungsstörungen				
Hautausschlag					Übelkeit					Sprachverständnisstörungen				
Blässe					Erbrechen					Sehstörungen				
Blaufärbung (Zyanose)					Bauchschmerzen					Hörstörungen				
wund sein (Intertrigo)					vermindertes Durstgefühl					sozialer Rückzug				
Aufweichung (Mazeration)					Dehydratation/Exsikkose					Interessensverlust				
trockene/schuppige/verhornte Haut					Sonstiges					Sonstiges				

***Punkteverteilung:** Entsprechende Symptome traten am Datum der Überwachung **„nicht“** (0 Punkte); **„selten“** (1 Punkt); **„häufig“** (2 Punkte); **„sehr oft“** (3 Punkte) auf.*

Gesamtpunktzahl: ☐ *Datum/Unterschrift Pflegefachkraft* mit der Bitte um Überprüfung und Anpassung der Medikation weitergeleitet an: *Name Arzt/Ärztin*

© PÜdA-Skala nach Friedhelm Henke (2012)

Die PÜdA-Skala

Aufgabe 2
Beschreiben Sie den Aufbau der PÜdA-Skala.

Aufgabe 3
a) Beschreiben Sie die Zielgruppe, bei der die Anwendung der PÜdA-Skala sinnvoll ist.
b) Notieren Sie Zeitpunkte, an denen die PÜdA-Skala erneut zum Einsatz kommen sollte.

■ ***Aufgabe 4***
Erläutern Sie die Vor- und Nachteile der Anwendung einer PÜdA-Skala.

1.3 Medikamentenmissbrauch und -abhängigkeit

Eine Nebenwirkung der besonderen Art ist die Medikamentenabhängigkeit. Abhängigkeit wird grundsätzlich unterschieden in

- **stoffgebundene Abhängigkeit**, bei der die betroffene Person von einem bestimmten Stoff (z. B. Nikotin, Alkohol, Medikamente) abhängig ist, der über unterschiedliche Applikationswege verabreicht werden kann (siehe Kapitel 2.1), und
- **verhaltensbezogene Abhängigkeit** (z. B. Spiel-, Mager- und Kaufsucht), bei der immer wiederkehrende Denk- und Verhaltensmuster in den Lebensmittelpunkt einer Person rücken.

Das Besondere an der Medikamentenabhängigkeit ist, dass sie nicht an Orten ausgelebt wird, die tendenziell einen schlechten Ruf haben (z. B. Spielhalle, Wettbüro, Kneipe). Eine Medikamentenabhängigkeit beginnt an „sauberen Orten": in der Arztpraxis und in der Apotheke. Auch ist die Einnahme von Tabletten erst einmal nichts Ungewöhnliches und im Gegensatz zum Alkohol- und Drogenkonsum oder zum Bedienen von Spielautomaten auch nicht unbedingt ein Grund, das Verhalten von vorneherein zu problematisieren. Medikamentenabhängige benehmen sich (anders als viele Alkohol- und Drogenabhängige) oft nicht sonderlich auffällig, ihre Sucht können Außenstehende auch nicht riechen (wie etwa Alkohol). Die Medikamentenabhängigkeit ist somit eine der unauffälligsten Abhängigkeiten. Aus diesem Grund wird sie auch die „stille Sucht" genannt.

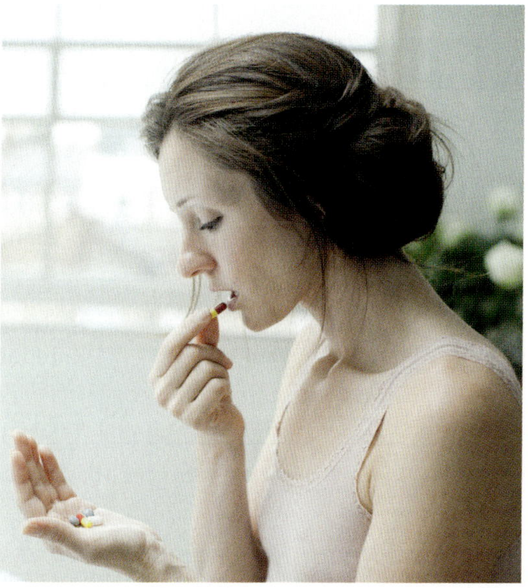

Kümmert sich diese Frau gewissenhaft um ihre Gesundheit oder befriedigt sie gerade ihre Sucht? Eine Abhängigkeit von Medikamenten ist oft schwer zu erkennen.

Jede Abhängigkeit beginnt mit einer **Gewöhnung**. Diese verläuft, wie die unten stehende Abbildung zeigt, nach dem immer gleichen Schema. Die ständig wiederkehrende Auseinandersetzung mit bestimmten Problemen (Symptomen) verleitet die Betroffenen zur Einnahme eines Medikaments. Von diesem Medikament versprechen sie sich, dass es ihre Probleme löst, und greifen wieder und wieder dazu. Es entsteht ein Teufelskreis.

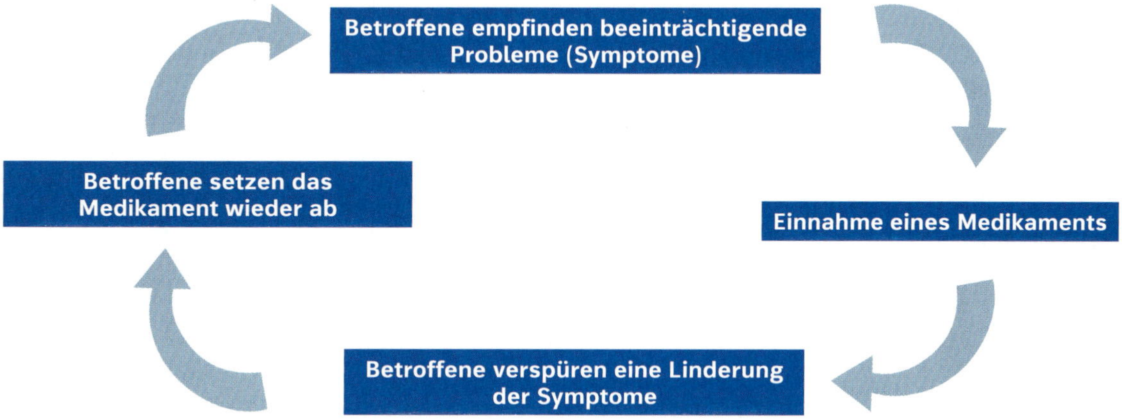

Gewöhnung an ein Medikament

Die Gewöhnung an ein Arzneimittel kann sich mit der Zeit steigern und zu einer Medikamentenabhängigkeit führen. Doch ab wann kann man von Abhängigkeit sprechen? Ein Mann mit Diabetes mellitus Typ I ist von Insulin „abhängig“: Wenn er es nicht bekäme, würde er sterben. Niemand würde aber auf die Idee kommen, ihm deswegen eine Psychotherapie zu empfehlen. Eine Frau, die täglich mehrmals Schlafmittel zu sich nimmt, ist ebenfalls abhängig, denn ohne die Schlafmittel kann sie nicht mehr schlafen. Obwohl man auch hier in gewisser Weise von einer medizinischen Notwendigkeit sprechen kann, wäre in diesem Fall doch eine Therapie ratsam.

Die Beispiele zeigen, wie schwierig es ist, die Grenze zwischen Normalität und Abhängigkeit zu ziehen: Kann man von Abführmitteln (Laxanzien) abhängig werden oder von Kopfschmerztabletten (Analgetika)? An dieser Stelle muss zwischen „Gebrauch“, „Missbrauch“ und „Abhängigkeit“ von Medikamenten unterschieden werden. Die Unterscheidung zwischen den Begriffen „Gebrauch“ und „Missbrauch“ wurde bereits in Kapitel 1.1 vorgenommen. Nun wird der Begriff „Missbrauch“ weiter ausdifferenziert und vom Begriff „Abhängigkeit“ abgegrenzt.

Gebrauch	Missbrauch	Abhängigkeit
– bei entsprechender ärztlicher Indikation (Diagnose) unter Einhaltung der vorgegebenen Mindestangaben	– ohne entsprechende Indikation (keine Diagnose) – hohe Dosierung – unverhältnismäßig lange Einnahme ***Hinweis:*** Es müssen nicht alle Kriterien erfüllt sein, damit von „Missbrauch“ oder „Abhängigkeit“ gesprochen werden kann.	– starker innerer Antrieb (Wunsch) – verminderte Kontrollfähigkeit – körperliche Entzugssymptome – Wirkungsverlust – Vernachlässigung anderer Interessen – Einnahme trotz Folgeschäden

Unterscheidung zwischen Gebrauch, Missbrauch und Abhängigkeit

Missbrauch von Medikamenten wird verstanden als ein Sammelbegriff für unterschiedliche Formen der Einnahme, bei denen die Medikamente nicht ihrer eigentlichen Bestimmung gemäß verwendet werden. Das heißt, dass in der Regel keine ärztliche Diagnose vorliegt, dass die Dosis überschritten oder dass das Medikament über einen zu langen Zeitraum genommen wird.

In diesem Sinne liegt auch kein Missbrauch bei dem Mann mit Diabetes mellitus Typ I vor, da er das Insulin seiner eigentlichen Bestimmung entsprechend verwendet (als Ersatz für seine Bauchspeicheldrüse, die selbst kein Insulin mehr produziert).

Abhängigkeit ist eine Form des Missbrauchs. In diesem Buch wird immer dann von einer Abhängigkeit gesprochen, wenn zugleich auch körperliche Entzugserscheinungen auftreten. Wenn „nur“ psychische Bedürfnisse vorhanden sind, wird hingegen der Begriff „Missbrauch“ verwendet.

Nach dieser Definition gibt es sechs unterschiedliche **Medikamentengruppen**, die abhängig machen können:

1. Amphetamine
2. Barbiturate
3. Benzodiazepine
4. Non-Benzodiazepine (Z-Drugs)
5. Narkotika
6. Opiate

Diese Medikamentengruppen haben das Potenzial, dass Personen den Bezug zu ihrem Leben verlieren mitsamt den sozialen Folgen, die sich daraus ergeben können wie Job- und Partnerverlust, Abbruch sozialer Kontakte usw.

Abgesehen von Amphetaminen haben alle anderen Substanzgruppen gemeinsam, dass sie in ihrer Wirkung stark sedierend sind. Amphetamine wirken hingegen aufputschend und lösen ein starkes Euphoriegefühl aus.

Im ICD-Katalog, der als eine Art Entscheidungshilfe für eine sorgfältige Diagnostik von psychischen Erkrankungen fungiert, werden sechs **Kriterien** aufgeführt, die ein problematisches Verhalten anzeigen. Wenn drei Kriterien innerhalb des letzten Jahres zutreffen, kann von einer Medikamentenabhängigkeit gesprochen werden.

Kriterium	Erläuterung
(A) starker Wunsch und/oder Zwang, das Medikament zu konsumieren	Immer wieder kommt der Wunsch nach einem bestimmten Medikament auf bzw. nach dem Zustand, den man sich von dessen Einnahme verspricht. Manchmal ist dieses Bedürfnis auch mit bestimmten Gefühlen verbunden (z. B. Stress, Anspannung, Langeweile).
(B) verminderte Kontrollfähigkeit bezüglich des Beginns, der Menge und/oder der Beendigung der Einnahme	Alle guten Vorsätze (z. B. „diese Nacht nehme ich nur eine Tablette", „heute nehme ich mal kein Medikament") können nicht eingehalten werden.
(C) körperliche Entzugssymptome	z. B. Zittern, nächtliches Schwitzen, Angstzustände, veränderte Sinneswahrnehmungen
(D) Toleranzentwicklung (Wirkverlust) bzw. Dosissteigerung	Die (verschriebene) Dosis verliert nach und nach ihre Wirkung, sodass sie immer weiter erhöht werden muss.
(E) erhöhter Zeitaufwand, um die Substanz zu beschaffen oder sich von den Folgen des Konsums zu erholen, verbunden mit der Vernachlässigung anderer Interessen	Die Vorstellung, dass die Packung des Medikaments bald aufgebraucht sein könnte, macht der betroffenen Person Angst. Sie betreibt viel Aufwand, um sich das Medikament zu beschaffen. Es werden z. B. mehrere Ärzte gleichzeitig aufgesucht oder parallel Bestellungen im Internet vorgenommen.
(F) fortgesetzter Konsum trotz Folgeschäden	Die betroffene Person hat im Alltag aufgrund des Medikaments enorme Probleme. Bei Schlaf- und Beruhigungsmitteln kann es sein, dass sie unter enormen Gedächtnisstörungen leidet oder Autounfälle verursacht, weil sie nicht fahrtüchtig ist. Trotz solcher Ereignisse werden die Medikamente weiterhin eingenommen.

Kriterien, die auf eine Medikamentenabhängigkeit hindeuten

Kritische Leser werden feststellen, dass Menschen, die fünf Jahre oder länger Nasensprays verwenden, die Kriterien A, B, D und F erfüllen und nach dieser Definition ebenfalls abhängig sein müssten. Tatsächlich gibt es Quellen, die in diesem Zusammenhang auch von einer Abhängigkeit sprechen. Allerdings sollte man hierbei bedenken: Ein Mensch, der fünf Jahre oder länger Nasensprays verwendet, muss nicht mit sozialen Folgen rechnen, da seine Leistungsfähigkeit nicht beeinträchtigt ist. Kein Chef kündigt deswegen seinem Mitarbeiter und keine Beziehung oder Freundschaft wird deswegen beendet. Darüber hinaus kann ein Betroffener in der Regel offen darüber sprechen, ohne befürchten zu müssen, dass andere ihn deshalb verurteilen.

Aus diesem Grund gibt es noch **eine zweite Kategorie von Medikamentengruppen**, die zum Missbrauch führen und körperliche Schäden nach sich ziehen können. Betroffene Personen können zwar nicht direkt abhängig werden, es besteht aber ein starker **Gewöhnungseffekt**.

Medikamentengruppe	Missbrauchspotenzial
Antidepressiva	Stimmungsaufheller, Verstärkung von Drogenwirkungen
Antihistaminika	Rauschzustände
apothekenpflichtige Analgetika	Unterdrückung von Schmerzen, die z. B. vermeidbar wären
Diuretika	Gewichtsabnahme (Essstörungen)
Hormone (z. B. Sexualhormone, Ephedrin)	Leistungssteigerung, Muskelaufbau, Anti-Aging
Laxanzien	Gewichtsabnahme (Essstörungen)
Nasenspray bzw. -tropfen	„befreites Durchatmen“

Medikamentengruppen mit hohem Missbrauchspotenzial

Es gibt Menschen, die auch diese Auflistung kritisieren, etwa weil hier suggeriert wird, dass nur apothekenpflichtige Analgetika zu körperlichen Schäden führen. Das stimmt jedoch so nicht: Wer z. B. regelmäßig den Wirkstoff Ibuprofen zu sich nimmt, kann ebenfalls große Magenprobleme bekommen (vgl. Kapitel 4.1). Und wer über Jahre Magenschutzmittel einnimmt, hat ein erhöhtes Osteoporoserisiko (vgl. Kapitel 5.1).

Eine klare Abgrenzung zwischen medizinischer Notwendigkeit und Missbrauch bzw. Abhängigkeit von Medikamenten ist schwierig. Das ist aber kein Grund, das Thema Missbrauch und Abhängigkeit nicht ernst zu nehmen. Eine gute Pflegekraft sollte die Fähigkeit haben, problematisches Medikamentenverhalten zu erkennen.

■ ***Aufgabe 5***

Nennen Sie zwei Gründe, warum Medikamentenabhängigkeit auch „stille Sucht“ genannt wird.

1.4 Verwalten und Verabreichen von Medikamenten

Sowohl die Medikamentenverschreibung als auch die Medikamentenvergabe unterliegen einem interdisziplinären Prozess. Das heißt, dass mindestens drei verschiedene Berufsgruppen als Akteure eine Rolle spielen. „Hauptdarsteller“ in diesem Prozess sind die Pflegekraft, der Arzt und die Apothekerin, wie das folgende Schema zeigt:

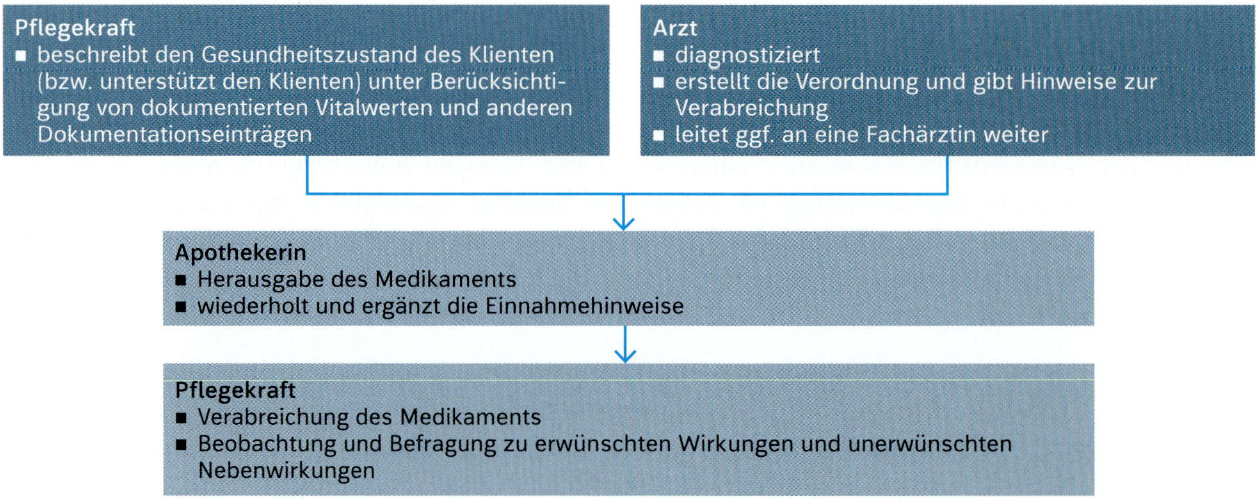

Rollenverteilung bei der Medikamentenvergabe und Medikamentenverabreichung

Die Verwaltung von Medikamenten

Die Verwaltung von Medikamenten erfolgt in der Regel nach einem Standard des Hauses, der im besten Fall eingesehen werden kann. Das Grundprinzip ist zwar immer gleich, einzelne Besonderheiten (z.B. eine Apotheke als fester Kooperationspartner) sollten allerdings berücksichtigt werden. Auch der digitale Standard kann sich von Einrichtung zu Einrichtung unterscheiden. Wichtig ist, dass die Arbeitsabläufe innerhalb einer Institution einheitlich geregelt sind.

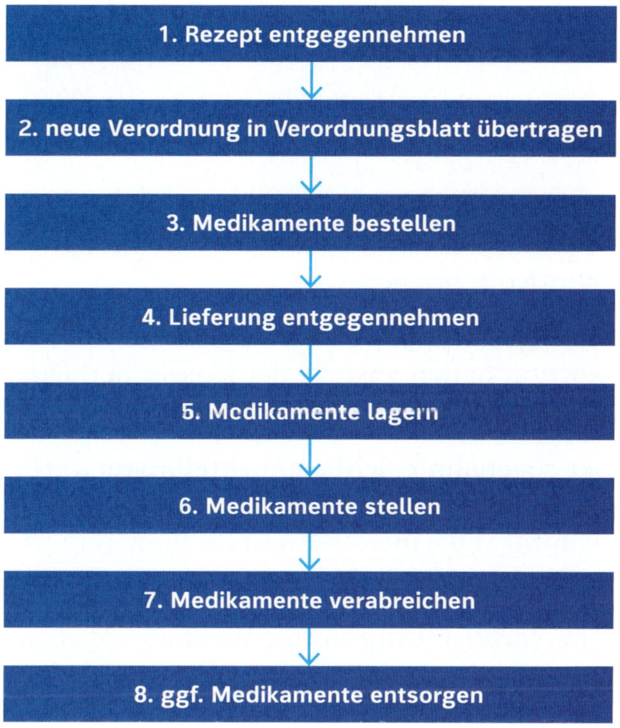

Arbeitsablauf beim Umgang mit Medikamenten

Zur Wahrung der Klientensicherheit sollten alle Medikamente einer schriftlichen Verordnung **(Rezept)** unterliegen. Dies schließt auch frei verkäufliche Medikamente ein. Grundsätzlich sollte bei jeder Verordnung gefragt werden, ob der Klient neben den offiziellen Verordnungen noch weitere frei verkäufliche Medikamente zu sich nimmt. Wenn das der Fall ist, sollte dieser Umstand unbedingt mit dem Arzt besprochen werden. Frei verkäufliche Medikamente haben häufig den Ruf, harmlos und unbedenklich zu sein. Die Wirkungen, Wechselwirkungen mit anderen Medikamenten oder Nebenwirkungen können aber beträchtlich sein. Eine Pflegekraft, die nicht über alle Medikamente, die der Klient einnimmt, Bescheid weiß, hat keinen vollständigen Überblick über die Gesamtsituation und läuft somit Gefahr, z.B. Symptome falsch einzuschätzen (vgl. Kapitel 1.2).

Ein frei verkäufliches Medikament, das mit der Zustimmung des Arztes eingenommen wird, sollte darüber hinaus auch mit ins **Verordnungsblatt** aufgenommen werden. Falls Verordnungsblätter mit der Hand geschrieben werden, ist darauf zu achten, dass bei ständigen Korrekturen jeweils ein neues Verordnungsblatt geschrieben wird, da ansonsten das Risiko besteht, dass das Personal die Übersicht verliert.

Sobald die Medikamentenpackungen entgegengenommen werden, sollten sie mit Namen versehen werden. Das Datum wird in den meisten Fällen erst notiert, wenn die Packung angebrochen wird. Bei der **Lagerung** ist zu beachten, dass ein Medikamentenschrank generell lichtgeschützt, wärmebeständig und verschließbar sein sollte. Betäubungsmittel werden in einem separaten Schrank aufbewahrt. Darin liegt ein **Betäubungsmittelbuch**, das die Ein- und Ausgänge genau dokumentiert.

Auch beim **Stellen der Medikamente**, also beim Herausnehmen der Medikamente aus den Originalverpackungen und Einsortieren in die vorgesehenen Dosetten, gibt es unterschiedliche Vorgehensweisen. In einigen Einrichtungen übernehmen Mitarbeiter der Apotheke diese Aufgabe, in anderen z.B. der Nachtdienst. Auch der Zeitpunkt und die Zeitspanne (täglich, für die ganze Woche usw.) können sich dabei unterscheiden. In jedem Fall sollte das Stellen der Medikamente von einer Fachkraft durchgeführt und von einer anderen kontrolliert werden **(Vier-Augen-Prinzip)**, da es eine Aufgabe mit großer Verantwortung ist. Fehler können gravierende Folgen für den Klienten mit sich bringen.

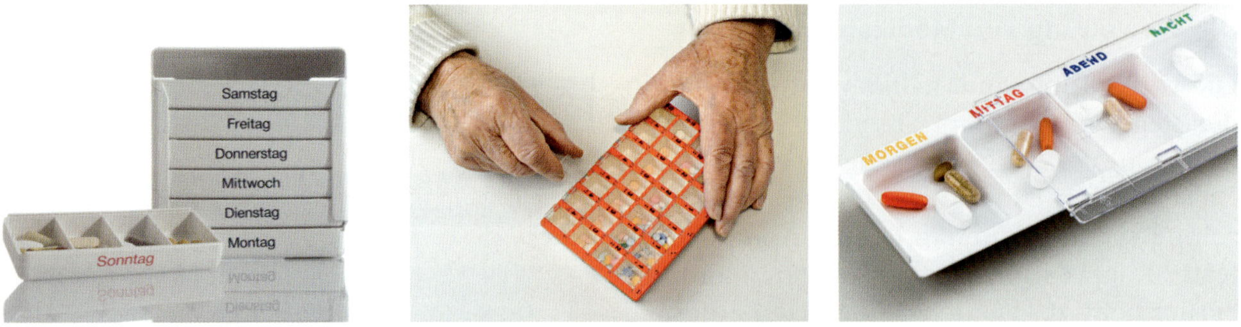

Unterschiedliche Dosetten

Moderne Organisationen verblistern ihre Medikamente, d.h., die Apotheke und ein Blisterzentrum halten anstelle der klassischen Dosetten oder einer einzelnen Dose eingeschweißte Packungen vor.

Der sogenannte **Schlauchbeutelblister** verfügt über einzelne Verpackungen für jede Uhrzeit (Portionsbeutel), die nach und nach abgerissen werden. Ein Schlauchbeutelblister kann dabei auch für die ganze Woche bestimmt sein. Auf jede Packung werden Namen, Geburtsdatum, Auflistung der Medikamente und Einnahmezeitpunkte (Datum und Uhrzeit) aufgedruckt.

Eine **Verblisterung für die Woche** wird ebenfalls mit allen nötigen Daten versehen und bietet eine gute Gesamtübersicht. Die Packung kann im Bedarfsfall auch einzeln geöffnet werden.

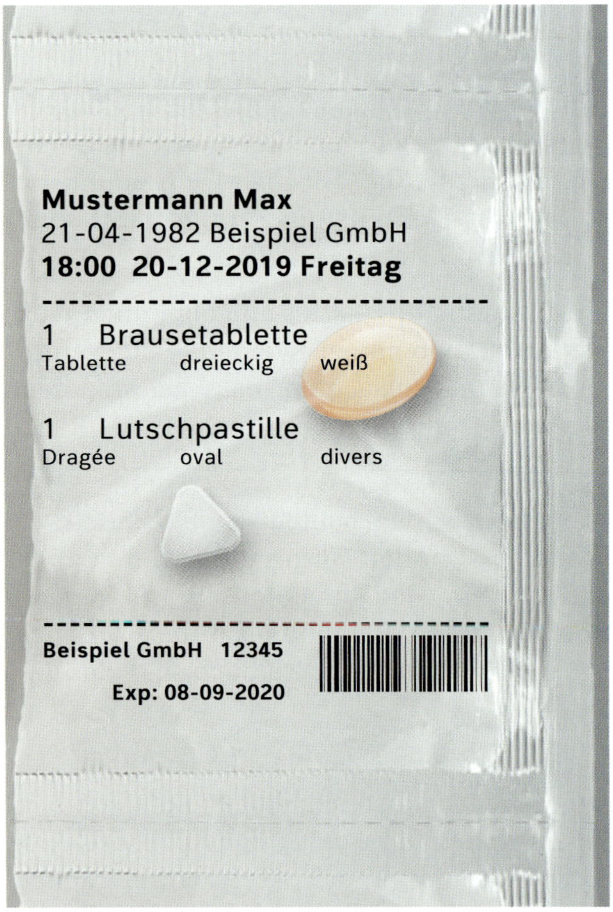

Schlauchbeutelblister

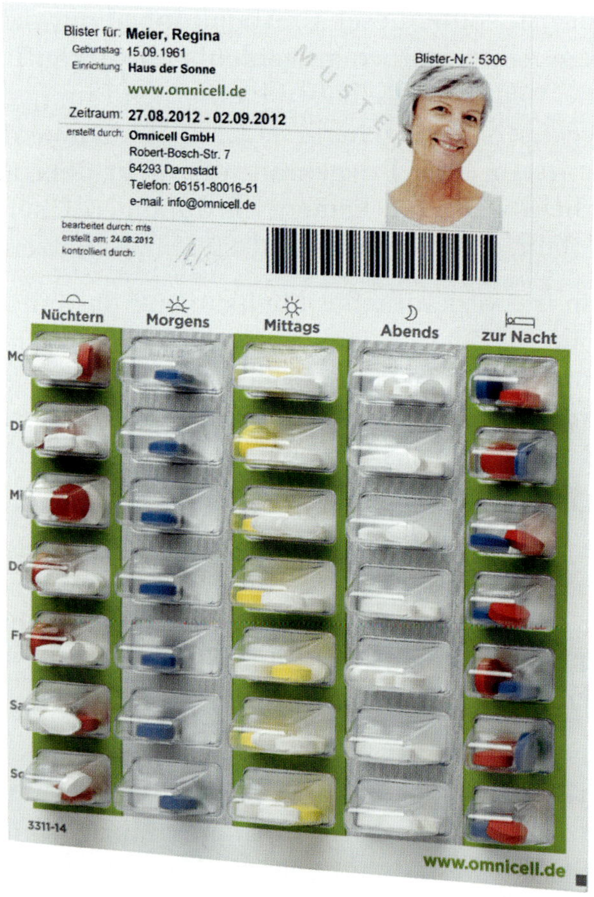

Verblisterung für die Woche

Abgelaufene oder nicht mehr zu gebrauchende Medikamente müssen der Apotheke zurückgegeben werden. Eine Entsorgung in den Müll ist unsachgemäß.

Die Verabreichung von Medikamenten

Die Verabreichung eines Medikaments folgt, was die Vor- und Nachbereitung betrifft, ebenfalls einem immer gleichen Schema. Allein in der Durchführung kann es Unterschiede geben, wenn verschiedene Applikationsformen zur Anwendung kommen (vgl. Kapitel 2.1).

Vorbereitung	1. Händedesinfektion 2. Wenn die Medikamentenpackung neu angebrochen wird, wird sie (falls nicht bereits geschehen) mit Namen und Datum versehen. 3. Berücksichtigung der 5R-Regel: – Richtiger Bewohner/Klient? – Richtige Dosis? – Richtiger Zeitpunkt? – Richtiges Medikament? – Richtige Applikationsform? *(Merksatz 5R-Regel: **B**eruf, **d**as **Z**iel **m**einer **A**usbildung)* 4. Einverständnis des Klienten einholen
Durchführung	Die konkreten Durchführungsschritte finden sich an späterer Stelle in den einzelnen Kapiteln zu den jeweiligen Arzneimitteln.
Nachbereitung	1. **unmittelbare Nachbereitung:** – Das Medikament (z. B. Augentropfen, Insulin-PEN) an die richtige Stelle zurücklegen. – Die Verabreichung dokumentieren (zu dokumentieren sind die durchgeführte Tätigkeit, ggf. Komplikationen bei der Durchführung, ggf. Verweigerungshaltung des Klienten). – Müll (z. B. Spritzen) fachgerecht entsorgen. 2. **langfristige Nachbereitung:** – Erwünschte und unerwünschte Wirkungen des Medikaments überprüfen. – Anhaltspunkte zu häufig auftretenden Nebenwirkungen finden sich in der PÜdA-Skala (vgl. Kapitel 1.2).

Standard für die Verabreichung eines Arzneimittels

1.5 Das Medikament und seine Alternativen

In manchen Fällen gibt es keine Alternative zu Medikamenten. Bei einer hartnäckigen Infektion (Harnwegsinfekt, Lungenentzündung) hilft beispielsweise kein Kamillentee, sondern ein Antibiotikum. Bei Diabetes mellitus Typ I ist Insulin nötig. Bei solchen Erkrankungen ein Medikament zu verweigern oder einen alternativen Ansatz zu verfolgen, von dem man glaubt, dass er genauso erfolgreich ist, wäre grob fahrlässig.

In anderen Fällen ist die Gabe von Medikamenten als einzige therapeutische Maßnahme zu einseitig. Denn bei vielen Krankheiten oder Symptomen gibt es Alternativen, die manchmal vernachlässigt werden.

Alternative therapeutische Maßnahmen

Die Alternativen zum Medikament haben oft den Vorteil, dass sie Bestandteil einer gesunden Lebensführung (z. B. Bewegung, gesunde Ernährung, Stressreduktion) und ohne Nebenwirkung sind. Sie bieten somit langfristige Lösungen, die auch den Ausbruch anderer Krankheiten verhindern können. Darüber hinaus trägt ein zu schneller Griff zu einem Medikament nicht nur dazu bei, dass alternative Maßnahmen seltener angewendet werden, sondern auch dazu, dass das Wissen um diese Alternativen zunehmend verloren geht (z. B. Beckenbodentraining, Wadenwickel).

Die folgende Tabelle gibt einen kleinen Überblick über alternative therapeutische Maßnahmen.

Medikamente	Alternativen
blutdrucksenkende Medikamente	Sport, Stressreduktion, Ernährungsumstellung und Nikotinverzicht
potenzsteigernde Mittel (Viagra®)	Beckenbodentraining
Tranquilizer und Hypnotika (Beruhigungs- und Schlafmittel)	Änderung der Lebensgewohnheiten (z. B. Ernährung) und Verhaltensweisen (z. B. Schlafrituale)
Psychopharmaka bei Aggressionen	verstärkte Betreuung und Zuwendung
Antiallergika (z. B. Antihistaminika)	Vermeidung der allergieauslösenden Substanz(en)
Laxanzien	ballaststoffreiche Ernährung, ausreichend Flüssigkeit und Bewegung
fiebersenkende Medikamente	kalte Wadenwickel

Beispiele für effektive Alternativen zu bestimmten Medikamenten

Die Antwort auf die Frage, warum viele Menschen so schnell zu Medikamenten greifen, ist vielschichtig. Zum einen machen es sich manche Klienten zu einfach: Seine Lebensweise zu ändern erfordert Disziplin. Die Betroffenen müssen viel Zeit aufwenden und eventuell liebe, alte Gewohnheiten aufgeben. Zum anderen machen es sich auch viele Ärzte und Pflegekräfte zu leicht. Sie scheuen die Konfrontation mit dem Klienten („Sie müssen mehr Sport treiben!"), sie vernachlässigen ihre Funktion als Berater und schrecken davor zurück, konkrete Hilfsangebote zu unterbreiten und eine engmaschige Durchführung zu begleiten.

Doch nicht nur eine veränderte Lebensführung, auch Homöopathie und Schüßlersalze können sinnvolle Alternativen sein. Beide Bewegungen sind über 200 Jahre alt und erfreuen sich mittlerweile immer größerer Beliebtheit. Zwischen den beiden Konzepten bestehen durchaus Verbindungen: So war Wilhelm Heinrich Schüßler ein Anhänger der Homöopathie, bis er 1873 sein eigenes Konzept entwickelte. Er ging davon aus, dass fast alle Krankheiten auf einen Mangel an Mineralien zurückzuführen sind. Seine zwölf Salze (Schüßlersalze) sollen diesen Mangel jeweils beheben und die Krankheit damit heilen.

Homöopathie

Der Ansatz der Homöopathie ist in der Mitte der Gesellschaft angekommen. Das beweisen sowohl die zunehmende Zahl an Ärzten mit homöopathischer Zusatzausbildung als auch der steigende Umsatz mit homöopathischen Arzneimitteln, die in Form von weißen Streukügelchen (Globuli) oder als Tropfen verabreicht werden. In den Apotheken gehören homöopathische Arzneimittel heutzutage zur übli-

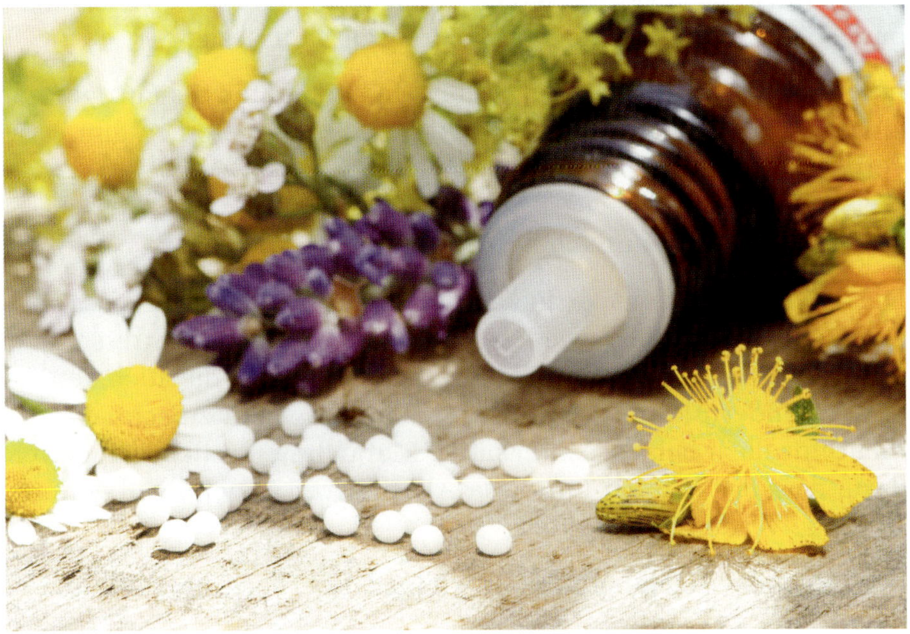

Die weißen Kügelchen (Globuli) sind das „Markenzeichen" der Homöopathie.

chen Produktpalette, die Krankenkassen übernehmen teilweise die Kosten, wenn die Mittel von einem Arzt verschrieben wurden.

Dabei sind homöopathische Arzneimittel keineswegs mit ursprünglichen Arzneimitteln zu vergleichen. Sie zählen zu den „Arznei- und Heilmitteln der besonderen Therapierichtungen", bei denen die Auflagen nicht so streng sind wie bei herkömmlichen Arzneimitteln. So benötigen homöopathische Mittel z.B. vor Markteinführung keine Studien, in denen der Nutzen und die Unbedenklichkeit nachgewiesen werden müssen.

Der deutsche Arzt Samuel Hahnemann entwickelte bereits um 1800 das Prinzip der Homöopathie, das auf **zwei Grundannahmen** basiert:

1. Krankheiten sollen durch Mittel geheilt werden, die bei einem gesunden Menschen Symptome hervorrufen, die bestimmten Krankheitsbildern ähnlich sind („Ähnliches möge durch Ähnliches geheilt werden"). Dieses Ähnlichkeitsprinzip lässt sich am Beispiel von Coffea-Globuli gut erklären: Koffein löst bei einer gesunden Person ein Gefühl der Wachheit und Erregtheit sowie einen erhöhten Herzschlag aus. Koffein wäre somit, so der Ansatz der Homöopathie, ein wirksames Mittel gegen Schlafstörungen, Nervosität, Unruhe und Herzrasen. Durch die Konfrontation mit der Substanz sollen die Selbstheilungskräfte des Körpers gestärkt werden.
2. Dabei muss der Wirkstoff allerdings verdünnt werden. Diese Methode nennt sich „potenzieren". Hahnemann ging davon aus, dass die Wirkung einer Substanz steigt, je stärker sie verdünnt wird. Viele Globuli oder Tropfen sind so stark potenziert, dass die ursprüngliche Substanz kaum mehr vorhanden ist.

Schon zu Lebzeiten galt Hahnemann den einen als Rebell, den anderen als Betrüger. Und auch heute noch ist der Ansatz der Homöopathie unter Medizinern höchst umstritten. So gibt es nach wie vor keine aussagekräftigen Studien, die die Wirksamkeit homöopathischer Arzneimittel belegen würden. Von manchen wird es daher als skandalös empfunden, dass die Kosten für homöopathische Arzneimittel von zahlreichen Krankenkassen erstattet werden.

Die Vor- und Nachteile der Homöopathie und die damit verbundene Frage, ob homöopathische Arzneimittel von der Krankenkasse bezahlt werden sollten oder nicht, werden im Folgenden kontrovers diskutiert.

Streitfrage: Sollen die Krankenkassen homöopathische Arzneimittel erstatten?	
Pro: „Wenn es wirkt, ist es doch in Ordnung" Dass die Homöopathie tatsächlich wirkt, lässt sich beweisen, und zwar anhand der unzähligen Berichte von Menschen, bei denen die Homöopathie geholfen hat. Viele davon hatten jahrelang zahlreiche herkömmliche Arzneimittel ausprobiert, ohne den gewünschten Erfolg. Schließlich brachte die Homöopathie den Durchbruch. Diesen Menschen zu unterstellen, dass sie „Opfer des Placebo-Effekts" geworden sind, wäre anmaßend und überheblich. Ein medizinischer Grundsatz lautet: „Wer heilt, hat Recht!" Dieses Recht sollte man somit auch der Homöopathie zugestehen. Ebenfalls überheblich ist es, die Wirksamkeit lediglich den medizinischen Standards unterzuordnen. Die Geschichte hat häufig genug gezeigt, dass bestimmte Annahmen stimmen, wenn man nur die Blickrichtung ändert. Möglicherweise wird auch der Effekt der Homöopathie irgendwann ersichtlich: aus einer Perspektive, für die wir heute noch blind sind. So wurden aus den „Spinnern von gestern" die „Helden von morgen".	**Kontra: „Wir leben nicht mehr im Mittelalter"** Alleine schon das Prinzip der Homöopathie ist unlogisch. Eine Substanz, die eine bestimmte Wirkung erzielt, kann niedriger dosiert doch nicht das Gegenteil bewirken. Das widerspricht den Gesetzen der Natur. Eine aufgeklärte Gesellschaft hat die Homöopathie nicht nötig. Sie glaubt an wissenschaftliche Erkenntnisse, die den medizinischen Fortschritt voranbringen. Dieses Vorgehen hat sich bewährt, unzählige Erfolge gebracht und die Lebensbedingungen erheblich verbessert. Die Geschichte steckt voller Betrüger, die Allheilmittel verkauft haben. Die Homöopathie zählt dazu. Dabei steht es natürlich jedem Menschen frei, sich übers Ohr hauen zu lassen. Man kann Horoskope lesen, sich heilende Händen auflegen lassen oder zum Wahrsager gehen. Jeder kann so mittelalterlich denken, wie er möchte. Nur sollte man diese Maßnahmen dann aus eigener Tasche bezahlen und nicht erwarten, dass andere die Kosten übernehmen. Dass Krankenkassen für die Homöopathie bezahlen, ist aus mehrfacher Hinsicht ein Skandal. Erstens: Diese

Die Homöopathie ist eine Alternative zur Pharmaindustrie. Nicht jeder möchte chemische Substanzen zu sich nehmen. Deshalb ist es gut, dass es eine Alternative gibt. Kein ernst zu nehmender Homöopath wird richtig schwere Krankheiten mit homöopathischen Arzneimitteln behandeln. Doch bei leichten Beschwerden bietet die Homöopathie eine echte Alternative. Einen Versuch ist es wert! Dass die Krankenkassen dabei für die Kosten aufkommen, ist nur gerecht. Sie folgen damit nur dem Trend der Zeit und dem Willen einer breiten Gesellschaft. Der einseitige Fokus auf herkömmliche Arzneimittel muss verschwinden.	umstrittenen Kosten gehen zulasten aller Beitragszahler. Zweitens: Die Beitragserstattung der Krankenkassen erweckt den Eindruck, dass homöopathische Mittel wirksam sind. Frei nach dem Motto: „Was die Krankenkasse bezahlt, muss auch einen gesundheitlichen Wert haben." Doch das stimmt nicht! Vielmehr handelt es sich hierbei um eine bewusste Täuschung der Krankenkassen. Drittens: Wer sich dieser Täuschung hingibt und eine homöopathische Therapie annimmt, verzichtet im schlimmsten Fall auf eine echte und wirksame Therapie. Das kann gefährlich werden. Diese Fakten lassen am Ende nur einen Schluss zu: Solange die Homöopathie den wissenschaftlichen Nachweis ihrer Wirksamkeit nicht erbringen kann, hat sie im Leistungskatalog der Krankenkassen nichts zu suchen.

Quelle: vgl. Balzter, Sebastian: Hokuspokus auf Rezept, in: Frankfurter Allgemeine Sonntagszeitung, 05.03.2017, S. 21

■ ***Aufgabe 6***

Positionieren Sie sich: Nehmen Sie in Bezug auf die oben dargestellte Frage eher die Pro- oder eher die Kontra-Haltung ein? Zur Unterstützung Ihrer Position wählen Sie das Argument aus, das Ihnen am schlagkräftigsten erscheint. (Sie können dabei natürlich auch ein Argument anführen, dass nicht im Text steht.)

1.6 Arzneimittelgruppen

Jedes Medikament hat einen Produktnamen und einen Wirkstoff. Der Produktname ist in der Regel mit einem ® gekennzeichnet, was bedeutet, dass es sich bei dem Arzneimittel um ein eingetragenes Produkt handelt (wie diese Namen entstehen, wird im Kapitel 1.8 behandelt). Verschiedene Produkte können auf den gleichen Wirkstoff zurückgehen. Das ist häufig dann der Fall, wenn das Patent für einen Wirkstoff abgelaufen ist und somit auch weitere Pharmafirmen diesen Wirkstoff vermarkten dürfen. Solche Medikamente werden **Generika** (Nachahmerpräparate) genannt.

Das unten stehende Schaubild zeigt exemplarisch am Schlafmittel Dormicum®, wie Produktnamen kategorisiert werden können. Dormicum® kann einer Wirkstoffgruppe und drei verschiedenen Untergruppen zugeordnet werden.

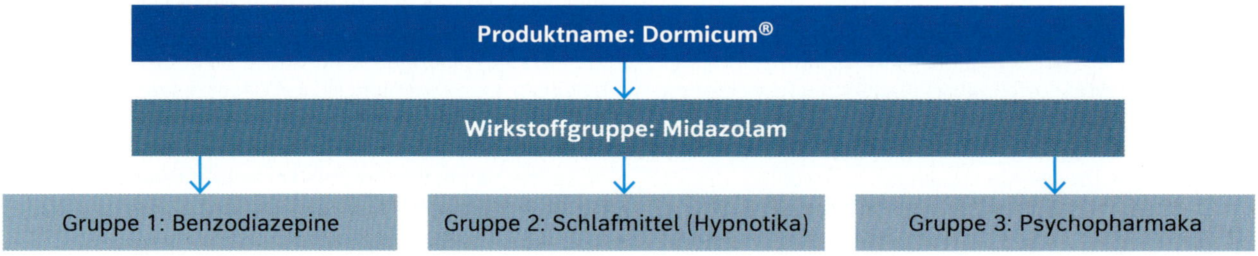

Kategorisierung des Medikaments Dormicum®

Die Kategorisierung von Medikamenten ist schwierig. Je mehr Quellen herangezogen werden, desto diffuser wird häufig das Bild. Ein Versuch sollte aber trotzdem gestartet werden, da Kategorisierungen einem letztlich doch einen besseren Überblick verschaffen können.

Die folgende Tabelle gibt Aufschluss über die „Hierarchie" der Zuordnungen. Die großen Oberbegriffe widmen sich den einzelnen Organsystemen, auf die die entsprechenden Medikamentengruppen wirken. Dieser Logik folgt auch das Buch. So sind Psychopharmaka (Nervensystem), Magen-Darm-Therapeutika (Magen-Darm-Trakt), Hormone (Hormonsystem) und Antiinfektiva (Immunsystem) jeweils einem Organsystem zugeordnet. Bei Medikamenten, die auf das Herz-Kreislauf-System und das Atemsystem wirken, gibt es keinen Fachbegriff, dennoch ist auch hier eine Kategorisierung sinnvoll. Antidiabetika und Zytostatika sind nach der Krankheit benannt, die sie bekämpfen wollen (Krebs und Diabetes mellitus), Analgetika nach dem Symptom, das behandelt werden soll.

Kategorie	Zuordnungsprinzipien	Beispiele
A	Zuordnung nach einem Organsystem oder Organ	Psychopharmaka, Magen-Darm-Therapeutika, Dermatika, Schilddrüsentherapeutika, Antiinfektiva
B	Zuordnung nach Krankheiten, die behandelt werden	Antiepileptika, Antiarrhythmika, Antidiabetika, Antihypertensiva, Zytostatika, Antiasthmatika, Antidepressiva
C1	Zuordnung nach Symptomen, die behandelt werden	Analgetika, Hypnotika, Antitussiva, Antiphlogistika
C2	Zuordnung nach Wirkprinzip	Diuretika, Antibiotika, Antikoagulanzien, Spasmolytika, Muskelrelaxanzien, Ovulationshemmer
D	Sonstiges	Postkoitalpille, Kortikoide, Anästhetika, Benzodiazepine

Hierarchie der Zuordnungen von Medikamentengruppen

Für einige Zuordnungen gibt es keine Begriffe. So kann es sein, das es bei bestimmten Medikamentengruppen beispielsweise keine Zuordnung nach Krankheiten oder Symptomen gibt. Dies ist nicht auf fehlende Perfektion zurückzuführen, sondern vielmehr der Tatsache geschuldet, dass eine weitere Kategorisierung in diesen Fällen überflüssig ist.

Beispiele

- *Der Begriff „Antiinfektiva" lässt sich Kategorie A zuordnen (Immunsystem). Untergeordnet sind hier z.B. Antibiotika, Antimykotika und Virostatika, die in Kategorie C2 fallen.*
- *Psychopharmaka zählen ebenfalls zur Kategorie A (Psyche bzw. Nervensystem). Die Untergruppen befinden sich teilweise in unterschiedlichen Kategorien:*
  - *Antidepressiva (Depressionen = Kategorie B),*
  - *Neuroleptika („Beruhigung der Nerven" = Kategorie C2)*
  - *Psychostimulanzien („Stimulation der Psyche" = Kategorie C2)*
  - *Hypnotika und Tranquilizer (Schlaf- und Beruhigungsmittel = Kategorie C1)*

Wirkstoffgruppen kann man zudem untereinander zuordnen. So sind Antiphlogistika sowohl eine Untergruppe der Antiasthmatika als auch eine Untergruppe der Antiallergika, da beide Krankheiten mit erhöhten Entzündungsherden zu tun haben.

Aber nicht alle Medikamentengruppen lassen sich nach diesem Schema einordnen. Die Postkoitalpille (post: nach, Koitus: Sex; umgangssprachlich: „die Pille danach") beschreibt weder eine Krankheit noch eine Wirkung. Aus diesem Grund wird sie der Kategorie „Sonstiges" zugeordnet.

1.7 Arzneimittelgesetz/Betäubungsmittelgesetz

Arzneimittelgesetz

Wenn Sie schon einmal in den USA oder in den Niederlanden waren, wird Ihnen vielleicht aufgefallen sein, dass dort bestimmte Medikamente im Supermarkt verkauft werden. In Deutschland werden Sie in solchen Geschäften keine Medikamente erhalten. Grund dafür ist das Arzneimittelgesetz (AMG), das den Handel von Medikamenten in Supermärkten verbietet.

Das Arzneimittelgesetz ist die gesetzliche Grundlage für den Vertrieb und den Handel von Medikamenten. Darin stehen beispielsweise die Kriterien, die erfüllt werden müssen, damit ein Medikament zugelassen werden kann. Außerdem ist dort festgeschrieben, welche Kriterien Packungsbeilagen erfüllen müssen (siehe Kapitel 1.8).

Im Jahre 1976 wurde das Arzneimittelgesetz aufgrund der Contergan®-Vorfälle grundlegend überarbeitet. Frauen hatten während der Schwangerschaft das Schlafmittel Contergan® zu sich genommen und missgebildete Kinder zur Welt gebracht. Lange Zeit wurde der Zusammenhang zwischen dem Schlafmittel und den Missbildungen nicht erkannt, sodass das Medikament noch einige Jahre auf dem Markt bleiben konnte. Als die Ursachen der Katastrophe klar wurden, wurden die Forderungen nach einer grundlegenden Änderung des Arzneimittelgesetzes immer lauter. In der Neufassung ist nun gesetzlich geregelt, dass zugelassene Medikamente auch eine Unbedenklichkeit gegenüber Ungeborenen nachweisen müssen. Diese Unbedenklichkeit muss durch Versuche an Tieren (siehe Kapitel 1.8) sichergestellt werden.

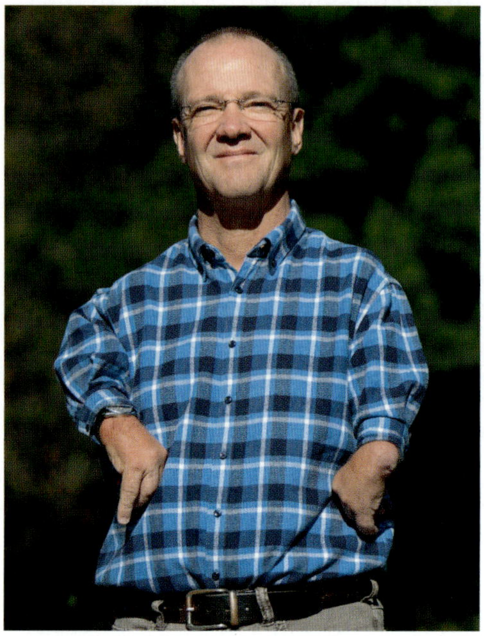

Georg Löwenhauser, Vorsitzender des Bundesverbandes der Contergan-Geschädigten

Von vielen Experten wird kritisiert, dass alternative Behandlungsmethoden wie die Homöopathie nicht dem Arzneimittelgesetz unterliegen (vgl. Kapitel 1.5).

Betäubungsmittelgesetz

Ein weiteres Gesetzbuch, das den Umgang mit Medikamenten regelt, ist das Betäubungsmittelgesetz (BtMG). Unter das Betäubungsmittelgesetz fallen alle Arzneimittel, von denen eine Gefährdung im Straßenverkehr und bei der Arbeit ausgeht. Auch Arzneimittel, die ein gewisses Suchtpotenzial mit sich bringen, werden im BtMG aufgeführt. Bekannte Wirkstoffe, die unter das Betäubungsmittelgesetz fallen sind z.B. Morphin, Diazepam, Lorazepam oder Methylphenidat.

Wenn Pflegekräfte mit Arzneimitteln zu tun haben, die unter das BtMG fallen, dann hat das weitreichende Konsequenzen: Diese Arzneimittel müssen in einem gesonderten und für Dritte nicht zugänglichen Schrank aufbewahrt werden. Jede Entnahme eines solchen Arzneimittels muss in einem separaten Buch dokumentiert werden. All diese Maßnahmen dienen dazu, dass mit diesen Arzneimitteln kein Missbrauch stattfindet.

1.8 FAQ Arzneimittel

FAQ steht für Frequently Asked Questions. Im Folgenden werden Fragen gestellt und beantwortet, die als allgemeine Grundsatzfragen zum Thema Arzneimittel gelten können, also Fragen, die sich ganz allgemein mit Medikamenten beschäftigen und die alle Medikamente betreffen. Im besten Fall tauchen im Laufe dieses Unterkapitels Fragen auf, die Sie sich selbst schon einmal gestellt haben. Im zweitbesten Fall werden zwar Fragen gestellt, die Sie sich noch nie gestellt haben, die Sie aber trotzdem interessant finden.

Warum haben Arzneimittel manchmal so merkwürdige Wirkstoff- und Handelsnamen?

Manch ein Auszubildender fragt sich, warum sie im Fach Medikamentenlehre so viele Wörter lernen muss, die so kompliziert sind wie eine Sprache mit anderen Schriftzeichen. Insbesondere die **Wirkstoffnamen** sind oft kompliziert: „Acetylsalicylsäure", geht es nicht einfacher? Wirkstoffnamen sind Begriffe, die in erster Linie für Experten (Mediziner, Ärztinnen, Apotheker usw.) wichtig sind. Da es für sie eine Hilfe ist, wenn man allein anhand des Namens gewisse logische Ableitungen vornehmen kann, besitzen viele Wirkstoffnamen Anfänge und Endungen, die sich wie Familiennamen leicht bestimmten Wirkstoffgruppen zuordnen lassen.

Beispiele

Viele Hypnotika (Schlafmittel) beginnen etwa mit einem „Z" (z. B. Zopiclon, Zolpidem), weshalb sie auch umgangssprachlich „Z-Drugs" genannt werden. Breitbandantibiotika enden wie ihr Primus und Wegbereiter „Penicillin" auf die Silbe „-cillin" (z. B. Mezlocillin, Ampicillin) und Protonenpumpenhemmer, die den Magen schützen, enden mit „-prazol" (z. B. Omeprazol, Pantoprazol, Lansoprazol).

Während also bei Wirkstoffgruppen die Experten die Zielgruppe sind, sind es bei Handelsnamen all jene, denen ein Medikament verschrieben wird oder die ein Medikament in der Apotheke kaufen wollen.

Handelsnamen müssen – ebenso wie Wirkstoffnamen – behördlich genehmigt werden. Dabei ist es nicht erlaubt, dass Medikamente durch ihren Namen werben und Versprechen abgeben dürfen. Namen wie „Livelover", „Passion", „Sweetsleep", „Goodmorning", „Help4U" oder „Painkiller" wird es also nicht geben. Vielmehr müssen Handelsnamen erfunden werden, die möglichst neutral, aber trotzdem eingängig klingen. In vielen Fällen wird dabei einfach der Wirkstoff abgekürzt. Die unten stehende Liste könnten Sie nach einer kurzen Recherche nahezu endlos fortsetzen.

Handelsname	Wirkstoff
Tramal® (Opioid-Analgetikum)	Tramadol
Diclac® (Analgetikum)	Diclofenac
Pantozol® (Magenschutzmittel)	Pantoprazol
Sultanol® (Broncholytikum)	Salbutamol
Bambec® (Broncholytikum)	Bambuterol

Handelsnamen, die sich aus dem Wirkstoff ableiten lassen

Manchmal gibt es aber auch fantasievolle **Wortneuschöpfungen**. Die Tatsache, dass diese Handelsnamen vielen unter Ihnen bekannt sein könnten, ist vielleicht ein guter Beweis dafür, dass den jeweiligen Firmen gelungen ist, einen Namen zu finden, der möglichst einprägsam ist.

Handelsname	Entstehungsgeschichte/Bedeutung
Ritalin®	Benennung nach der Frau des Forschers (Rita), die dieses Medikament erstmals probierte
Viagra®	Zusammensetzung zweier Begriffe: „Vigor" (Kraft) und „Niagara" (mächtige Ströme)
Voltaren®	Es heißt, dass ein Mitarbeiter in seiner Firma in Basel aus dem Fenster geschaut und dort den Voltaplatz und den Rhein (lat. Renus) gesehen hat. Kurzerhand hat er diese beiden Begriffe miteinander kombiniert.

Beispiele für Fantasienamen

Warum schmecken die meisten Arzneimittel bitter?

Im Alltag sprechen wir manchmal von „bitteren Pillen", die jemand zu schlucken hat. Damit sind meist unangenehme Ereignisse gemeint, durch die der Betroffene durch muss. Es ist naheliegend, dass diese Redensart aus der Medizin stammt, denn Medikamente sind oft bitter.

Einige glauben, dass Medikamente absichtlich bitter gemacht werden. Das wäre auch durchaus sinnvoll, weil der bittere Geschmack eine **Abwehrreaktion** auslöst, die evolutionär in uns verankert ist. Als die Menschen vor Tausenden von Jahren noch durch die Welt liefen, um nach etwas Essbaren zu suchen, hatten sie kaum Anhaltspunkte, die Qualität z. B. von einer Frucht zu überprüfen. Nirgendwo gab es ein Siegel oder ein Mindesthaltbarkeitsdatum. Die einzigen Kriterien, die unseren Vorfahren zur Verfügung standen, waren das Aussehen und der Geschmack. Wenn etwas bitter schmeckte, war dies ein Hinweis darauf, dass es noch nicht reif oder sogar giftig war. Eine bittere Frucht wurde also vorsorglich lieber ausgespuckt.

Aufgrund dieser existenziellen Erfahrung stehen wir bitteren Geschmacksrichtungen auch heute noch kritisch gegenüber. Folglich schützen bittere Arzneimittel beispielsweise Kinder, da diese ein Medikament, an das sie unbeabsichtigt gelangt sind, wegen des ekelerregenden Geschmacks sofort wieder ausspucken würden. Auch könnte ein Mensch, der versucht sich mit Medikamenten umzubringen, durch den bitteren Geschmack an seinem Vorhaben gehindert werden, da sein Körper sich intuitiv gegen die Einnahme wehrt.

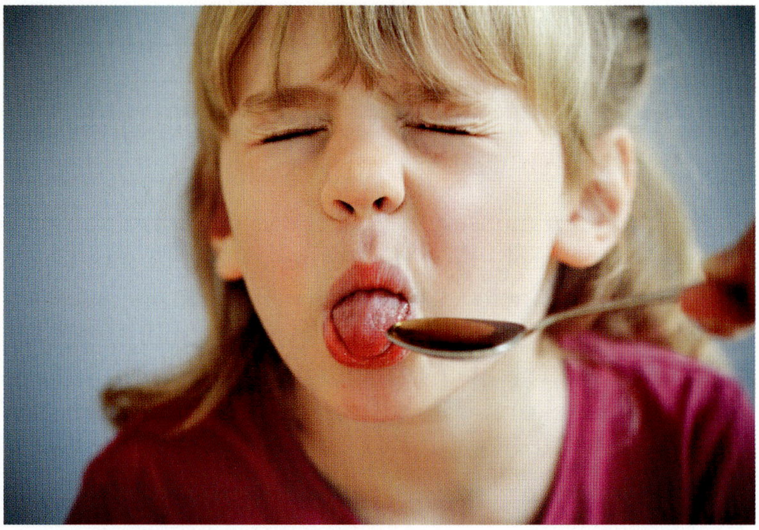

Der bittere Geschmack von Medikamenten ist häufig ein Grund, warum Kinder deren Einnahme verweigern.

Der bittere Geschmack könnte zudem einen psychologischen Effekt haben. Viele Menschen vertreten die Ansicht, dass man „leiden" muss, um gesund zu bleiben. Sie empfinden z. B. Sport und gesunde Ernährung als Anstrengung, die sie nur auf sich nehmen, um ihre Gesundheit zu fördern. Ähnlich sieht es bei Medikamenten aus. Auch hier meinen einige, man müsse etwas erleiden, um wieder gesund zu werden.

Doch die plausibelste Erklärung ist zugleich die einfachste: Medikamente sind von Natur aus bitter. Denn Pflanzen schützen sich so davor, verzehrt zu werden. Bekannte Alltagsdrogen wie Koffein oder Alkohol haben in ihrer Urform auch einen bitteren Geschmack.

Warum sind Packungsbeilagen so schwer zu lesen?

Beipackzettel und allgemeine Geschäftsbedingungen (AGB) haben gemeinsam, dass sie fast niemand liest, obwohl die Lektüre in den meisten Fällen durchaus ratsam wäre. Doch alleine schon die Aufmachung von Packungsbeilagen schreckt viele Menschen ab. Die Informationen sind oft klein gedruckt und unübersichtlich, es gibt viele unbekannte Begriffe und die aufgelisteten Nebenwirkungen wirken angsteinflößend.

Tatsächlich ist bekannt, dass das Durchlesen der zahlreichen Nebenwirkungen auf viele eher kontraproduktiv wirkt. Verantwortlich dafür ist der sogenannte **Nocebo-Effekt** (vgl. Kapitel 3.3). Er besagt, dass negative Erwartungen (Nebenwirkungen) die Wahrscheinlichkeit erhöhen, dass diese auch wirklich eintreffen.

Auf der anderen Seite haben Medikamentennutzer natürlich das Recht, sich umfassend zu informieren. Dazu ist es notwendig, dass sämtliche Einnahmehinweise, Wechsel- und Nebenwirkungen aufgeführt werden. Der Hinweis, dass ein Medikament beispielsweise sehr selten eine Steigerung der Herzfrequenz (Tachykardie) verursachen kann, ist für einen kerngesunden 20-Jährigen vielleicht uninteressant, für einen Menschen mit Herzproblemen aber durchaus relevant.

Es gibt Kritiker, die dennoch eine Abschaffung des Beipackzettels in der uns bekannten Form fordern. Die abschreckende Aufmachung führe dazu, dass sich niemand die Packungsbeilage durchliest. Es wäre besser, dass ein Nutzer ein wenig informiert ist, anstatt gar nicht informiert zu sein. Sie plädieren daher für eine **Faktenbox**, die nur die nötigsten Informationen enthält.

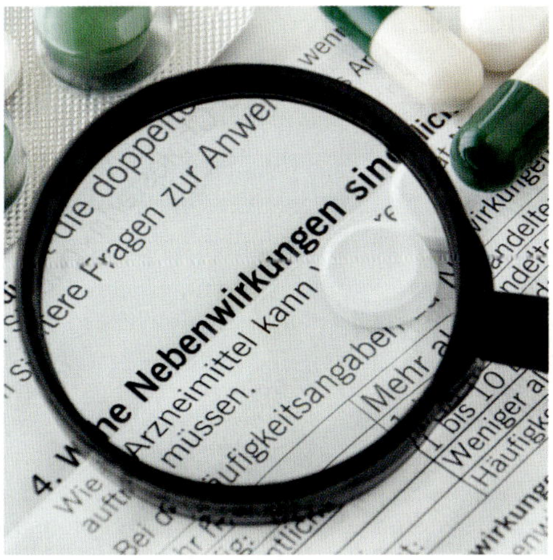

Unübersichtlich und klein geschrieben: Packungsbeilagen

Tatsächlich gibt es solche Beipackzettel in Amerika: Sie sind einfach geschrieben und jeder Käufer braucht nicht mehr als fünf Minuten, um alle wichtigen Informationen zu erhalten. Hierzu muss man allerdings wissen, dass es in Amerika möglich ist, Medikamente z.B. an der Tankstelle zu kaufen, wo es keine Hinweise durch einen Apotheker gibt. Die amerikanische Faktenbox, die viele Nebenwirkungen weglässt und dem Nutzer somit bestimmte Informationen vorenthält, kann also auch als Ausdruck eines unreflektierten Medikamentenkonsums betrachtet werden.

Eine Reduktion der aufgelisteten Nebenwirkungen könnte den Verdacht bestärken, dass Pharmafirmen ein Medikament beschönigen wollen. In erster Linie aber sind Beipackzettel die Haftungsgrundlage der Pharmaunternehmen. Wenn ein Medikamentennutzer nachweisen kann, dass er aufgrund eines Medikaments bestimme körperliche und psychische Nebenwirkungen erlitten hat, könnte er das Pharmaunternehmen verklagen, insofern diese Nebenwirkung nicht auf dem Beipackzettel dokumentiert ist. Das allein schon ist ein Argument dafür, dass die Liste der Nebenwirkungen nicht verkürzt werden darf. Angaben über die (Höchst-) Dosis sind ebenfalls unverzichtbar, genauso wie Angaben zur Stillzeit oder zur Aufbewahrung.

Ist es moralisch vertretbar, dass für die Entwicklung von Medikamenten Versuchstiere eingesetzt werden?

Tierexperimente sind ein fester Bestandteil bei der Entwicklung von neuen Medikamenten. Forscher wollen auf diese Weise herausfinden, wie ein neuer Wirkstoff in einem lebenden Organismus interagiert, ob er wirklich seine gewünschte Wirkung zeigt und welche Nebenwirkungen auftreten.

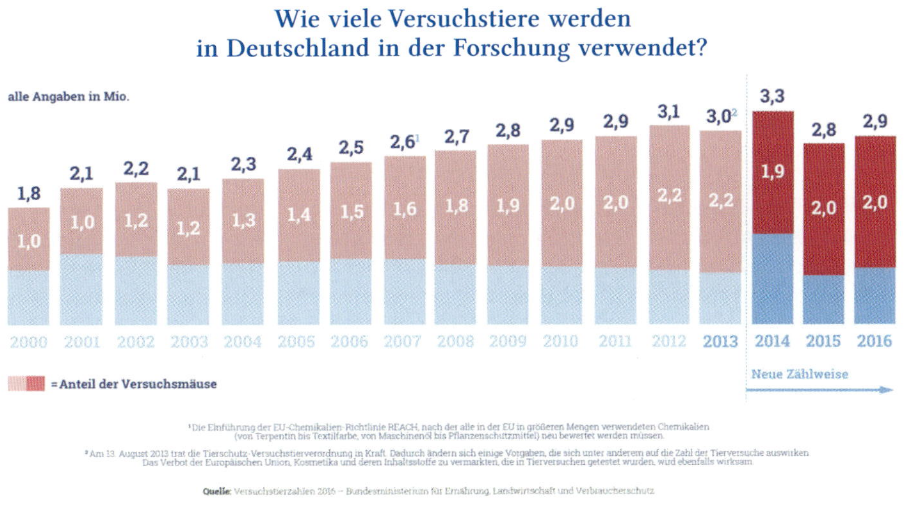

Im Jahr 2016 wurden etwa 2,8 Millionen Tiere für medizinische Versuche eingesetzt. Mit Abstand am häufigsten kamen Mäuse zum Einsatz, wie die Grafik auf der vorherigen Seite zeigt. Zu Versuchstieren zählen nicht nur Tiere, an denen direkte Eingriffe oder Behandlungen durchgeführt werden, sondern auch Tiere, die für die Wissenschaft getötet werden, um Zellkulturen oder Organe zu gewinnen.

Die Frage, ob es moralisch vertretbar ist, Tiere für die Forschung zu opfern, ist nur schwer mit einem klaren Ja oder Nein zu beantworten, da es auf beiden Seiten Argumente gibt, die ihre Existenzberechtigung haben. Die folgende Pro-und-Kontra-Diskussion soll Ihnen helfen, sich eine eigene Meinung zu bilden.

Streitfrage: Sind Tierversuche in der Medikamentenentwicklung moralisch vertretbar?

Pro: Selbstgerechte und scheinheilige Tierschützer

Nehmen wir mal an: Sie sind ein ausgezeichneter Rettungsschwimmer und Sie sehen in den Wellen des Meeres einen Menschen und einen Hund, die beide um ihr Leben kämpfen. Wen würden Sie retten? Der gesunde Menschenverstand legt nahe, dass hier das Leben des Menschen eine höhere Priorität besitzt.
Das gleiche Prinzip finden wir bei Tierversuchen: Wir „opfern" das Leben von Tieren, um Menschen zu helfen. Es wird Leid von Tieren in Kauf genommen, um das Leiden der Menschen zu verringern. Das heißt auch, dass das Unterlassen von Versuchen an Tieren menschliches Leid vergrößern würde. Somit wäre es auch moralisch fragwürdig, wenn solche Versuche nicht durchgeführt werden würden und die Forschung sich dadurch vielerlei Erkenntnisse berauben würde.
Fakt ist: Fast alle Antiepileptika, Antibiotika und viele andere Medikamente sind auf Erkenntnisse mit Versuchstieren zurückzuführen. Ohne diese Versuche wären wir nicht so weit, wie wir heute sind.
In letzter Konsequenz würde doch selbst ein radikaler Tierschützer nicht auf seine Medikamente verzichten, wenn er diese unbedingt benötigt. Das Ganze zeigt deutlich, wie heuchlerisch die Debatte um Tierversuche ist. Sich gegen Tierversuche auszusprechen, ist einfach. Aber letztlich ist keiner bereit, auf einen Großteil der heute zur Verfügung stehenden Medikamente zu verzichten.
Zudem darf bezweifelt werden, ob durch Tierversuche wirklich so viel Leid verursacht wird. Alle Tierversuche müssen genehmigt und Standards müssen erfüllt werden. Keinem Tier wird absichtlich zusätzliches Leid zugefügt. Verkabelte Affen erregen natürlich Mitleid. Wie es den Tieren aber wirklich geht, kann niemand zweifelsfrei beurteilen. Dieser Aspekt sollte immer berücksichtigt werden, wenn die Debatten allzu emotional geführt werden.
Zuletzt sollte noch erwähnt werden, dass die Diskussion um Versuchstiere durch und durch scheinheilig ist. In Deutschland werden jeden Tag massenweise Katzen und Schweine kastriert oder männliche Küken ohne Betäubung geschreddert. Das Leben in Mastställen verursacht ebenfalls Leid. Die Zahl der Versuchstiere liegt im Verhältnis zu all den Tieren in Mastställen im Promillebereich. Darüber hinaus verursacht auch die freie Wildbahn Leid. Das Leid einer Maus, die aus Spaß von einer Katze gefoltert wird, ist mindestens genauso schlimm wie das, was ihr in einem Versuchslabor passieren würde. Aber niemand würde deswegen ernsthaft die freie Wildbahn abschaffen wollen.

Kontra: Dürfen wir uns über Tiere erheben?

Wenn Forscher ein Experiment an Mäusen in kleinen Käfigen durchführen, dann haben sie am Ende Erkenntnisse über das Leben von Mäusen in kleinen Käfigen. Die Ergebnisse könnten bei Mäusen in großen Käfigen oder in freier Wildbahn schon wieder ganz anders aussehen. So versteht sich von selbst, dass eine solche Übertragung auf Menschen mindestens grenzwertig und in bestimmten Fällen komplett sinnlos ist.
Somit ist auch schon die Sinnfrage gestellt: Befürworter dieser Experimente tun immer so, als würden daraus wichtige Erkenntnisse entstehen, die der Menschheit zugutekommen. Doch nicht alle Experimente mit Tieren dienen konkret dazu, ein neues Medikament zu entwickeln. Viele Versuche bringen keine Erkenntnisse, sind komplett überflüssig. Es gibt Versuche, die als Grundlagenforschung keinen direkten Bezug zum medizinischen Nutzen aufweisen. Ob deren Ergebnisse vielleicht irgendwann von anderen aufgegriffen werden oder im Mülleimer der Wissenschaft landen, bleibt erst einmal offen. Das Leiden der Tiere ist real, die wissenschaftliche Erkenntnis Spekulation.
Darüber hinaus müssen nicht alle Ergebnisse, die in der Fachwelt als „Erfolge" gefeiert werden, wirkliche Erfolge sein. Es gibt unzählige Beispiele von Medikamenten, die als große Hoffnung auf den Markt geworfen wurden, und am Ende haben sie gravierende Nebenwirkungen, die anfangs unterschätzt wurden. Eventuell haben hier Tierexperimente falsche Tatsachen vorgetäuscht, aufgrund derer viele Menschen leiden mussten.
Losgelöst davon sind Tierexperimente unmenschlich. Tiere müssen in Käfigen leben, sie werden nie die Sonne sehen und nie den Wind spüren. Krankheitssymptome werden absichtlich herbeigeführt. Dadurch fügen wir diesen Tieren großes Leid zu.
Die diagnostischen Verfahren in der Medizin sind in den letzten Jahren viel besser geworden. Bildgebende Verfahren können Erkenntnisse über die tiefsten Winkel unserer Körper liefern. Es gibt Computerprogramme, die das Zusammenleben verschiedener Zellkulturen simulieren können. Es gibt das Internet, über das ein schneller Austausch möglich ist. Das alles sind Verfahren, die niemandem schaden. Wären Tierexperimente verboten, würden die neuen Verfahren sich stetig verbessern, weil die Forscher auf sie angewiesen wären.
All diese Argumente legen nahe, dass Tierexperimente kontraproduktiv sein können. Sie liefern Scheininformationen und behindern alternative Verfahren in ihrer Entwicklung. Es bleibt somit kein Argument übrig, das Tierexperimente legitimiert.

Aufgabe 7

a) Erklären Sie, warum Wirkstoffe von Medikamenten so komplizierte Namen haben.
b) Erklären Sie, warum die meisten Medikamente bitter schmecken.
c) Erklären Sie, warum Beipackzettel so unübersichtlich sind.

Aufgabe 8

Erstellen Sie eine übersichtliche Faktenbox zu einem Medikament Ihrer Wahl, indem Sie die Informationen aus der Packungsbeilage verkürzt darstellen. Nehmen Sie dazu ein einfaches DIN-A4-Blatt.

Aufgabe 9

Begründen Sie, warum Sie für oder gegen Tierversuche sind. Ziehen Sie zur Unterstützung Ihrer Position das Argument heran, das Ihnen am schlagkräftigsten erscheint. (Sie können dabei auch ein Argument nehmen, das nicht im Text aufgeführt ist.)

2 Die Wirkung von Medikamenten aus biologisch-medizinischer Perspektive

Die Auszubildenden Weronika Golanski und Amrei Savtschenko verbringen ihre Frühstückspause im Garten von Haus Großeichen. Während Weronika ihre Kopfschmerztablette zusammen mit einem Kaffee einnimmt, raucht Amrei zu seinem Kaffee eine Zigarette.

„Zwei Personen, drei Wirkstoffe. Mal gucken, welcher Wirkstoff als Erstes seine Wirkung erzielt“, witzelt Weronika.

„Das Nikotin“, meint Amrei. „Inhalation schlägt die orale Einnahme.“

„Stimmt! Bei meinen Kopfschmerzen hätte ich auch die intravenöse Einnahme gut gefunden“, sagt Weronika.

„Oder mörsern und dann durch die Nase“, lacht Amrei.

In Kapitel 1.1 haben Sie gelernt, dass Medikamente im gebräuchlichen Sinne dazu da sind, Krankheiten zu heilen, zu diagnostizieren, vorzubeugen, deren Symptome zu lindern oder einen bestimmten Stoff zu ersetzen. Dazu muss ein Wirkstoff mit dem Körper und seinen Organen in Kontakt treten. Die Prozesse, die dabei ablaufen, sind Gegenstand dieses Kapitels. Im Folgenden wird dargestellt, wie sich die Moleküle eines Medikaments im Körper verteilen und wie unterschiedlich diese Moleküle im Körper verarbeitet werden.

Die Wirkung eines Medikaments ist von verschiedenen Faktoren abhängig. Die wichtigsten Faktoren (z. B. die Applikationsart) und bestimmte Wechselwirkungen sind ebenfalls Bestandteil dieses Kapitels.

2.1 Die Applikationsarten

Lange Zeit glaubte man, dass (erstens) Blut in der Leber produziert wird, um dann (zweitens) im Körper „verbraucht“ zu werden. Beide Annahmen sind falsch:

Erstens werden die für das Blut relevanten Blutkörperchen nicht in der Leber, sondern in unseren Knochen produziert; und zweitens wird unser Blut nicht einfach verbraucht, sondern es zirkuliert in einem Kreislauf, sodass es mehrfach verwendet werden kann.

Die zweite Annahme wurde 1628 von dem englischen Arzt William Harvey widerlegt. Er errechnete, dass täglich ca. 7000 Liter durch das Herz gepumpt werden. Doch so viel Blut kann kein Organ der Welt an einem Tag produzieren. Harvey schlussfolgerte, dass das Blut stattdessen immer wieder zum Einsatz kommen muss. Und so wurde der Körperkreislauf entdeckt, der auch als „großer Kreislauf“ bekannt ist.

1665, also knapp 40 Jahre später, wurden erstmalig Spritzen verwendet. Diese Neuerung in der Medizingeschichte hängt eng mit der **Entdeckung des Körperkreislaufs** zusammen. Denn: Ein Kreislauf, der Zugang zum gesamten Körper hat, ist der perfekte Weg, um Arzneimittel schnell zu einem bestimmten Ziel zu befördern. Bis dahin wurden Wirkstoffe ausschließlich über die natürlichen Körperöffnungen (also oral und rektal) verabreicht. Nun gab es also eine neue Möglichkeit, die sich von jenem Zeitpunkt an immer größerer Beliebtheit erfreute: die intravenöse Gabe mittels einer Spritze über den Körperkreislauf.

Ein Medikament kann also auf verschiedene Art und Weise verabreicht werden. Diese unterschiedlichen Formen der Verabreichung werden als Applikationsarten bezeichnet. Die Wahl der Applikationsart eines Medikaments beeinflusst die Geschwindigkeit seiner Wirkung.

Applikationsart	Applikationsort	Beispiele
Klassisch systemisch:		
peroral	durch den Mund (in den Magen-Darm-Trakt)	Kopfschmerztabletten (Analgetika)
intravenös (i. v.)	in die Vene	Infusionen
intramuskulär (i. m.)	in den Muskel	Impfungen
subkutan (s. c.)	unter die Haut	Insulin
sublingual/bukkal	unter die Zunge bzw. in die Backentasche	Schmelztabletten
Klassisch lokal:		
konjunktival	auf die Bindehaut (Auge)	Augensalbe
vaginal	auf die Vaginalschleimhaut	Vaginalcreme
Mischformen:		
epikutan	auf die Haut	– systemisch: Schmerzpflaster – lokal: Hautcreme
pulmonal	in die Lunge	– systemisch: Inhalationsnarkose – lokal: Asthmaspray
rektal	in den After	– systemisch: Zäpfchen gegen Erbrechen – lokal: Zäpfchen gegen Hämorrhoiden

Die bekanntesten Applikationsarten

Die sicherlich schnellste Gabe ist die **intravenöse Gabe**, da das Medikament auf diesem Wege direkt in den Blutkreislauf gelangt. Eine schnelle Wirkung erreicht auch die **pulmonale Gabe** (= in die Lunge). Eine Tatsache, die jeder Asthmatiker und auch jeder Raucher bestätigen kann (vermutlich würde Rauchen nicht so schnell abhängig machen, wenn die Suchtbefriedigung zeitverzögert stattfände). **Sublinguale Applikationen** (= unter die Zunge) erzielen ebenfalls relativ schnell ihre Wirkung, weshalb sie beispielsweise häufig bei einem epileptischen Anfall zur Anwendung kommen.

Intramuskuläre Applikationen (= in den Muskel) per Spritze wirken auch relativ schnell, da die Muskeln gut durchblutet sind. Weniger gut durchblutet ist das Unterhautfettgewebe. Das Unterhautfettgewebe ist der Zielort aller **subkutanen Injektionen** (= in die Unterhaut). Im Falle von Insulinspritzen ist eine langsame Resorption gerade vorteilhaft. Denn die langsame Aufnahme des Insulins imitiert besser die Arbeitsweise der Bauchspeicheldrüse, die ursprünglich für die Gabe von Insulin zuständig ist. Wird eine subkutane Gabe aus Versehen in den Muskel gespritzt, wird das Insulin schneller aufgenommen und der Blutzuckerspiegel kann zu schnell absinken (Hypoglykämie).

Die langsamste Gabe ist die **perorale Gabe** (= durch den Mund in den Magen-Darm-Trakt). Hier gelangt das Medikament vom Mund durch die Speiseröhre in den Magen und den Dünndarm, wo es schließlich resorbiert wird und in den Blutkreislauf gelangt. Dabei können schon einmal 30 Minuten verstreichen.

Doch Schnelligkeit ist nicht immer das entscheidende Kriterium. Bei der Wahl der Applikationsart kann auch der Aspekt der sicheren Einnahme maßgeblich sein. In dieser Hinsicht steht die perorale Gabe auf Platz 1. Bei vielen chronischen Erkrankungen geht es eher darum, dass immer ein bestimmter Pegel vorhanden ist, als darum, dass akute Beschwerden schnell beseitigt werden. Sicherlich würde sich manch einer wünschen, dass seine Kopfschmerzen schneller verschwinden als nach einer halben Stunde. Doch bestimmt ist er dafür nicht bereit, sich eine intravenöse Spritze zu setzen.

Wenn Sie Schmerzen in Ihrem linken Fuß verspüren, haben Sie verschiedene Möglichkeiten, diesen Schmerz zu beheben. Sie können z. B.

a) ein Schmerzgel auf ihren linken Fuß reiben oder

b) eine Schmerztablette nehmen.

Beide Möglichkeiten können dazu beitragen, dass Ihre Schmerzen verschwinden. In der Arzneimittellehre wird in diesem Zusammenhang zwischen einer lokalen (a) und einer systemischen Anwendung (b) unterschieden.

Als lokale Applikation bezeichnet man die Verwendung eines Medikaments genau an der (örtlich begrenzten) Stelle, wo es wirken soll. Die systemische Applikation hingegen ist die Anwendung eines Arzneimittels über den Blutkreislauf (System), die zu einer zeitverzögerten Wirkung an der erwünschten Stelle führt.

Hinweis: Die subkutane (Kapitel 12.2), pulmonale (Kapitel 7.1) und rektale (Kapitel 5.2) Gabe werden an späterer Stelle detailliert behandelt.

■ *Aufgabe 10*

Erstellen Sie eine Tabelle zu den verschiedenen Applikationsarten von (Alltags-)Drogen. Nennen Sie dazu in der einen Spalte die Applikationsarten und in der anderen Spalte entsprechende Beispiele.

2.2 Der LADME-Prozess

Der sogenannte LADME-Prozess umfasst die fünf Stationen, die jedes Medikament im Körper durchläuft. Jeder Buchstabe steht dabei für einen Aspekt. Da die deutsche Übersetzung in ihrer Kurzform (FAVVA) zum einen ungebräuchlich und zum anderen wenig einprägsam ist, wird hier die englische Sprache beibehalten. Der LADME-Prozess wird im Folgenden anhand der peroralen Einnahme eines Medikaments (vgl. Kapitel 2.1) beispielhaft dargestellt.

Aspekt	Organe
Liberation – Freisetzung	Magen, Dünndarm
Absorption – Aufnahme	Blutbahn
Distribution – Verteilung	Blutbahn
Metabolism – Verstoffwechselung (First-Pass-Effekt)	Leber
Excretion – Ausscheidung	Niere, Dickdarm

Die einzelnen Stationen eines Medikaments, das peroral eingenommen wird

Ein Arzneimittel besteht aus einem oder mehrere Wirkstoffen. Ein solcher Wirkstoff setzt sich wiederum aus chemischen Substanzen (Atomen oder Molekülen) zusammen, die im Körper bestimmte Ziele (Targets) haben, wo sie ihre Wirkung entfalten. Allerdings enthalten nicht nur Medikamente bestimmte Wirkstoffe. Auch Nahrungsmittel, Alltagsdrogen, Umweltgifte usw. weisen chemische Substanzen auf, die in unserem Körper andocken und Reaktionen auslösen können.

Mit der Einnahme einer einzigen Tablette schicken Sie Milliarden von Molekülen in Ihren Körper. Ein Medikament, das peroral eingenommen wird, passiert zuerst den Mund und die Speiseröhre. Bis dahin bleibt es unverändert, unabhängig davon, ob Sie das Medikament direkt schlucken oder vorher zerkauen (was Ihnen lediglich einen bitteren Geschmack bringen wird).

Die eigentliche Freisetzung **(Liberation)** findet im Magen statt. Je nachdem, wie komplex die Moleküle sind, werden sie zunächst zerkleinert, d.h., einfache Moleküle werden schnell in den Dünndarm weitergeleitet, komplexe Moleküle müssen dort jedoch länger verweilen und starke Verdauungssäfte über sich ergehen lassen.

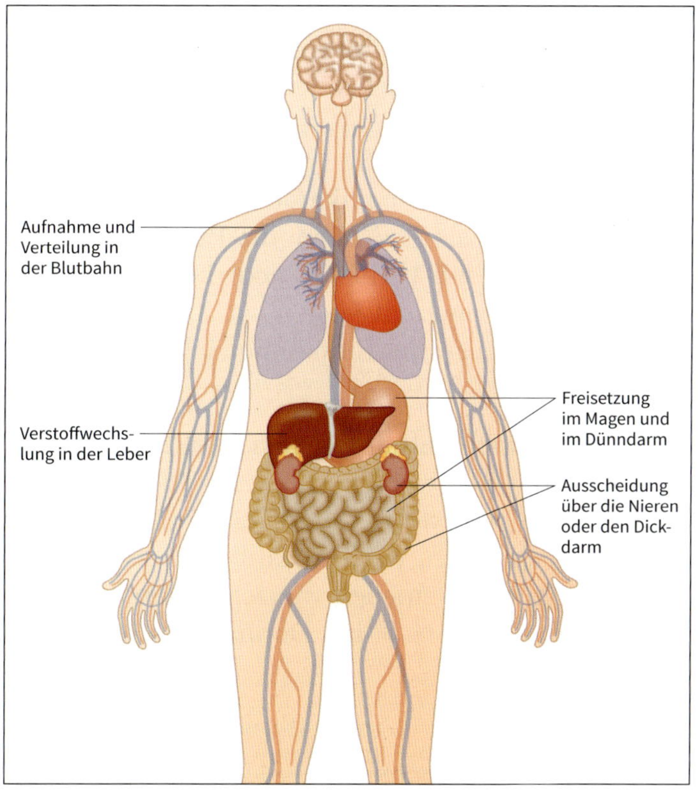

Zentrale Organe, die bei der Verarbeitung eines Medikaments eine Rolle spielen

Im Dünndarm findet dann die eigentliche Aufnahme **(Absorption)** der Moleküle in den Blutkreislauf statt. Dabei durchdringen sie die Zellmembran des Dünndarms, wo sie sich schließlich in den Blutkreislauf verteilen **(Distribution)**. Viele Moleküle binden sich an Eiweiße, die sich in der Blutbahn befinden. Auf welchem Wege und in welcher Geschwindigkeit sich die Moleküle verteilen, ist von der Substanz wie auch von der Durchblutung des Körpers abhängig. Auch die einzelnen Organe werden im Körper unterschiedlich gut durchblutet. Während die Leber und die Nieren sehr gut durchblutet werden, sind die Haut oder die Skelettmuskulatur weniger gut durchblutete Organe. Die Ankunft eines Moleküls zu seinem Target kann also unterschiedlich lange dauern.

Einige Substanzen werden dabei nie das Gehirn erreichen. Das hat aber nichts mit der Durchblutung zu tun, sondern mit einer Besonderheit des Gehirns: der **Blut-Hirn-Schranke**. Diese anatomische Besonderheit dient in erster Linie zum Schutz des Gehirns. Die Blut-Hirn-Schranke besitzt den Vorteil, dass viele Medikamente keine Nebenwirkung im Gehirn auslösen können. Dies ist natürlich nur vorteilhaft bei Medikamenten, die das Gehirn auch nicht erreichen sollen. Bei Medikamenten, die eine Wirkung im Gehirn auslösen sollen (z.B. Psychopharmaka, vgl. Kapitel 10), müssen sich deren Entwickler etwas einfallen lassen, um die Blut-Hirn-Schranke zu umgehen.

Dass sich alle Atome oder Moleküle eines Medikaments im gesamten Blutkreislauf verteilen, ist nur die halbe Wahrheit. Das ist zwar bei den allermeisten Molekülen der Fall, doch für einen großen Teil ist die Reise durch den Blutkreislauf des Körpers ziemlich kurz. Ein Großteil der Wirkstoffe landet nämlich über die Pfortader in der Leber. Die Leber, die Entgiftungszentrale des Körpers, hat die Aufgabe, alle ihr fremden (nicht körpereigenen) Substanzen unschädlich zu machen. Dieser Vorgang wird Verstoffwechselung **(Metabolism)** genannt. Die Leber weiß nicht, dass Sie Kopfschmerzen haben und deswegen ein Medikament zu sich nehmen, das Ihnen helfen kann. Die Leber sieht darin nur eine körperfremde Substanz, die es zu bearbeiten gilt.

Einige Wirkstoffe verlassen die Leber gänzlich unverändert. In den meisten Fällen haben Moleküle, die in die Leber gelangen, jedoch eine ganz andere Struktur, wenn sie die Leber wieder verlassen. Dieser Vorgang wird **First-Pass-Effekt** genannt. Er kann letztendlich dazu führen, dass ein Medikament seine Wirkung einbüßt. Aus diesem Grund ist die Leber auch eine große Herausforderung für die Forschung: Wer ein neues Medikament entwickeln will, muss wissen, was die Leber mit der Substanz anstellt.

Der First-Pass-Effekt erklärt auch, warum Medikamente, die z.B. über die Vene injiziert werden, eine höhere Wirkung erreichen: Sie können sich im Körper besser verteilen. Zwar landen viele Atome oder Moleküle über den Blutkreislauf am Ende auch in der Leber, doch bis dahin können sie an den Targets des Körpers bereits ihre Wirkung entfalten.

Der Wirkstoff entfaltet nun im Körper seine Wirkung, und zwar überall dort, wo es Stellen gibt, an denen er andocken kann. In vielen Fällen dockt der Wirkstoff aber nicht nur da an, wo er gebraucht wird (z.B. im linken Fuß, wo gerade der Schmerz wahrgenommen wird), sondern auch dort, wo die Person, die das Medikament genommen hat, gar keine Beschwerden hat. Bei Schmerzmedikamenten (Analgetika) kann dies z.B. der Magen sein. Der Grund sind in diesem Fall die Zellen, die **Prostaglandine** ausschütten und damit den Schmerz auslösen. Diese Zellen befinden sich nicht nur im linken Fuß, wo sie ihre Wirkung entfalten sollen, sondern auch im Magen, wo Prostaglandine eine Schutzschicht für den Magen bilden. Deshalb können bei der Einnahme vieler Analgetika bei längerem Gebrauch Magengeschwüre entstehen.

Nachdem sie sich entfaltet haben, verlieren die Wirkstoffe natürlich in den nächsten Stunden ihre Wirkung. Sie werden zu einem Abbauprodukt, das der Körper nicht mehr gebrauchen kann. Einige Wirkstoffe durchlaufen dabei mehrmals die Leber, um immer weiter abgebaut (verstoffwechselt) zu werden. Zum Schluss landen die meisten Wirkstoffe in der Niere, wo sie letztendlich ausgeschieden werden **(Excretion)**. Diese Tatsache erklärt auch, warum Drogen und Medikamente (z.B. bei Dopingtests im Sport) meistens über Urinproben nachgewiesen werden.

Ein kleiner Teil der Wirkstoffe wird über den Kot ausgeschieden. Geringe Mengen können aber auch über die Atemluft, den Speichel, den Schweiß oder über die Muttermilch ausgeschieden werden. Obwohl es sich hierbei um Abbauprodukte handelt, können sie für Säuglinge teilweise ein Problem darstellen. Daher sollte bei jedem Medikament auf die Besonderheiten während der Stillzeit geachtet werden.

■ *Aufgabe 11*

Erklären Sie den LADME-Prozess.

■ *Aufgabe 12*

Definieren Sie die folgenden Begriffe:

a) Blut-Hirn-Schranke

b) First-Pass-Effekt

2.3 Personen- und medikamentenbezogene Einflussfaktoren

Der LADME-Prozess zeigt recht schematisch, wie sich Medikamente im Körper verteilen und dadurch letztendlich wirken. Die Realität ist dabei wesentlich komplexer. Das liegt an der Tatsache, dass es zahlreiche Faktoren gibt, die das Verhalten der Wirkstoffe im Körper beeinflussen können.

Medikamente wie Alltagsdrogen erzielen nicht immer die gleiche Wirkung. Während der eine von Kaffee spürbares Herzklopfen bekommt, scheint bei einem anderen die gleiche Menge Kaffee kaum eine Wirkung zu erzielen. Von zwei Flaschen Bier kann man so gut wie nichts merken, manchmal fühlt man sich davon schon stark benebelt, manchmal bekommt man gute Laune, manchmal schlechte Laune und manchmal einfach nur Kopfschmerzen. Zum Teil hat die betroffene Person einen Erklärungsansatz für die Wirkung (z. B. fettreiches Essen als gute Grundlage für den Alkoholkonsum), zum Teil bleibt ihr die jeweilige Wirkung aber auch ein Rätsel.

Ähnlich ist es mit der Wirkung von Arzneien. Nicht immer können Ärzte erklären, warum ein Medikament bei der einen Person wirkt und bei der anderen nicht (besonders schwer zu „berechnen" ist dies z. B. bei Psychopharmaka) oder warum die eine Person mit so vielen Nebenwirkungen zu kämpfen hat, während die andere keinerlei Nebenwirkungen verspürt.

Grundsätzlich lassen sich jedoch ein paar Einflussfaktoren festhalten, die bei der Wirkung von Medikamenten eine bedeutende Rolle spielen. Die folgende Tabelle unterscheidet zwischen personenbezogenen und medikamentenbezogenen Faktoren. Personenbezogene Faktoren sind dabei alle jene, die die Besonderheiten eines Menschen betreffen, während die medikamentenbezogenen Faktoren die Eigenschaften des Medikaments berücksichtigen.

Personenbezogene Faktoren	Medikamentenbezogene Faktoren
– Alter – Geschlecht – Körpergewicht – Ernährungszustand/Allgemeinzustand – psychologische Faktoren	– Dosis – Zeitpunkt – Wechselwirkungen (mit Nahrungsmitteln, Alltagsdrogen oder anderen Medikamenten)

Faktoren, die die Wirkung eines Medikaments beeinflussen

All diese Einflussfaktoren werden in diesem Unterkapitel einzeln vorgestellt. Der personenbezogene Einflussfaktor „psychologische Faktoren" wird dabei nur kurz angeschnitten, weil er in Kapitel 3 in aller Ausführlichkeit behandelt wird. Darüber hinaus ist der medikamentenbezogene Einflussfaktor „Wechselwirkungen" so elementar, dass diesem Thema ein eigenes Unterkapitel gewidmet wird (siehe Kapitel 2.4).

Personenbezogene Faktoren

Alter

Unser Körper ist im Laufe unseres Lebens ständigen Entwicklungsprozessen unterworfen. Die meisten und wichtigsten Prozesse vollziehen sich in den jüngeren Jahren, weil sich der Körper hier noch im Aufbau befindet. Somit finden sich im Körper von jüngeren Menschen unausgereifte Organe, ein unausgereiftes Immunsystem und ständige Stoffwechselprozesse. Lange Zeit dachten die Mediziner, dass Kinder einfach nur kleine Erwachsene sind, bei denen man ein Medikament einfach niedriger dosieren muss. Heute weiß man, dass die körperlichen Prozesse wesentlich komplexer sind und das bestimmte Medikamente erhebliche Folgeschäden nach sich ziehen können. Dies erklärt, warum bestimmte Medikamente für Kinder gar nicht erst zugelassen sind. Ein solcher Hinweis oder der Verweis auf eine niedrigere Dosierung ist dabei in den meisten Fällen im Beipackzettel vermerkt.

Anders verhält es sich mit der Arzneimitteltherapie im Alter. Im höheren Lebensalter ist die medikamentöse Behandlung die häufigste Form aller therapeutischen Maßnahmen. Zugleich birgt sie aber auch gewisse Risiken. Denn im Alter verändert sich der Körper. Der Wasseranteil sinkt, die Muskelmasse nimmt ab, die Stoffwechselleistung der Leber (siehe Kapitel 2.2) und die Herzleistung verringern sich. Zugleich erhöht sich der Anteil an Fettgewebe.

Diese Aspekte sind allerdings nur ein kleiner Teil der Körperveränderungen, die das Alter mit sich bringt. Darüber hinaus ist es schwierig, beispielsweise zwei 80-Jährige miteinander zu vergleichen. Die Leber kann aufgrund ihrer 80-jährigen Geschichte als Entgiftungszentrale unterschiedlich produktiv sein. Und auch die Herzleistung sieht bei einer 80-jährigen Sportlerin vollkommen anders aus als bei einem 80-jährigen Kettenraucher.

Die Abbauprozesse im Alter haben zur Folge, dass Arzneimittel im Körper langsamer verarbeitet werden.

All diese Erkenntnisse finden nach wie vor zu wenig Berücksichtigung. Wenn Sie einen Beipackzettel durchlesen, werden Sie feststellen, dass es keine gesonderten Hinweise für ältere Menschen gibt, auch wenn es diese eigentlich geben müsste. Diese Lücke versucht die **PRISCUS-Liste** zu schließen. Sie zählt 83 Medikamente auf, die für ältere Menschen generell ungeeignet sind. Arzneimittel gegen Krankheiten, die im Alter gehäuft auftreten (wie Schlafstörungen, Demenz, Inkontinenz, Parkinson und Depressionen), stehen ebenfalls auf dieser Liste. Problematisch bleibt jedoch, dass sich diese Hinweise auf den Beipackzetteln des Medikaments selbst nicht finden.

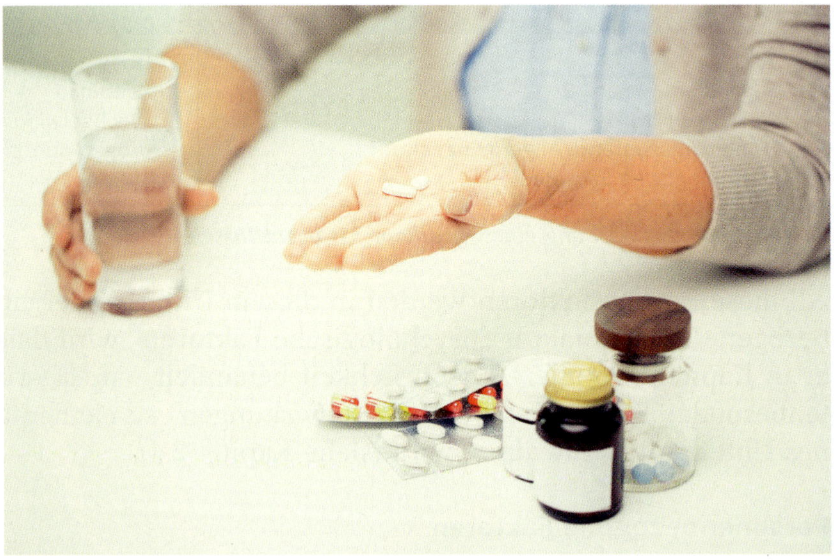

Ein häufiges Problem im Alter: Polypharmazie

Erschwerend kommt noch hinzu, dass ältere Menschen aufgrund mehrerer Krankheiten **(Multimorbidität)** häufig mehrere Medikamente mit unterschiedlichen Wirkstoffen zu sich nehmen müssen **(Polypharmazie)**.

Dies kann zu Wechselwirkungen (siehe Kapitel 2.4) und damit zu unerwünschten Nebenwirkungen führen. Häufig werden Symptome wie Obstipation, Depressionen, Verwirrtheit usw. als neue Erkrankung und nicht als Nebenwirkungen von verschiedenen Medikamenten begriffen. Das hat zur Folge, dass die Nebenwirkungen mit weiteren Arzneimitteln behandelt werden. Experten sprechen in diesem Zusammenhang von einer **Verschreibungskaskade**.

Eine Kaskade ist ein künstlich angelegter Wasserfall, bei dem das Wasser über mehrere Stufen nach unten fällt. Wenn ein Becken überläuft, füllt sich das darunterliegende Becken, bis das Wasser wiederum ins nächste Becken läuft usw.

Geschlecht

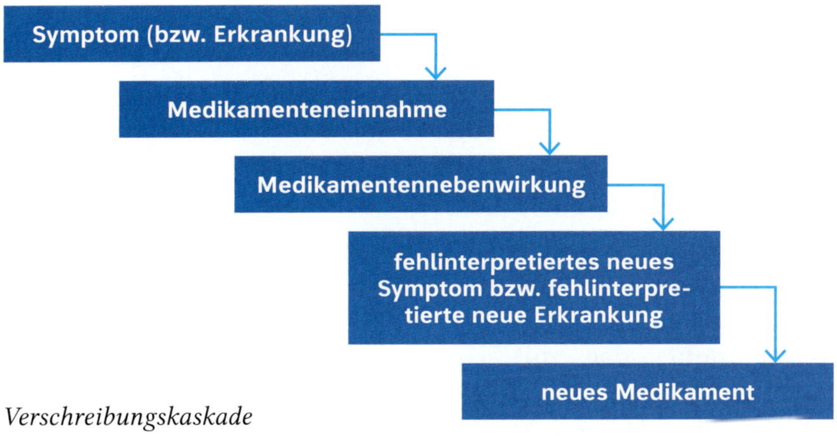

Verschreibungskaskade

Es gibt **„weibliche und männliche Krankheiten“**: Migräne, Schilddrüsenerkrankungen, Depressionen und Angststörungen sind eher weiblich, während Diabetes mellitus Typ II, Darmkrebs, Herzinfarkt (zwischen 30 und 60 Jahren), Spiel- und Alkoholsucht eher männlich sind. Insgesamt haben Frauen eine rund fünf Jahre höhere Lebenserwartung als Männer. Dies sind keine Vorurteile, die dazu dienen sollen, aus bestimmten Krankheiten geschlechtsspezifische Charaktereigenschaften abzuleiten (wie z.B. „Männergrippe“). Dies sind medizinische Fakten.

Natürlich sind Krankheiten – über die physiologisch-biologischen Gegebenheiten hinaus – auch das Produkt von vorgelebten Rollenmustern und eines damit verbundenen Lebensstils. Es gibt in unserer Gesellschaft bestimmte Klischees („Ein Mann ohne Bauch ist kein Mann!“, „Eine Frau hat schlank zu sein!“, „Der Mann trinkt, die Frau fährt!“), die positive wie negative Lebensstile begünstigen können. Geschlechtsspezifische Krankheiten haben somit immer zwei Komponenten: eine körperlich vorgegebene und eine erworbene psychisch-soziale.

Tatsächlich gibt es **physiologische Unterschiede** zwischen Frau und Mann ebenso wie es physiologische Unterschiede zwischen einem 8-Jährigen und einem 80-jährigen gibt. Männer sind durchschnittlich größer und schwerer, sie besitzen mehr Muskelmasse und eine höhere Knochendichte als Frauen. Männer haben mehr Wasser im Körper als Frauen, Frauen hingegen haben einen höheren Körperfettanteil als Männer. Das alles sind bekannte Fakten, die bei der Bemessung des Gesundheitszustandes (z.B. BMI) Berücksichtigung finden.

Hinzu kommt, dass sich die Leber- und Nierenfunktionen bei Mann und Frau unterscheiden. So besitzt die Leber einer Frau ganz andere Enzyme als die eines Mannes, was bedeutet, dass Wirkstoffe geschlechtsspezifisch verarbeitet werden. Sowohl die Leber als auch die Niere sind zentrale Organe bei der Verarbeitung von Wirkstoffen (siehe Kapitel 2.2: Der LADME-Prozess). Die Unterschiede könnten erklären, warum Arzneimittelnebenwirkungen bei Frauen 1,5-mal häufiger vorkommen als bei Männern.

Bestimmte Medikamente können beim jeweiligen Geschlecht ganz unterschiedliche Wirkungen entfalten. Ein prominentes Beispiel ist der Wirkstoff Digoxin (z.B. Lanicor®), ein aus dem Fingerhut gewonnener Wirkstoff, der die Leistung des Herzens fördern soll. Während dieses Medikament bei Männern einen nachweislichen Nutzen hat, erhöht es bei Frauen das Sterblichkeitsrisiko.

Antidepressiva werden bei Frauen langsamer abgebaut, sodass sich die Wahrscheinlichkeit auf Nebenwirkungen erhöht. Ähnlich sieht es beim Wirkstoff des Diuretikums Furosemid (z.B. Lasix®) oder dem Betablocker Metoprolol (z.B. Beloc®) aus. Viele Mediziner gehen davon aus, dass es noch viel mehr geschlechtsspezifische Unterschiede gibt. Auf diesem Feld forscht die „Gendermedizin“, ein Zweig der Medizin, der relativ jung ist und noch in den „Kinderschuhen“ steckt.

Körpergewicht

Der Einfluss des Körpergewichts auf die Wirkung eines Arzneimittels ist beinahe selbsterklärend. Eine Person, die viel Gewicht auf die Waage bringt, hat auch mehr Fett und Wasser im Körper als beispielsweise eine Person, die magersüchtig ist. Ein Medikament, das mit der gleichen Dosis verabreicht wird, könnte bei der Magersüchtigen zu starken Nebenwirkungen führen, während die Person mit mehr Gewicht vielleicht überhaupt keine Wirkung erfährt.

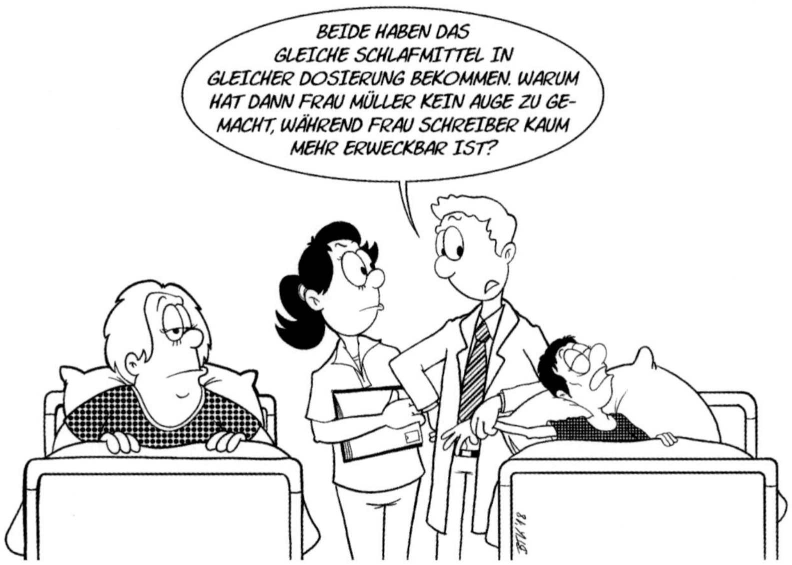

Das bedeutet weiter gedacht aber nicht, dass schwer Übergewichtige ein Medikament besonders gut vertragen. Eine klassische Folge von Übergewicht ist eine Herzschwäche, die Auswirkungen auf den Blutkreislauf und damit auf die Verteilung der Medikamente im Körper hat. Des Weiteren kann die Leber (z.B. wenn Alkohol eine Ursache für das Übergewicht ist) in Mitleidenschaft gezogen worden sein.

Ernährungszustand/Allgemeinzustand

Es ist allgemein bekannt, dass Medikamente nüchtern eingenommen schwer auf den Magen schlagen können. Dies ist ein Beispiel für den Zusammenhang von Ernährungszustand und Medikamentenwirkung. Menschen, die ein Medikament nach einer üppigen und fettreichen Mahlzeit zu sich nehmen, werden die Wirkung eines Medikaments viel später wahrnehmen als Menschen, die ihr Medikament auf nüchternen Magen nehmen.

Psychologische Faktoren

In der Drogenforschung stellte man fest, dass Menschen, die einen schlechten LSD-Trip bzw. Horrortrip mit Verfolgungswahn und angsteinflößenden Halluzinationen hatten, zuvor gestresst und von vielen akuten Problemen belastet waren, während Menschen, die einen LSD-Trip im Zustand völliger Losgelöstheit erlebten, zuvor auch schon ausgeglichen waren.

Daraus folgt die Erkenntnis, dass Wirkstoffe, die im Gehirn andocken, mit dem aktuellen Zustand des Gehirns interagieren. So kann ein solcher Wirkstoff bei der gleichen Person, in der gleichen Dosis usw. eine vollkommen andere Wirkung erzielen, wenn der Gemütszustand der Person ein anderer ist. Daher berichten Menschen, die Morphium im Rahmen einer Schmerztherapie bekommen, weniger über ein Euphoriegefühl nach der Einnahme als Menschen, die Morphium als Droge missbrauchen.

Dieser Effekt sollte besonders bei Psychopharmaka berücksichtigt werden. Psychopharmaka haben eine bessere Wirkung, wenn die betroffene Person parallel dazu auch eine Psychotherapie absolviert. Menschen, die Psychopharmaka einnehmen und dabei keinerlei soziale oder psychologische Entwicklungsprozesse durchlaufen, müssen mit geringeren Erfolgschancen rechnen.

Medikamentenbezogene Faktoren

Dosis

„Alle Dinge sind Gift, und nichts ist ohne Gift; allein die Dosis machts, dass ein Ding kein Gift sei", sagte schon Paracelsus im 16. Jahrhundert. Einfach übersetzt bedeutet dies: **„Die Dosis macht das Gift!"** Gift ist somit ein Wirkstoff, der zu hoch dosiert wurde. Das heißt, dass jeder Wirkstoff in falscher Dosierung zu einem Gift werden kann. (Ironischerweise starb Paracelsus an einer Quecksilbervergiftung.)

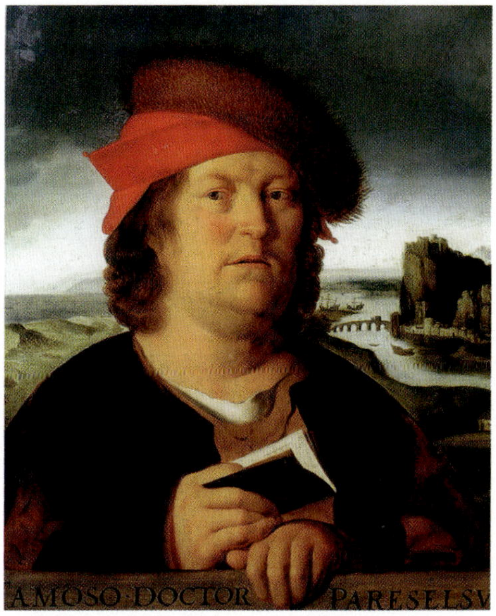

Paracelsus (Gemälde von Quentin Massys)

Am besten nachzuvollziehen ist diese Erkenntnis beim Wirkstoff **Alkohol**. In einer niedrigen Dosierung euphorisiert Alkohol. Doch je höher die Dosis, desto stärker werden die unerwünschten Nebenwirkungen wie Orientierungs- und Gedächtnisverlust (Amnesie), mangelnde motorische Fähigkeiten usw. Wenn Alkohol zu hoch dosiert wird, kann er zum Koma oder sogar zum Tode führen.

Insulin kann überdosiert zu einer Hypoglykämie und unbehandelt dann auch zum Tode führen. Zahlreiche **Schlafmittel** oder Narkotika bewirken leicht dosiert einen Dämmerzustand, hoch dosiert schalten sie das Bewusstsein komplett aus. Dies ist der Grund, warum Schlafmittel und Narkotika als Droge (Dämmerzustand), Arzneimittel (schlaffördernd oder als Narkose) sowie als Mittel bei Gewaltverbrechen (K.-o.-Tropfen) Anwendung finden.

Zeitpunkt

Der Zeitpunkt einer Medikamenteneinnahme kann einen immensen Beitrag zum Therapieerfolg eines Medikaments leisten. Es ist immer noch üblich, dass Medikamente morgens – mittags – abends eingenommen werden („Mahlzeit-Modell"). Diese Praxis ist mit der Hoffnung verbunden, dass die Klienten die Einnahme nicht vergessen, da sie an einem bestimmten Zeitpunkt (Mahlzeit) geknüpft ist. Doch das „Mahlzeit-Modell" wird unserem **Biorhythmus** nicht gerecht. Dabei ist die Einnahme eines Medikaments im Einklang mit dem Biorhythmus wesentlich wirksamer, Symptome werden besser gelindert und Krankheiten können eher geheilt werden.

Leicht erklären lässt sich dieses Prinzip am Wirkstoff **Koffein**. Zwar ist Koffein kein klassisches Medikament (obwohl es auch als Medikament frei verkäuflich ist), doch sind seine Wirkung und sein Gebrauch (Kaffee, Energydrinks) so verbreitet, dass sich das Prinzip daran besonders gut erläutern lässt: Die Einnahme von Koffein am frühen Morgen (nach dem Aufstehen) und in der Nachmittagszeit gehört in vielen Kulturen zum normalen Alltag. Denn zu diesen Tageszeiten ist der Körper besonders leistungsbereit. Gegen Mittag („Mittagstief") und am Abend nimmt die Leistungsbereitschaft jeweils wieder ab. Wer dann einen Kaffee oder Energydrink zu sich nimmt, handelt seinem Biorhythmus entgegen. Die Folgen können eine absinkende Leistungsfähigkeit, Einschlafstörungen usw. sein. Menschen im Schichtdienst wissen, was passieren kann, wenn man gegen den Biorhythmus arbeitet.

■ *Aufgabe 13*

a) Beschreiben Sie Erinnerungshilfen, die Ihnen selbst bei der Medikamenteneinnahme helfen.

b) Notieren Sie Situationen, in denen Sie die Einnahme eines Medikaments vergessen haben. Welche Umstände haben dazu geführt?

Aufgabe 14

Thematisieren Sie die Praxis der Medikamenteneinnahme in Ihrer Institution. Geben Sie auch Beispiele, die vom üblichen „Mahlzeit-Modell" abweichen.

Unser Bedürfnis nach Aktivität und Schlaf ist der offensichtlichste Beweis dafür, dass wir einen 24-Stunden-Rhythmus haben. Doch ist dies nur ein Beispiel von vielen: Hormone, der Verdauungstrakt, das Herz-Kreislauf-System, aber auch Krankheiten (z.B. Gelenkserkrankungen, bei denen z.B. die „Morgensteifheit" ein wiederkehrendes Symptom sein kann) weisen häufig ein Muster auf, bei dem sich Symptome zu bestimmten Zeitpunkten stärker bemerkbar machen können. Die folgende Tabelle gibt eine Übersicht.

Uhrzeit	körperliche Vorgänge	Konsequenzen für die Gabe von Medikamenten
04:00 Uhr	gehäuftes Auftreten von Asthmaanfällen	– Medikamente zur Vorbeugung abends einnehmen – Dosier-Aerosol bereitstellen – Nachtvorbereitungen treffen, z.B. warmer Tee (Thermoskanne)
06:30 Uhr	erhöhter Blutdruck	– blutdrucksenkende Medikamente einnehmen
09:00 Uhr	Die Nebenniere bildet das Hormon Kortison.	– Kortison einnehmen
09:00 Uhr	Das Immunsystem ist geschwächt.	– keine Schutzimpfung durchführen lassen – Medikamente zur Vorbeugung abends einnehmen
15:00 Uhr	Die Schmerzsensibilität ist nur gering und Schmerzmittel werden langsamer abgebaut.	– ungünstigster Zeitpunkt, um Schmerzmittel regelmäßig einzunehmen
16:00 Uhr	Das Immunsystem ist sehr aktiv.	– Schutzimpfungen durchführen lassen
20:00 Uhr	Die Poren der Haut sind weit geöffnet.	– Cremes auftragen
ab 22:00 Uhr	Die Schmerzempfindlichkeit ist bis zu den Morgenstunden erhöht.	– Medikamente zur Vorbeugung abends einnehmen

Pflegerische Aufgaben

- Erfragen Sie beim Arzt oder Apotheker den richtigen Einnahmezeitpunkt eines Medikaments. Dies ist besonders relevant bei Kortison und Medikamenten, die das Immunsystem betreffen, außerdem bei Erkrankungen wie Asthma bronchiale, arterieller Hypertonie oder Hautkrankheiten.
- Erarbeiten Sie mit Ihrem Klienten eine konkrete Erinnerungshilfe. Hier empfehlen sich auch die neuen Medien (z.B. Weckfunktion des Smartphones).

Der letzte medikamentenbezogene Einflussfaktor sind die Wechselwirkungen mit anderen Medikamenten. Wechselwirkungen sind aber von so elementarer Bedeutung, dass ihnen nun ein eigenes Unterkapitel gewidmet wird.

2.4 Wechselwirkungen

Wechselwirkungen können immer dann auftreten, wenn wir mindestens zwei verschiedene Wirkstoffe gleichzeitig zu uns nehmen. Dann kann es zu einer Interaktion kommen, die entweder zur Folge hat, dass sich die Wirkstoffe gegenseitig verstärken oder aber verringern.

Darüber hinaus hat der Körper mit seinen Organen (z. B. Leber) mehr zu tun, sodass die Verarbeitung der Medikamente länger dauern kann. Dies kann sowohl die gewünschten Wirkungen als auch die unerwünschten Nebenwirkungen betreffen. Die Gefahr von Wechselwirkungen erhöht sich mit jedem weiteren Wirkstoff. Mehr Medikamente müssen also nicht immer den Therapieerfolg steigern.

Grundsätzlich sollten nicht mehr als drei Wirkstoffe am Tag eingenommen werden. Ab vier Wirkstoffen erhöht sich die Wahrscheinlichkeit von Wechselwirkungen drastisch. Es steigt die Gefahr, dass die Medikamente letztlich kontraproduktiv wirken.

Arzneimittelgruppe/ Wirkstoff	Beeinflussung durch	Art der Wechselwirkung (bezogen auf das Medikament)	Folgen
Beeinflussung durch Lebensmittel/Getränke:			
Schlaf- und Beruhigungsmittel	Alkohol	verstärkt Wirkung	Teilnahmslosigkeit, Unkonzentriertheit
blutdrucksenkende Medikamente	Grapefruitsaft	verstärkt Wirkung	zu niedriger Blutdruck
bestimmte Antibiotika	Milchprodukte	schwächt Wirkung	resistente Bakterien
Beeinflussung durch Medikamente:			
Antibabypille	Antibiotika Johanniskraut	schwächt Wirkung	ungewollte Schwangerschaft
„Blutverdünner" (z. B. Marcumar, Heparin)	Schmerzmittel (z. B. Aspirin®, Ibuprofen, Diclofenac)	verstärkt Wirkung	Blutungsneigung, innere Blutungen
orale Antidiabetika zur Blutzuckersenkung	Aspirin® (in hohen Mengen)	verstärkt Wirkung	Unterzuckerung (Hypoglykämie); Symptome: Zittern, Kaltschweiß, Nervosität

Bekannte Wechselwirkungen

Nikotin und Alkohol sind Stoffe, die grundsätzlich Einfluss auf Medikamente haben können. Wenn eine Person mit dem Rauchen aufhört oder anfängt zu rauchen, kann es passieren, dass Medikamente plötzlich eine ganz andere Wirkung haben.

Schätzungsweise 30 % aller Krankenhauseinweisungen bei alten Menschen sind auf Wechselwirkungen zurückzuführen. Darüber hinaus kann sich dadurch besonders bei älteren Menschen der Allgemeinzustand verschlechtern. Sie haben dann z. B. einen verringerten Antrieb oder ein erhöhtes Sturzrisiko.

Das hinter Wechselwirkungen steckende Problem ist häufig, dass Medikamente gleich von mehreren (Fach-)Ärzten verschrieben werden. Wenn jeder Arzt nur seine eigene Strategie verfolgt, hat das zur Folge, dass die Medikamente nicht aufeinander abgestimmt sind und Wechselwirkungen auftreten können.

Pflegerische Aufgaben

- Falls mehr als drei Wirkstoffe am Tag eingenommen werden, sollte dies mit den Apotheken oder mit den Ärzten abgeklärt werden. Wenn ein Klient bei mehreren Ärzten in Behandlung ist und von jedem andere Medikamente bekommt, kann z. B. angeregt werden, dass die Ärzte sich untereinander abstimmen.
- Wenn ein Klient Nikotin oder Alkohol konsumiert, sollte dies unbedingt thematisiert werden. Dies gilt besonders dann, wenn ein Klient mit dem Rauchen anfängt oder aufhört.

3 Die Wirkung von Medikamenten aus psychologischer Sicht

Herr Hubert lebt im Wohnbereich 2 des Altenpflegeheims Haus Großeichen. Seit zwei Stunden klagt er über Schmerzen im linken Arm. An diesem Tag hat die Wohnbereichsleitung Mark Kamenz Spätdienst. Er hat den Verdacht, dass Herr Hubert nur Aufmerksamkeit möchte und deswegen ständig über seine Schmerzen redet.

Herr Hubert ist ein Mensch, der sehr auf Medikamente fixiert ist. Seiner Ansicht nach sind gute Ärzte solche, die Medikamente verschreiben. Nur wenn Medikamente verschrieben werden, fühlt Herr Hubert sich ernst genommen und ist sich sicher, dass seine Probleme behoben werden können.

Das alles ist in Haus Großeichen über Herrn Hubert bekannt. Die Wohnbereichsleitung weiß auch, dass Herr Hubert sehr viele Medikamente bekommt. Zwar hat Herr Hubert Schmerzmedikamente (Analgetika) in seiner Bedarfsmedikation stehen, er hat allerdings auch ständig Magenbeschwerden, die vermutlich auf eben diese Analgetika zurückzuführen sind.

Darum entscheidet Mark Kamenz, Herrn Hubert einen Atemerfrischer zu geben, der ein wenig wie ein Medikament aussieht. Er überreicht ihn mit den Worten: „Der wird Ihnen helfen, den nehme ich auch immer." Herr Hubert glaubt Mark sofort, weil er Mark für eine besonders kompetente Pflegekraft hält.

Eine Stunde später stimmt Herr Hubert eine Lobeshymne auf das vermeintliche Medikament an: „Das war wirklich gut. Meine Schmerzen sind wie weggeblasen."

■ ***Aufgabe 15***

Beschreiben Sie den bemerkenswerten Effekt, der in der oben stehenden Einstiegssituation dargestellt wird.

■ ***Aufgabe 16***

Nennen Sie Faktoren, die dazu beigetragen haben könnten, dass das vermeintliche Medikament eine Wirkung entfalten hat.

3.1 Der Placebo-Effekt

Ein Placebo (lat. placebo: ich werde gefallen) ist ein Arzneimittel, das keinen Wirkstoff enthält, aber trotzdem eine Wirkung haben und bestehende Symptome lindern kann. Unter dem Phänomen des Placebo-Effekts versteht man eine positive Veränderung des Gesundheitszustandes, die allein durch die Behandlung mit einem solchen Scheinmedikament hervorgerufen wurde.

Da wir aus Erfahrung wissen, dass uns Medikamente helfen können, werden bei der Einnahme einer Arznei unsere Selbstheilungskräfte aktiviert – selbst wenn die Medikamente keine echten Wirkstoffe enthalten. Doch der Placebo-Effekt geht noch weiter: Medikamente wirken besser, wenn die betroffene Person eine positive Wirkung erwartet. So gesehen ist nahezu jede wirksame Arzneimitteltherapie ein Stück weit auf den Placebo-Effekt zurückzuführen. Voraussetzung ist, dass der Betroffene an die Wirksamkeit eines Arzneimittels glaubt.

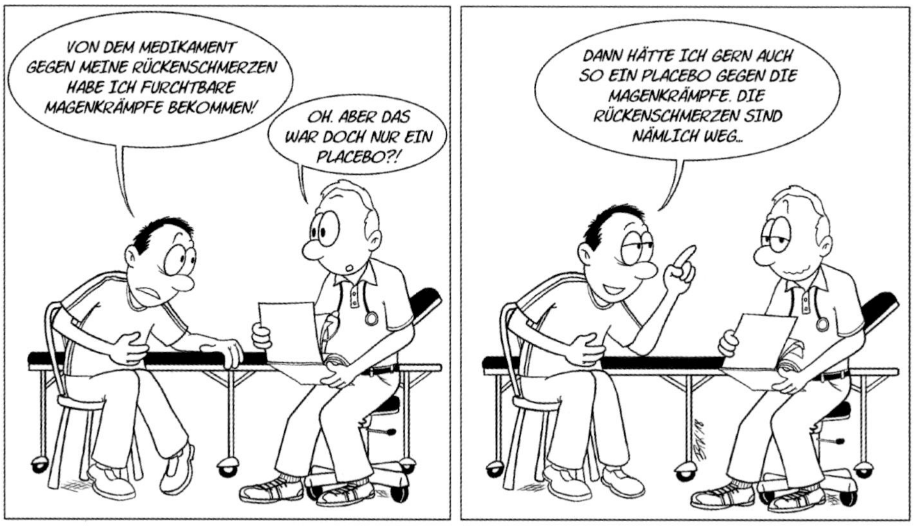

Der Placebo-Effekt erklärt auch, warum es Menschen nach der Einnahme einer Kopfschmerztablette schon nach ein paar Minuten besser geht, obwohl die Tablette etwa 30 Minuten benötigt, um ihre Wirkung zu entfalten.

Was für Arzneimittel gilt, gilt auch für sogenannte **Alltagsdrogen**: Fußballfans, die im Fußballstadion unwissentlich alkoholfreies Bier trinken, fühlen sich irgendwann betrunken und zeigen die entsprechenden Symptome. Koffeinfreier Kaffee macht wach, wenn die Menschen davon ausgehen, dass sie koffeinhaltigen Kaffee getrunken haben.

Führen Sie doch einmal selbst ein Experiment in Ihrem sozialen Umfeld durch: Kochen Sie morgens koffeinfreien Kaffee und schenken Sie diesen – ohne einen weiteren Kommentar – Ihren Mitmenschen ein. Die meisten werden keinen Unterschied bemerken. Oder feiern Sie z.B. Ihren nächsten Geburtstag mit alkoholfreiem Bier (natürlich müssen Sie vorher die Etiketten austauschen). Die Stimmung wird ähnlich sein, als wenn alkoholische Getränke konsumiert worden wären. Ihre Gäste werden sich betrunken fühlen. Eben weil sie angeheitert sein wollen.

Der Placebo-Effekt funktioniert selbst bei Tieren. Wenn ein Hund beim Tierarzt ein paar Mal hintereinander ein wirksames Medikament gegen seine Schmerzen bekommen hat, dann könnte man ihm beim nächsten Mal ein Medikament ohne Wirkstoff geben und es würde wirken. Der Hund hat gelernt, dass eine Autofahrt, ein Besuch bei einer Person im weißen Kittel und ein schmerzhafter Stich dazu führen, dass die Schmerzen verschwinden. Diese erlernten Assoziationen (Autofahrt, weißer Kittel, schmerzhafter Stich) stehen für ihn mit Schmerzfreiheit in Verbindung.

Auch in der **Arzneimittelforschung** spielt der Placebo-Effekt eine wichtige Rolle. Wenn eine neue Arznei entwickelt wird, wird diese an zwei Gruppen von Testpersonen (Probanden) getestet. Die einen erhalten die tatsächliche Arznei und die anderen erhalten Placebos. Im besten Fall wissen weder die Probanden noch die Pflegekräfte oder die Ärzte, wer welche Arznei erhält. Nur wenn sich die tatsächliche Arznei als wesentlich wirksamer herausstellt als das Placebo, wird das neue Arzneimittel zugelassen.

In der Schulmedizin geht man davon aus, dass die Wirkungen, die Schamanen oder Medizinmänner mit ihren Maßnahmen erzielen, zum großen Teil auf den Placebo-Effekt zurückzuführen sind. Auch homöopathische Mittel werden häufig in diesem Zusammenhang gesehen. Dies alles nur als reinen Humbug abzutun, wäre allerdings verkürzt. Riten von Naturvölkern wie auch die Homöopathie appellieren an die **Selbstheilungskräfte** der betroffenen Person. Es findet eine intensive Auseinandersetzung mit dem einzelnen Menschen und seinen Beschwerden statt. Diese Ansätze können der modernen Medizin durchaus als Anregung dienen.

Der Placebo-Effekt beschreibt nicht nur, dass wirkungslose Arzneimittel eine Wirkung entfalten können. Er beschreibt auch, dass wirksame Arzneimittel noch wirksamer sein können, wenn die betroffene Person von der Wirkung eines Arzneimittels überzeugt ist. Unsere **Erwartungshaltung** hat viel mit äußeren Faktoren zu tun. Menschen sind beispielsweise eher von der Wirkung einer Arznei überzeugt, wenn sie von einem Arzt verschrieben wird, den sie für kompetent halten. Intravenöse Arzneien werden als wirksamer empfunden als Arzneien, die oral eingenommen werden. Eine Arznei, die bitter schmeckt, wirkt besser als Arzneien, die süßlich schmecken. Menschen, die von der Heilkraft der Arzneimittel überzeugt sind, erfahren eine bessere Wirkung als Menschen, die Arzneimitteln generell eher kritisch gegenüberstehen. Die Farbe der Tablette, der Preis und die Verpackung der Arznei können ebenfalls eine Rolle spielen. Und auch Pflegekräfte können ein wichtiger Einflussfaktor sein (siehe Kapitel 3.3).

Diese Erkenntnisse zeigen, dass der Placebo-Effekt sehr komplex ist. In der Medizin kommen deshalb verschiedene Formen der Placebo-Gabe zur Anwendung. Der „Klassiker“ sind **die echten oder reinen Placebos**, die in der Einstiegssituation beschrieben wurden, darüber hinaus gibt es aber auch noch unreine Placebos und sogenannte Open-Label-Placebos.

reine Placebos	Es werden Arzneimittel ohne Wirkstoff verschrieben.
unreine Placebos	Es wird ein tatsächliches Arzneimittel verschrieben, obwohl dieses bei der spezifischen Erkrankung keine Wirkung haben kann.
Open-Label-Placebos	Der Klient weiß, dass er an bestimmten Tagen nur ein Placebo bekommt.

Verschiedene Formen von Placebos

Unreine Placebos, auch Pseudo-Placebos genannt, kommen sowohl in der Forschung als auch in der Arztpraxis zum Einsatz.

Beispiel
Ein Klient hat eine schwere Erkältung. Er fordert von seinem Arzt ein Antibiotikum, damit er schnell wieder fit ist. Der Arzt weiß, dass Antibiotika gegen Virenerkrankungen völlig wirkungslos sind. Dennoch verschreibt er dem Klienten ein Antibiotikum.

Bei Menschen, die viele Medikamente zu sich nehmen müssen, kann auch ein **Open-Label-Placebo** sinnvoll sein. Dabei werden nur an einigen Tagen wirksame Medikamente eingenommen, an den anderen Tagen erhalten die Klienten ein Placebo. Dies kann mitunter dazu beitragen, dass Nebenwirkungen seltener auftreten. Die Klienten dürfen sogar über das Vorhaben informiert werden, denn: Das verblüffende am Placebo-Effekt ist, dass ein Placebo sogar dann wirkt, wenn die betroffene Person weiß, dass sie ein Placebo zu sich nimmt. Es wird vermutet, dass alleine das Gefühl, dass sich jemand um die Beschwerden kümmert und etwas dagegen unternimmt, dazu beiträgt, dass es dem Betroffenen besser geht.

Doch bei einer Placebo-Gabe wirkt nicht nur das Placebo, das Placebo hat noch einen Verbündeten: die Zeit. Viele Krankheiten und Beschwerden verschwinden von alleine wieder, weil der Körper sich nach einer gewissen Zeit selbst regenerieren kann. Wenn die Schmerzen bei einem Menschen, der mit Placebos behandelt worden ist, nach fünf Tagen wieder verschwinden, ist dies noch kein Beweis für den Placebo-Effekt. Jeder Mensch, der schon einmal Schmerzen hatte, weiß, dass die meisten Schmerzen ganz von alleine wieder weggehen, d.h., sie wären auch ohne Placebo-Gabe verschwunden. Der **Faktor Zeit** relativiert den Placebo-Effekt also ein wenig, er kann das Phänomen allein allerdings nicht erklären.

■ *Aufgabe 17*
Notieren Sie (eigene oder fremde) Erfahrungen, die Sie mit dem Placebo-Effekt gemacht haben. Diese können sich sowohl auf Medikamente als auch auf Alltagsdrogen beziehen.

■ ***Aufgabe 18***
Nennen Sie verschiedene äußere Faktoren, die den Placebo-Effekt begünstigen können.

■ ***Aufgabe 19***
Formulieren Sie eine eigene Definition des Placebo-Effekts. Berücksichtigen Sie dabei insbesondere die personellen Faktoren, die bei diesem Phänomen eine Rolle spielen.

3.2 Placebos – eine moralische Zwickmühle

Beispiel
Stellen Sie sich vor, Sie arbeiten im Nachtdienst in einem Seniorenheim und eine alte Dame leidet unter Schlafstörungen. Es ist mittlerweile schon 01:00 Uhr und die Frau kann einfach nicht einschlafen. Sie bittet um ein Medikament, damit sie endlich in den Schlaf findet.
Sie sind der Meinung, dass man bei einmalig auftretenden Schlafproblemen nicht sofort zu einer Schlaftablette greifen sollte, da die Gefahr besteht, dass die betroffene Person bei weiteren Problemen dann immer wieder nach einem Schlafmittel verlangt. Sie überlegen deshalb, ihr ein Placebo zu geben, das Sie im Arzneimittelschrank vorrätig haben. Sie verabreichen das Placebo mit den Worten: „Ich habe da ein rezeptfreies Mittel für Sie. Es hat keine Nebenwirkungen, doch vermutlich können Sie damit schlafen.“

Die oben beschriebene Situation ist ein Klassiker in einem Altenpflegeheim. Der pragmatisch veranlagte Mensch mag in so einer Situation vielleicht denken: „Wenn es wirkt, dann ist doch alles gut.“ Dass es so einfach aber nicht ist, sollen die folgenden Ausführungen erläutern.

Das Wichtigste vorab: Es ist verboten, ein Placebo zu verabreichen. Die Verordnung von Arzneimitteln (auch von Placebos) unterliegt alleine dem behandelnden Arzt. Aber auch Ärzte dürfen Placebos nur in Ausnahmesituationen verschreiben. Der Arzt sollte sich gut überlegen, ob er tatsächlich ein Placebo verabreichen will. Denn: Der Placebo-Effekt ist den allermeisten Arzneimitteln unterlegen. Das heißt, wenn ein Placebo verschrieben wird, wird der betroffenen Person damit zugleich ein echtes Arzneimittel vorenthalten. Sollte sich eine bestimmte Krankheit dadurch verschlimmern, hätte sich der Arzt in diesem Fall der unterlassenen Hilfeleistung schuldig gemacht.

Vor diesem Hintergrund versteht es sich von selbst, dass die Behandlung mit Placebos in den allermeisten Fällen inakzeptabel ist. Als Patientin wären Sie vermutlich nicht sonderlich erfreut, wenn man Ihnen z. B. wegen Ihres Asthmas in der Phase akuter Luftnot nur ein Placebo verabreichen würde. Auch wären Sie als Pflegekraft nicht begeistert, wenn die Ärzte einem aggressiven Menschen mit Schizophrenie in einer akuten Wahnphase nur ein Placebo verschreiben würden.

Bleibt die Frage, ob die Placebo-Gabe in verhältnismäßig harmlosen Situationen zulässig ist, z. B. bei Klienten, die ständig über kleinere Beschwerden klagen und bei denen es geradezu offensichtlich ist, dass sie nur Aufmerksamkeit haben möchten. Wäre es nicht sogar sinnvoller, einer Person, die ständig nach Arzneimitteln verlangt, ein Placebo zu geben anstelle von Medikamenten, die eventuell mehr oder minder starke Nebenwirkungen haben können?

Solche Fälle sind genau zu prüfen und auch mit dem behandelnden Arzt abzuklären. Tatsächlich kommt es immer wieder vor, dass Ärzte hier ein Placebo verabreichen. Doch sollte man sich trotzdem fragen, ob so eine Praxis moralisch zu vertreten ist: Würden Sie selbst wollen, dass man Ihnen in einem solchen Fall ein Placebo gibt? Ist es nicht kränkend, wenn der Klient erfährt, dass eine Pflegekraft, mit der er sich immer gut verstanden hat, ihn ständig angelogen hat? Könnte die Beziehung zwischen Pflegekraft und Klient nicht nachhaltig beeinträchtigt werden, wenn der „Schwindel“ auffliegt?

Thematisieren Sie Ihre Zweifel. Letztendlich ist es legitim, wenn eine Pflegekraft es mit ihrem Gewissen nicht vereinbaren kann, einer Klientin ein Placebo zu geben. Vielleicht ist es aber auch eine Lösung für Sie, der Klientin ganz offen zu sagen, dass es sich bei der Arznei um ein Placebo handelt. Denn, wie bereits dargestellt, kann ein Placebo auch dann seine Wirkung entfalten, wenn die betroffene Person weiß, dass es sich nur um einen Placebo handelt.

Es ist verboten, einem Klienten ein Placebo zu geben und ihm zu sagen, dass es sich hierbei z. B. um ein Schmerzmedikament handelt. Allerdings können Sie diese Vorgabe umgehen, indem Sie Ihrem Klienten eine Süßstofftablette mit den Worten geben: „Hier, ich habe da was für Sie!" oder „Probieren Sie das mal! Das wird Ihnen bestimmt helfen." In diesem Fall lügen Sie nicht. Sie verabreichen lediglich eine Süßstofftablette. In Erklärungsnöte könnten Sie allerdings gelangen, wenn der Klient weitere Fragen stellt. Allein aus diesem Grund sollten Sie solche Maßnahmen nie im Alleingang durchführen. Halten Sie immer mit dem Team und der behandelnden Ärztin Rücksprache. Es ist in jedem Fall wichtig, die Sinnhaftigkeit der Maßnahme unter Berücksichtigung aller denkbaren Alternativen zu besprechen.

■ ***Aufgabe 20***

Stellen Sie sich vor: Sie erfahren, dass eine Klientin, die unter Schlafstörungen litt, ein Placebo erhalten und danach gut geschlafen hat.
Führen Sie ein Streitgespräch über diesen Vorfall. Teilen Sie sich dafür in zwei Gruppen auf und sammeln Sie in Ihrer Gruppe die Argumente, die für oder gegen diese Maßnahme sprechen.

3.3 Der Nocebo-Effekt

Beispiel

In die stationäre Notaufnahme des St. Johannes Krankenhauses wurde ein junger Mann eingeliefert. Er hatte eine blasse Gesichtsfarbe und schwitzte stark. Sein Blutdruck war sehr niedrig (Hypotonie). Laut eigener Aussage hatte der Mann Pilze im Wald gesammelt und gegessen. Ein Freund, der später dazu kam, gab ihm zu verstehen, dass diese Pilze giftig seien. Kurz darauf wurde dem jungen Mann übel. Die Ärzte und das Pflegepersonal waren zunächst ratlos, da sie nicht wussten, um welche Pilze es sich handeln könnte.
Der junge Mann hatte Fotos von den Pilzen auf seinem Smartphone gespeichert. Diese Bilder wurden an einen Kräuter- und Pilzexperten geschickt. Der Zustand des jungen Mannes verschlechterte sich weiter. Er musste sich ständig erbrechen und fühlte sich dadurch kraftlos. Währenddessen hatte der Kräuter- und Pilzexperte die Bilder geprüft und war zu dem Ergebnis gekommen, dass die Pilze völlig harmlos waren. Es war den Experten ein Rätsel, warum es dem jungen Mann so schlecht ging.
Als die Pflegekräfte dem jungen Mann mitteilten, dass die Pilze nicht giftig waren, verbesserte sich sein Zustand zusehends. Der Blutdruck normalisierte sich und die Gesichtsfarbe kehrte zurück.

■ ***Aufgabe 21***

Vergleichen Sie das oben stehende Beispiel zum Nocebo-Effekt mit der Einstiegssituation am Anfang des Kapitels 3 zum Placebo-Effekt. Erklären Sie dabei die Gemeinsamkeiten und die Unterschiede.

Der Nocebo-Effekt (lat. nocebo: ich werde schaden) ist so etwas wie „der böse Bruder" des Placebo-Effekts. Er beschreibt, dass eine negative Erwartungshaltung negative Konsequenzen haben kann. Der Nocebo-Effekt hat (wie der Placebo-Effekt) eine doppelte Funktion: Er beinhaltet zum einen, dass wirkungsfreie Medikamente (oder sonstige Stoffe) Schaden anrichten können, wenn dieser erwartet wird. Zum anderen können sich negative Wirkungen durch eine negative Erwartungshaltung verschlimmern.

Die negativen Erwartungen müssen sich dabei nicht einmal auf die Medikamente selbst beziehen. Beiläufige Bemerkungen von Pflegekräften oder Ärzten wie „Das sieht aber schlimm aus" können dazu beitragen, dass die betroffene Person bestimmte körperliche Zustände dadurch auch schlimmer empfindet. Die Laktoseintoleranz oder das Reizdarmsyndrom stehen beispielsweise unter Verdacht, mit dem Nocebo-Effekt in Verbindung zu stehen. Es gibt viele dokumentierte Fälle, in denen Menschen, die glaubten, einem Voodoo-Fluch erlegen zu sein, tatsächlich starben. Das ist aber kein Beweis dafür, dass der Voodoo-Fluch wirklich funktioniert. Es beweist nur, dass Menschen sich so sehr unter Stress setzen können, dass ihr Immunsystem versagt und eigentlich harmlose Erreger gefährlich werden können.

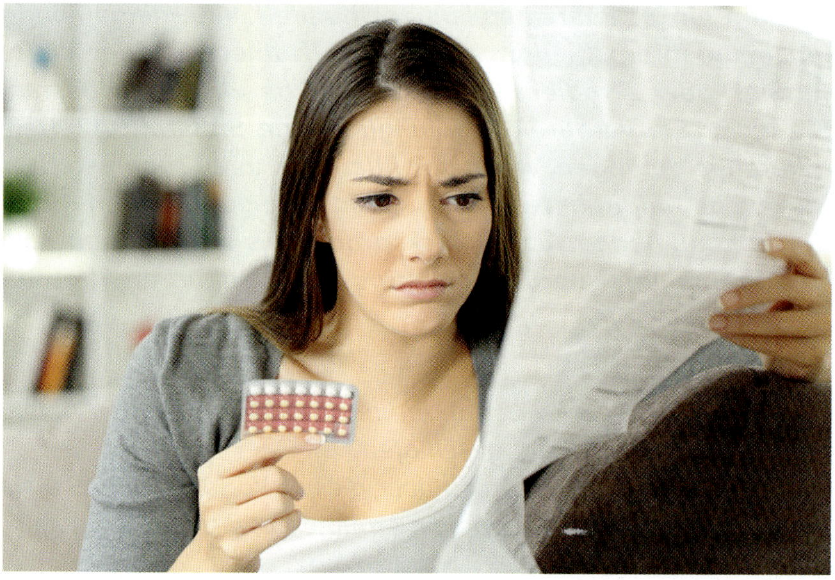

Wer sich zu sehr mit den Nebenwirkungen eines Medikaments beschäftigt, erhöht das Risiko, dass diese auch tatsächlich auftreten.

Auf der Ebene von Medikamentenwirkungen ist besonders der Blick auf den Beipackzettel ein Thema. Die Wahrscheinlichkeit, Nebenwirkungen zu bekommen, erhöht sich, wenn die Personen vor der Einnahme des Medikaments den Beipackzettel gelesen haben. Dieser Effekt kann sich noch verstärken, wenn eine Person besonders pessimistisch oder ängstlich ist bzw. einschlägig diagnostizierte psychische Erkrankungen vorliegen. Aufklärung wird damit zur Gratwanderung zwischen Transparenz und Hysterie.

■ *Aufgabe 22*

Formulieren Sie eine eigene Definition des Nocebo-Effekts. Beschreiben Sie dabei die personellen Faktoren, die einen Nocebo-Effekt begünstigen können.

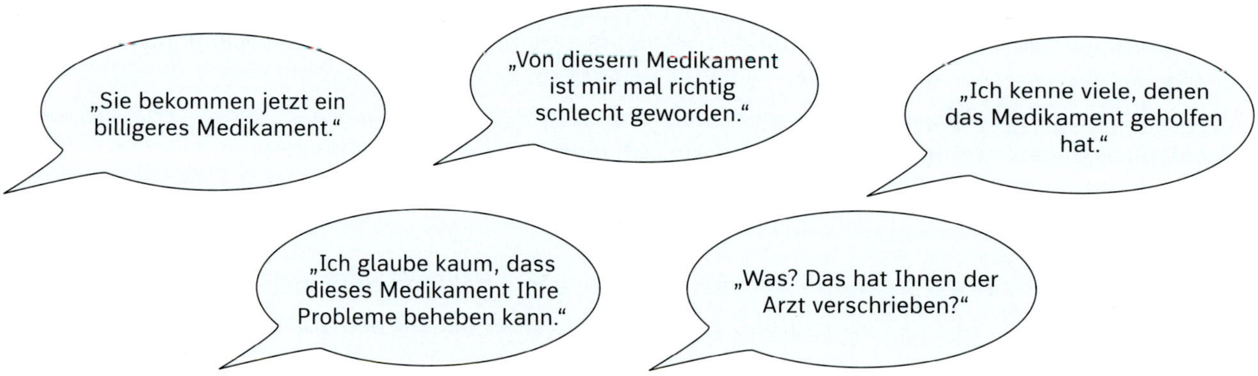

Pflegerische Aufgaben

- Die Erwartung bestimmt den Erfolg: Wer an die heilsame Wirkung eines Medikaments glaubt (Placebo-Effekt), hat eine bessere Erfolgsaussicht als jemand, der nicht von diesem Medikament überzeugt ist oder sogar davon ausgeht, mit erheblichen Nebenwirkungen kämpfen zu müssen (Nocebo-Effekt).
- Somit ist die Art und Weise, wie Pflegekräfte ein Medikament verabreichen und wie sie über dieses Medikament reden, ein wichtiger Bestandteil der Therapie. Alleine durch Worte können Pflegekräfte den Klienten und damit die Wirkung eines Medikaments beeinflussen.
- Zuversicht steht an erster Stelle: Zu Beginn und während der medikamentösen Therapie sollten Pflegekräfte eine zuversichtliche Grundeinstellung an den Tag legen, damit sich diese auf die Klientin übertragen kann.
- Bei der Verabreichung eines Medikaments sollte immer wieder das Ziel (z. B. Schmerzfreiheit, Stuhlgang, Schlaf) dieses Medikaments betont werden. Auch die daraus resultierende Lebensqualität (z. B. problemlos spazieren gehen können, die Nacht durchschlafen) sollte dabei ein Thema sein.
- Pflegekräfte müssen sich immer wieder im Klaren darüber sein, dass die Aufklärung über Nebenwirkungen Fingerspitzengefühl erfordert. Natürlich sollte eine Klientin über Nebenwirkungen aufgeklärt werden (besonders dann, wenn sie danach fragt). Nur sollten hierbei auch immer die Wahrscheinlichkeiten beleuchtet werden.
- Zweifel an einer Verordnung müssen erlaubt sein: Nur sollten diese erst im Team und dann ggf. mit dem Arzt besprochen werden. Beiläufige negative Bemerkungen können zu einer Verunsicherung des Klienten führen und somit das Behandlungsziel gefährden.

3.4 Therapietreue (Compliance)

Der Placebo- wie der Nocebo-Effekt lehren uns, dass die Erwartungen an ein Medikament die tatsächliche Wirkung nachweislich beeinflussen können. Der Gedanke, dass ein Medikament negative Folgen haben könnte (Nocebo-Effekt), ist aber nur ein Aspekt, der die Therapiebereitschaft beeinträchtigen kann. Wenn Personen die medikamentösen Verordnungen nicht einhalten, sprechen Ärzte von **Non-Compliance-Klienten**.

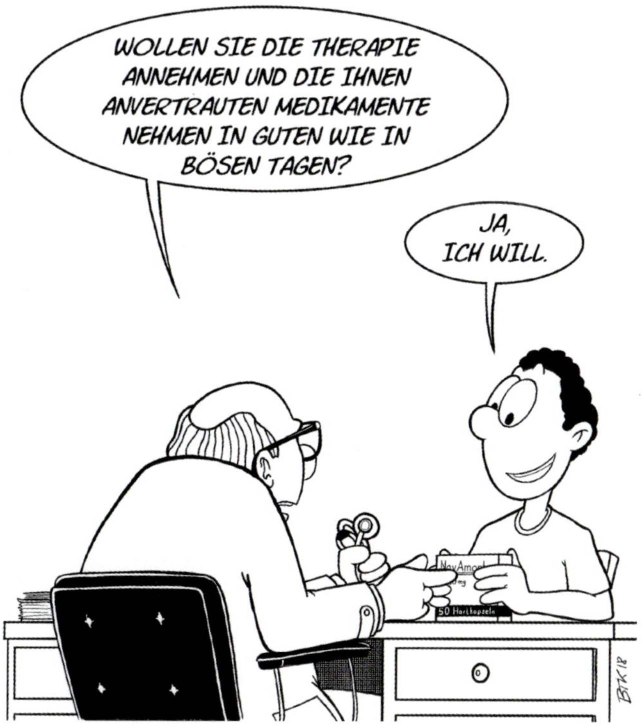

Die Einnahmemuster, die Non-Compliance-Klienten praktizieren, können dabei sehr unterschiedlich sein. Einige Klienten nehmen ihre Medikamente unregelmäßig und ohne erkennbare Struktur. Andere setzen ihre Medikamente eigenmächtig ab, um zu schauen, wie es ohne die Medikamente um ihre Gesundheit bestellt ist

(„Drug-Holidays"). Andere wiederum nehmen die Medikamente nur unmittelbar vor dem Arztbesuch. Dieses Verhaltensmuster ist zu vergleichen mit Personen, die sich unmittelbar vor dem Zahnarztbesuch gründlicher die Zähne putzen als sonst, um zu zeigen, dass sie „brave Klienten" sind. Aus diesem Grund spricht man in diesem Zusammenhang auch vom **„Zahnputzeffekt"**.

Non-Compliance ist ein häufiger Grund dafür, warum Arzneimitteltherapien nicht den gewünschten Erfolg erzielen. Die folgenden vier Faktoren können die Therapietreue beeinflussen:

1. die Eigenschaften des Klienten
2. das Arzt/Pflegekraft-Klienten-Verhältnis
3. die Herausforderungen der Therapie
4. die Merkmale der Krankheit

Diese Aspekte werden nun im Einzelnen erläutert und im Anschluss in einer Grafik zusammengefasst.

Non-Compliance ist eine eigenständige Pflegediagnose. Aus diesem Grund sind Pflegekräfte aufgefordert, Non-Compliance-Klienten zu identifizieren und Maßnahmen zu ergreifen.

Die Eigenschaften des Klienten

Jeder Arzt hätte es gerne, dass seine Klienten auf ihn hören. Das ist zu vergleichen mit einem Lehrer. Auch ein Lehrer wünscht sich, dass die Schüler seinen Anweisungen Folge leisten. Allerdings haben Klienten (wie auch Schüler) ihren eigenen Kopf, und dies kann dazu führen, dass sie sich den Anweisungen widersetzen.

Maßgeblich für eine Compliance ist die richtige **Einstellung des Klienten**. Das Ziel der Arzneimitteltherapie (Krankheitsverhütung, Linderung, Heilung) muss für ihn nachvollziehbar und attraktiv sein. Bei einem Klienten, der z.B. die Sinnhaftigkeit der Therapie nicht nachvollziehen kann oder nicht vom Vorgehen überzeugt ist, ist die Compliance gefährdet. Die grundsätzliche Haltung gegenüber Medikamenten und der Pharmaindustrie ist ebenfalls ein Einflussfaktor. Darüber hinaus kann die Einstellung einen Placebo- oder Nocebo-Effekt auslösen. Es sollte berücksichtigt werden, dass Medikamente immer eine negative Signalwirkung haben: Die tägliche Einnahme von Medikamenten erinnert den Klienten daran, dass er krank ist. Und daran möchte nicht jeder Tag für Tag aufs Neue erinnert werden.

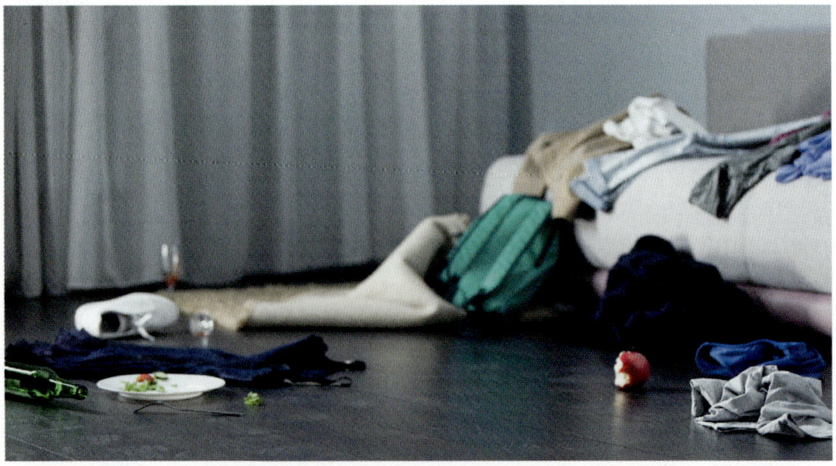

Unordentliche Menschen haben ein größeres Risiko, verschriebene Medikamente unregelmäßig einzunehmen.

Ein weiterer Faktor ist die **Disziplin des Klienten**. Ein Klient, der die Einnahme der Arznei ständig vergisst, gefährdet den Therapieerfolg ebenso wie eine Klientin, der die Dosis individuell erhöht. Die mangelhafte Disziplin kann auch alters- und krankheitsbedingte Ursachen haben. So können beispielsweise ältere Personen aufgrund einer eingeschränkten Feinmotorik Probleme damit haben, eine Arznei richtig zu teilen, oder aufgrund eines eingeschränkten Sehvermögens die Anordnungen falsch lesen oder falsch dosieren.

Beispiel
Nach einer starken Überzuckerung (Hyperglykämie) wird eine ältere Frau in ein Krankenhaus eingewiesen. Bei der Frage nach der Ursache wird die Frau gefragt, ob sie bei der Insulingabe etwas falsch gemacht haben könnte. „Kann schon sein", antwortet die Seniorin. „Seitdem meine Augen nicht mehr so mitmachen, kann ich die Ziffern auf der Insulinspritze nicht mehr so gut sehen. Ich habe dann immer nur ein bisschen Insulin gespritzt."

Darüber hinaus kann das **soziale Umfeld** einen Einfluss ausüben, der sowohl positiv als auch negativ sein kann. Zuletzt können auch die **finanziellen Verhältnisse** eine Rolle spielen. Wenn Klienten beispielsweise bei einem Medikament zuzahlen müssen, kann es sein, dass sie das Rezept nicht einlösen. Manche nehmen dann auch nur jeden zweiten Tag die Arznei ein, um ein wenig Geld zu sparen.

Das Arzt/Pflegekraft-Klienten-Verhältnis

Der Klient ist allerdings nicht der alleinige Faktor. Denn er steht in Beziehung zum medizinischen Personal, das die Arzneimitteltherapie verordnet und an der kontinuierlichen Begleitung der Therapie beteiligt ist.

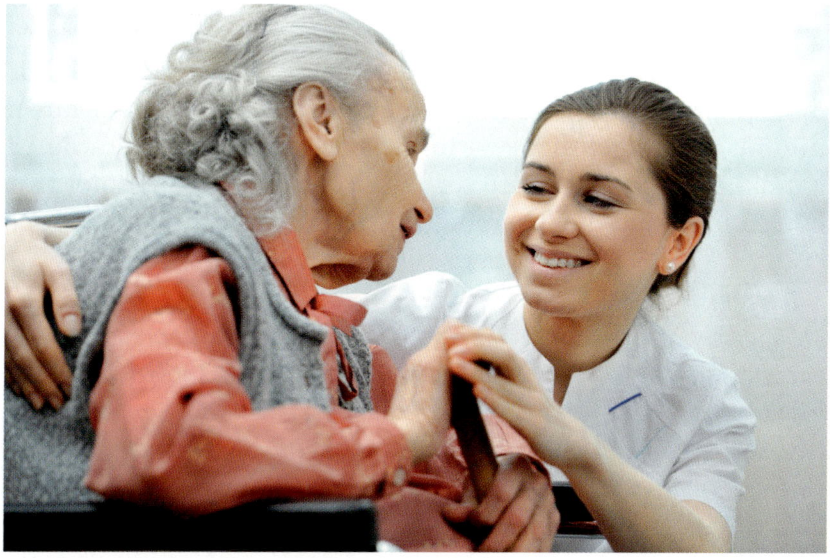

In einer guten Pflegebeziehung ist die Bereitschaft der Klientin hoch, sich an die therapeutischen Vorgaben zu halten.

Das Arzt/Pflegekraft-Klienten-Verhältnis ist mit dem Lehrer-Schüler-Verhältnis zu vergleichen. Sie als Schülerin haben mit Sicherheit einige Lehrerinnen, die Sie sympathisch finden, und andere, bei denen das nicht der Fall ist. Wahrscheinlich nehmen Sie von den Lehrerinnen, die Sie nett finden, eher Ratschläge entgegen als von denen, die sie nicht so gerne mögen. Doch auch beim Verhältnis zwischen Klienten und Ärzten bzw. Pflegekräften geht nicht allein um Sympathie: Auch die Kompetenz und die Art und Weise, wie die Notwendigkeit der verordneten Medikamente erklärt wird, spielt eine Rolle.

Wenn eine Klientin den Pflegekräften Böses unterstellt, kann es sein, dass sie sich generell weigert, ihre Medikamente zu nehmen. Einige Klienten begutachten ihre Medikamente kritischer, wenn Pflegekraft A und nicht Pflegekraft B diese verteilt. Die Beziehung, die gemeinsame Vergangenheit, das Vertrauen, die Geschichten der anderen Klienten: Das alles können Faktoren sein, die dazu beitragen, ob ein Mensch seine Medikamente nimmt oder nicht.

Beispiel
Der junge Arzt hat bei dem 63-jährigen Herrn Meinhardt eine „arterielle Hypertonie" (Bluthochdruck) diagnostiziert. Er empfiehlt ihm, möglichst salzarm zu essen und mehr Sport zu treiben. Darüber hinaus verschreibt er ihm Betablocker (blutdrucksenkende Medikamente). Herr Meinhardt aber fühlt sich topfit. Er hat keine Schmerzen und er hat kaum Fehltage auf der Arbeit. Daher sieht er auch nicht ein, dass er in seinem Leben etwas ändern soll. „Ich lass' mir doch von so einem Jungspund keine Krankheit einreden", denkt sich der ältere Herr und löst das Rezept gar nicht erst ein.

Die Herausforderungen der Therapie

Viele Klienten sind anspruchsvoll und haben **hohe Erwartungen** an eine Arzneimitteltherapie: Zum Beispiel sollte die Therapie zeitlich übersichtlich (nicht länger als eine Woche), einfach durchzuführen und kostengünstig sein, es sollte eine hohe Aussicht auf Erfolg bestehen (Krankheit wird geheilt) und die Nebenwirkungen einer Arznei sollten harmlos oder am besten gar nicht vorhanden sein. Wenn diese Faktoren nicht erfüllt sind, kann es sein, dass die Compliance bei einem Klienten nachlässt.

Eine Arzneimitteltherapie ist also immer dann problematisch, wenn sie lange dauert und ein konkretes Ende nicht abzusehen ist. Bei einigen Medikamenten (z. B. Psychopharmaka) kann es eine gewisse Zeit dauern, bis eine spürbare Wirkung zu erkennen ist. So ist es möglich, dass solche Medikamente abgesetzt werden, noch bevor sie eine Chance hatten, ihre Wirkung zu entfalten.

Häufig werden Arzneimittel wegen ihrer **Nebenwirkungen** abgesetzt. Das Fatale dabei ist, dass ein Arzneimittel wirkt, die betroffene Person aber nur noch die Nebenwirkungen wahrnimmt. Der eigentliche Grund der Arzneimitteltherapie (z. B. die Beseitigung bestimmter Krankheitssymptome) ist vergessen. So wird die Arznei trotz ihrer Wirksamkeit als negativ empfunden und die Therapie im schlimmsten Fall abgebrochen.

Beispiel
Ein junger Mann nimmt Antidepressiva gegen seine Depressionen. Die Tabletten verbessern seine Stimmungslage. Allerdings hat er seit der Einnahme der Tabletten erheblich an Gewicht zugenommen. Zudem leidet er darunter, dass er seitdem keine Lust mehr auf Sex hat. Nun hat er Angst, dass seine Freundin ihn verlassen könnte. Aufgrund seiner verbesserten Stimmungslage glaubt der junge Mann, seine Depressionen aus eigener Kraft besiegen zu können, und setzt die Arznei eigenmächtig ab.

Manchmal reicht sogar schon die **Angst** vor bestimmten Nebenwirkungen, um ein Medikament abzusetzen. Bestimmte Arzneimitteltherapien haben einen Ruf, der solche Befürchtungen untermauert. Psychopharmaka werden häufig kritisch betrachtet, da Arzneimittel, die auf die Psyche wirken, schnell den Verdacht aufkommen lassen, dass man durch sie zu einen anderen Menschen wird. Mit der Chemotherapie assoziieren viele Personen Haarausfall. Einige wissen, dass der Wirkstoff von Marcumar in leicht veränderter Form auch als Rattengift verkauft wird. Diese Erkenntnis allein kann ausreichen, dass man dieser Arznei ablehnender gegenübersteht.

Die Merkmale der Krankheit

Ebenso wie der Klient eine Beziehung zu den Ärztinnen und Pflegekräften hat, gibt es auch eine **Beziehung zwischen dem Klienten und seiner Krankheit**. Hier geht es allerdings nur um das Verhältnis des Klienten zu einer Krankheit, die mit Medikamenten behandelt wird, und die sich daraus ergebenen Konsequenzen auf die Arzneimitteltherapie. Wenn ein Mensch gleich mehrere Krankheiten hat (Multimorbidität), die mit mehreren Arzneien behandelt werden müssen (Polypharmazie), ist es ggf. nötig, jede Beziehung im Einzelnen zu betrachten. Denn grundsätzlich kann der Klient zu jeder seiner Krankheiten eine unterschiedliche Beziehung haben.

Wie bei den Herausforderungen der Therapie bereits angemerkt wurde, spielt der **Zeitraum** eine entscheidende Rolle. Dieser ist natürlich abhängig von der jeweiligen Krankheit. Akute Erkrankungen haben eine höhere Compliance, da der Zeitraum kürzer und die Aussicht auf Erfolg größer ist. Schwerer ist der Umgang mit chronischen Erkrankungen. Das Leben mit einer chronischen Krankheit ist von Höhen und Tiefen geprägt. Mit der Zeit wird eine chronische Erkrankung zu einem ständigen Begleiter, der mal gut, mal schlecht gelaunt ist und um den man sich mal mehr und mal weniger kümmern muss. Das hat auch Konsequenzen auf den Umgang mit den benötigten Arzneimitteln.

Manchmal kann auch die Erkrankung selbst der Auslöser dafür sein, dass die Medikamente nicht genommen werden. Körperliche Beschwerden oder eine veränderte psychische Verfassung können verhindern, dass die verschriebenen Arzneien eingenommen werden.

> ***Beispiel***
> *Eine vierzigjährige Frau leidet aufgrund einer Schizophrenie unter Verfolgungswahn. „Die Medikamente nehmen? Auf keinen Fall! Die wollen mich doch alle vergiften!" Immer wenn die Frau ihre Medikamente bekommt, legt sie diese in ihre Backentasche und tut so, als ob sie sie herunterschlucken würde. Wenn die Pflegekraft das Zimmer wieder verlassen hat, spuckt die Frau die Medikamente in die Toilette und betätigt die Klospülung.*

Das Verhältnis der Faktoren zueinander

Das folgende Schaubild soll die vier Faktoren, die die Compliance in der Arzneimitteltherapie beeinflussen, noch einmal zusammenfassen und deren Verhältnis zueinander aufzeigen. Die Merkmale der Krankheit und die Herausforderungen der Therapie werden hinsichtlich ihres Nutzens bzw. ihres Schadens miteinander in Beziehung gesetzt. Wie die Beurteilung ausfällt, ist in hohem Maße von den Eigenschaften des Klienten und vom Verhältnis des Klienten zur Pflegekraft bzw. zum Arzt abhängig.

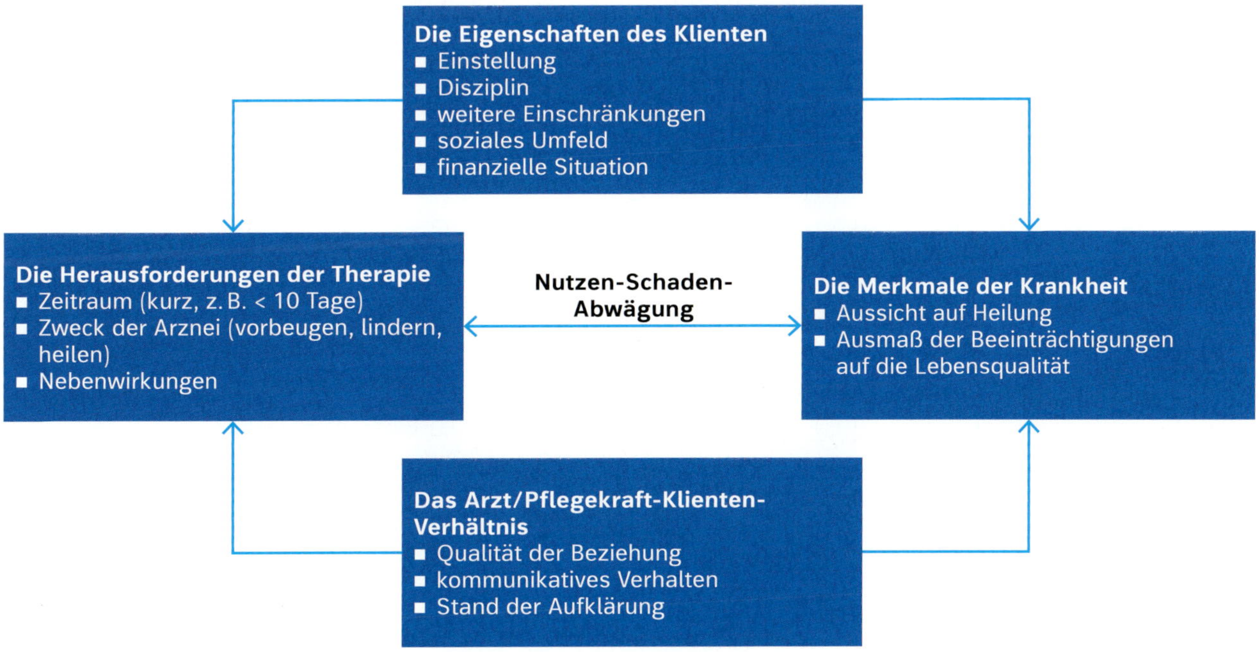

Faktoren, die die Compliance in der Arzneimitteltherapie beeinflussen

Die vier Faktoren können natürlich nicht immer exakt voneinander abgegrenzt werden: Dass Klienten größere Schwierigkeiten haben, Arzneimittel zur Vorbeugung zu nehmen, da sie keine konkreten Symptome verspüren und deswegen die Sinnhaftigkeit der Arzneimitteltherapie eher infrage stellen, spielt beispielsweise bei allen vier Aspekten eine Rolle. Bei körperlichen und psychischen Beeinträchtigungen ist es manchmal schwierig, zwischen den Merkmalen der Krankheit und den Eigenschaften des Klienten zu unterscheiden.

■ *Aufgabe 23*

Beenden Sie den folgenden Satz: Die Compliance eines Klienten ist erhöht, wenn ...

Pflegekräfte haben die Aufgabe, Non-Compliance-Klienten zu identifizieren und Maßnahmen zu ergreifen. Eine Maßnahme könnte z. B. darin bestehen, das Medikament zu verabreichen, den Schluckvorgang zu beobachten und anschließend die Mundhöhle des Klienten daraufhin zu überprüfen, ob die Arznei auch tatsächlich geschluckt wurde. Dies ist allerdings eine Maßnahme, die sehr auf Kontrolle ausgerichtet ist. Viel besser ist es natürlich, wenn die Klienten nachvollziehen können, warum sie die Medikamente nehmen müssen und dies dann auch freiwillig tun.

Pflegerische Aufgaben

- Es ist Aufgabe der Pflegekräfte, über die entsprechende Krankheit und die Wirkung des jeweiligen Medikaments aufzuklären. Dafür sind immer wieder Gespräche nötig.
- Andere Vertrauenspersonen (z. B. Angehörige) sollten in die Gespräche miteinbezogen werden.
- Bei Klienten, die in ihrer Haltung schwanken, kann es hilfreich sein, wenn diese eine verbindliche Zustimmung (mündlich oder schriftlich) abgeben.

Letztendlich sind den Pflegekräften aber auch immer Grenzen gesetzt. Wenn eine Person zurechnungsfähig ist und die Einnahme eines Medikaments verweigert, dann handelt es sich um eine freie Entscheidung, die die Pflegekräfte zu respektieren haben.

4 Arzneimittel bei Schmerzen

Emilia Dragulescu, Auszubildende im Wohnbereich 1 von Haus Großeichen, quält sich am Sonntagmorgen zur Frühschicht. Eine gute Freundin hatte gestern Abend Geburtstag gefeiert und Emilia wollte es sich nicht nehmen lassen, dort vorbeizuschauen. Dann wurde es doch ein wenig später und nun bereiten die wenigen Stunden Schlaf und die vier Gläser Alkohol Emilia Kopfschmerzen. Im Umkleideraum der Damen nimmt Emilia unauffällig eine Kopfschmerztablette.

Im Dienstzimmer begegnet sie Regina Wagner, einer der Pflegehilfskräfte im Wohnbereich 1. Sie hat ebenfalls ein Packung Schmerztabletten vor sich liegen. „Mir macht meine Arthritis in den Schultern gerade wieder zu schaffen", sagt sie. „Ich bin von den Schmerzen wach geworden."

Der Schmerz hat sein Gutes: Er ist ein Signalgeber und zeigt an, dass z.B. ein Splitter im Fuß steckt, der Rücken einmal eine Pause braucht, eine Rippe gebrochen ist oder sich ein Nierenstein im Harnleiter befindet. Hierbei geben die **Schmerzrezeptoren**, die sich im ganzen Körper befinden, Signale an das Gehirn weiter. Der Schmerz ist dann nachvollziehbar, weil er auf eine konkrete Ursache zurückzuführen ist. Der Betroffene weiß meist, dass bestimmte Maßnahmen (bzw. Schonung) erforderlich sind, um Schlimmeres zu verhindern. In diesen Fällen ist der Schmerz akut und ein Symptom, das darauf hinweist, dass etwas im Körper nicht richtig läuft.

Der Schmerz hat aber auch sein Schlechtes: Manchmal entwickelt er eine Eigendynamik, die nichts mehr mit der eigentlichen Signalfunktion zu tun hat. Da gibt es Schmerzen, die fortbestehen, obwohl die eigentliche Schmerzursache schon längst behoben wurde. Bei manchen Menschen können wiederum harmlose Reize (z.B. die Kleidung) zu unerträglichen Schmerzen führen. Personen mit Phantomschmerzen haben Schmerzen in Körperteilen (z.B. im Fuß), obwohl diese operativ entfernt wurden. Wenn diese Beschwerden über sechs Monate fortdauern, spricht die WHO von einem **chronischen Schmerzsyndrom**. In diesen Fällen ist der Schmerz zu einer eigenen komplizierten Krankheit geworden. Das Problem liegt dabei meistens im zentralen Nervensystem, das besonders leicht erregbar ist und somit ständig „Fehlalarme" auslöst.

Schmerzen sind ein **komplexes Phänomen**. Menschen können den gleichen Schmerzimpuls erhalten (z.B. einen Stromschlag) und doch den Schmerz ganz unterschiedlich empfinden. Das Geschlecht, die kulturelle Prägung, die psychische Verfassung sowie persönliche Schmerzerfahrungen sind nur einige Aspekte, die bei der Schmerzwahrnehmung eine Rolle spielen können.

Ein häufig verwendetes Instrument, mit dem Schmerzen erfasst werden, ist die **numerische Ratingskala (NRS)**, bei der die Betroffenen die Schmerzen auf einer Skala von 0 (kein Schmerz) bis 10 (die schlimmsten Schmerzen, die man sich nur vorstellen kann) selbst bewerten müssen. Anhand dieser Einschätzung wird dann eine Schmerztherapie vorgenommen.

***Der Prozess der Schmerztherapie, der die Schmerzfreiheit zum Ziel hat, nennt sich* Analgesie.**

Damit wir Schmerzen wahrnehmen können, muss zunächst eine Stelle am Körper einem schädigenden Einfluss ausgesetzt sein. Sogenannte Schmerzrezeptoren **(Nozizeptoren)** reagieren auf potenziell schädliche Reize. Das können Verletzungen, Druck, Hitze oder Kälte sein. Über das Nervensystem geben diese Nozizeptoren diese Informationen dann an das Rückenmark weiter. Falls Sie Ihre Hand auf eine heiße Herdplatte legen oder in Ihrem Fuß ein rostiger Nagel steckt, kann das Rückenmark das Ausmaß des schädigenden Einflusses eindämmen, indem es die Hand oder den Fuß reflexartig zurückzieht, noch bevor die Information zum Gehirn gelangt ist und Ihr Bewusstsein die Empfindung „Schmerz“ wahrnimmt bzw. Sie ein „Autsch“ ausstoßen.

Aufgabe 24

Diskutieren Sie mit einer Partnerin Ihre persönliche Schmerzgeschichte. Notieren Sie Ihre drei prägendsten Schmerzereignisse.

a) Beschreiben Sie dabei die Schmerzen mit passenden Adjektiven.
b) Erläutern Sie die Ursachen, die zu den Schmerzen geführt haben.
c) Nennen Sie medikamentöse und nicht medikamentöse Maßnahmen, die dabei zur Anwendung gekommen sind.

Aufgabe 25

Schreiben Sie die wesentlichen Unterschiede zwischen chronischen und akuten Schmerzen auf.

Das Deutsche Netzwerk für Qualitätsentwicklung in der Pflege (DNQP) hat **zwei Expertenstandards** herausgegeben (2011: Schmerzmanagement in der Pflege bei akuten Schmerzen, 2015: Schmerzmanagement in der Pflege bei chronischen Schmerzen). Diese dienen allen Pflegekräften als verbindliche Orientierungshilfe beim Umgang mit Schmerzen. Sie zeigen auf, welches Aufgabengebiet die Pflegekraft auszufüllen und welche Maßnahmen sie im Umgang mit Schmerzen durchzuführen hat.

Neben den nationalen Expertenstandards gibt es als weitere verbindliche Orientierungshilfe das **Stufenschema der Weltgesundheitsorganisation (WHO)**, das sich sowohl an Pflegekräfte als auch an Ärzte sowie an alle anderen Berufsgruppen richtet, die einem multiprofessionellen Team angehören. Die WHO empfiehlt ein stufenweises Vorgehen, das sich nach der Schmerzintensität richtet, es beginnt mit Analgetika und endet mit starken Opioidanalgetika.

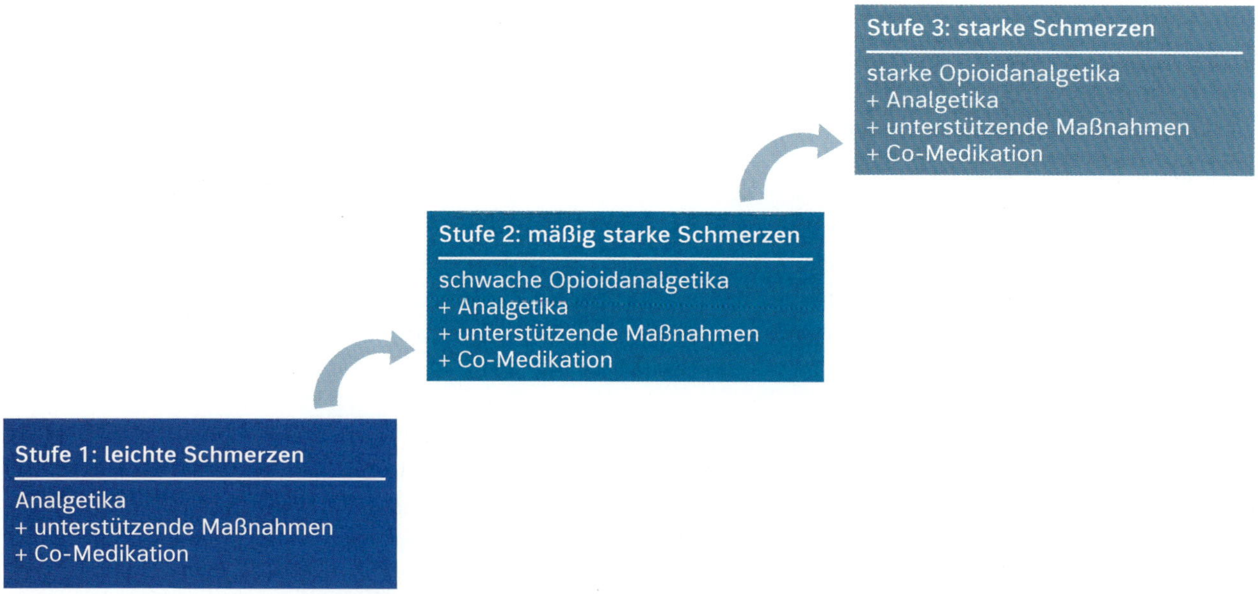

Das Stufenschema der WHO zur Schmerztherapie (leicht modifiziert nach Ritter/Traute, 2016)

Zu den Analgetika zählen die gängigen frei verkäuflichen Schmerzmittel. In höherer Dosierung gibt es diese auf Rezept. Sie werden auch peripher wirkende Analgetika genannt, da sie dort wirken, wo der Schmerz entstanden ist, und nicht im Gehirn oder Rückenmark wie

Opioide, die daher auch zentral wirkende Analgetika heißen. Sowohl die schwachen als auch die starken Opioidanalgetika (Stufe 2 und 3) unterliegen dem Betäubungsmittelgesetz (siehe Kapitel 1.7).

Es empfiehlt sich, dass **unterstützende Maßnahmen und Co-Medikation** auf allen Stufen der Schmerztherapie zum Einsatz kommen, d. h., die Behandlung sollte nicht alleine durch Schmerzmedikamente erfolgen. Physiotherapie, Gymnastik, soziale Unterstützung, Operationen oder pflegerische Maßnahmen wie Kälte- und Wärmetherapie sind begleitende Maßnahmen, die zeitgleich anzuwenden sind. Hierbei gilt generell: Alles, was der Betroffene als positiv empfindet, ist gut.

Da es sich bei Schmerzen um ein komplexes Phänomen handelt, ist es manchmal sinnvoll, dass neben Schmerzmitteln noch weitere Medikamente eingesetzt werden (Co-Medikation), die sich z. B. den Schmerzursachen widmen. Dies können etwa Psychopharmaka sein (z. B. Antidepressiva, vgl. Kapitel 10.1), durch die das psychische Befinden stabilisiert wird. Falls krampfartige Verspannungen in den Muskeln vorliegen, können Muskelrelaxanzien (z. B. Botox®) mildernd wirken. Effektive entzündungshemmende Medikamente finden sich unter den Glukokortikoiden, die besonders unter dem Wirkstoff Kortison bekannt sind (vgl. Kapitel 7.3).

Darüber hinaus fallen unter die Co-Medikation noch Medikamente, die die Nebenwirkungen behandeln. Dazu zählen beispielsweise Magenschutzmittel bei Einnahme von Analgetika, da Schmerzmittel häufig auf den Magen schlagen. Zur Behandlung der Nebenwirkungen bei Opioidanalgetika können Abführmittel (Laxanzien) und Mittel gegen Übelkeit (Antiemetika) angewendet werden.

Das folgende Übersicht stellt die bekanntesten Analgetika und Opioidanalgetika vor.

Stufe 1: **Analgetika** (auch: Schmerzmittel, Nicht-Opioid-Analgetika, peripher wirkende Analgetika)	**Stufe 2:** **schwache Opioidanalgetika** (auch: zentral wirkende Analgetika)	**Stufe 3:** **starke Opioidanalgetika** (auch: zentral wirkende Analgetika)
– Acetylsalicylsäure, kurz ASS: ASS-ratiopharm®, Aspirin® – Paracetamol: Paracetamol-ratiopharm® – Ibuprofen: Ibuflam®, IBU-ratiopharm®, Ibu 1A Pharma®, Dolormin®, Ibubeta®, Nurofen® – Diclofenac: Voltaren®, Diclac® – Metamizol: Novaminsulfon®, Novalgin®	– Codein: Codi OPT® – Tramadol: Tramal® – Tilidin: Valoron® – Pethidin: Dolantin®, Pethidin®	– Fentanyl: Abstral®, Durogesic® – Morphin: MST®, Sevredol®, Painbreak®

Beispiele für Analgetika und Opioidanalgetika

4.1 Analgetika

Aspirin®, Paracetamol-ratiopharm®, Voltaren® oder Dolormin®: Die meisten von Ihnen werden die aufgeführten Substanzen nicht nur kennen, sondern auch schon einmal eingenommen haben. Einige werden eines der aufgeführten Schmerzmittel vielleicht sogar bei sich haben. Rheumatische Krankheiten, Migräne, Kopf- oder Rückenschmerzen sind weitverbreitete Probleme. Schmerzmittel (Analgetika) sind deshalb der Verkaufsschlager unter den Medikamenten.

Der beliebteste Wirkstoff ist seit dem Jahr 2012 **Ibuprofen** (z. B. Ibuflam®, Dolormin®), dicht gefolgt vom langjährigen Spitzenreiter ASS (z. B. Aspirin®). Bei der Wahl des Schmerzmedikaments sind aber zumeist nicht die Wirkungen oder Nebenwirkung relevant. Die Wahl ist häufig eher vom Schmerzmittelgebrauch im Elternhaus oder von Empfehlungen aus dem Freundeskreis abhängig.

Zudem gibt es Kombinationspräparate. Das bekannteste ist Thomapyrin®. Dieses Präparat ist eine Kombination aus den Wirkstoffen ASS, Paracetamol und Koffein. Der Hersteller wirbt damit, dass diese Zusammensetzung schneller wirkt. Allerdings ist der Gebrauch von Kombinationspräparaten nicht unbedingt zu empfehlen, wie Sie im Laufe dieses Kapitels noch feststellen werden.

Wirkungen und Nebenwirkungen von Analgetika

Die meisten Analgetika verhindern die Ausschüttung von Prostaglandinen.

Prostaglandine zählen zu den Gewebshormonen, die neben Hormonen und Neurotransmittern zu den Botenstoffen gehören. Alle Botenstoffe haben gemeinsam, dass sie kurzfristig auf Körper- und Umweltreize reagieren können. Anders als Hormone findet die Ausschüttung von Gewebshormonen nicht in den einzelnen Drüsen der Organe statt, sondern in bestimmten Zellen. Gewebshormone unterstützen die Schmerzempfindungen, indem sie auf die bereits beschriebenen Nozizeptoren einwirken und deren Empfindlichkeit erhöhen. Darüber hinaus sind Prostaglandine auch an Fieber- und Entzündungsprozessen beteiligt. Aus diesem Grund wirken die meisten Analgetika nicht nur schmerzstillend, sondern auch fiebersenkend und entzündungshemmend. Hinsichtlich ihrer Effektivität sind alle Analgetika vergleichbar. Eine Ausnahme bildet der Wirkstoff Paracetamol, der nicht entzündungshemmend und nur minimal schmerzstillend ist.

Prostaglandine bilden sich nicht nur an den peripheren Schmerzrezeptoren. Auch die inneren Organe, wie z. B. die Gebärmutter, können Prostaglandine ausschütten. Darum sind Wirkstoffe wie Ibuprofen und Naproxen auch gegen Regelschmerzen wirksam.

Der **Wirkstoff ASS** hat darüber hinaus noch den Effekt, dass er die Blutgerinnung hemmen kann. Das bedeutet, dass ASS das Blut „verdünnt". Dieser Effekt ist Fluch und Segen zugleich (siehe auch Kapitel 1.2). Der Nachteil besteht darin, dass die Blutung bei frischen Wunden länger dauert und nicht gestoppt werden kann. So dürfen Menschen, die ASS genommen haben, beispielsweise nicht operiert werden, da sonst die Gefahr besteht, dass sie verbluten. Allerdings verhindert dieser Mechanismus auf der anderen Seite die Gefahr eines Thrombus und die daraus folgenden Embolien (z. B. Herzinfarkt, Schlaganfall oder Lungenembolie), weil das Blut nicht verklumpen kann.

Damit hat der Wirkstoff ASS eine Nebenwirkung, die unter einer anderen Indikation zu einer gewünschten Wirkung (für Menschen mit einem erhöhten Thromboserisiko) werden kann. Doch das sind nicht die einzigen Nebenwirkungen, die bei Analgetika auftreten können. Denn: Wie oben bereits dargestellt findet die Ausschüttung von Prostaglandinen auch in den inneren Organen statt. Im Magen sorgen Prostaglandine dafür, dass die Magensäure neutralisiert wird. Da Analgetika diesen Mechanismus hemmen, sind Magengeschwüre und Blutungen im Magen-Darm-Trakt eine häufige Nebenwirkung. Darüber hinaus kann die langfristige Einnahme auch Nierenschäden verursachen.

Paracetamol hingegen ist zwar weniger belastend für den Magen, kann dafür aber Leberschäden verursachen. Die Gefahr einer Leberschädigung ist bei diesem Wirkstoff sogar relativ groß. Paracetamol hat eine relativ geringe therapeutische Breite. Das heißt, das Risiko einer Überdosierung und die damit verbundenen Schäden können bei Paracetamol relativ schnell auftreten. So haben viele Menschen, die über Jahre hinweg sehr viel Paracetamol zu sich genommen haben, vergleichbare Leberwerte wie Menschen, die regelmäßig Alkohol trinken. Eine Überdosis Paracetamol kann zu Leberversagen führen.

Analgetika können sowohl rezeptpflichtig, als auch nicht rezeptpflichtig sein. In den meisten Fällen sind nicht rezeptpflichtige Analgetika niedriger dosiert. Arzneimittel mit dem Wirkstoff Metamizol (z. B. Novaminsulfon®, Novalgin®) sind unabhängig von der Dosis immer rezeptpflichtig.

Die dargestellten Nebenwirkungen machen klar, dass Analgetika nicht bedenkenlos eingenommen werden sollten. Aus diesem Grund gibt es paar einfache **Regeln, die bei der Selbstmedikation zu beachten sind**:

- Es sollten möglichst nur Einzelsubstanzen verwendet werden. Kombinierte Präparate (z. B. mit Koffein, Codein oder Vitaminen) können Wechselwirkungen haben. Bei auftretenden Nebenwirkungen kann dabei nicht ermittelt werden, ob diese vom eigentlichen Wirkstoff oder vom Kombinationspräparat stammen.
- Analgetika sollten in der Bedarfsmedikation (z. B. bei Kopfschmerzen, Migräne) nicht mehr als zehn Tage im Monat eingenommen werden. Die Dosis spielt an diesen Tagen keine Rolle, insofern die in der Packungsbeilage vorgeschriebene Höchstdosis nicht überschritten wird. An den restlichen 20 Tagen sollte kein Analgetikum eingenommen werden (sogenannte Zehnerregel).
- Wenn die Selbstmedikation erfolglos ist, empfiehlt es sich, den Wirkstoff zu wechseln.

Aufgabe 26

Erstellen Sie eine Tabelle mit den vier gängigsten frei verkäuflichen Wirkstoffen von Analgetika (Acetylsalicylsäure, Ibuprofen, Diclofenac, Paracetamol). Unterteilen Sie die Spalten jeweils in vier Zeilen (Handelsnamen, Wirkungen, Nebenwirkungen und weitere Informationen). Bedenken Sie, dass einige Informationen bei mehreren Wirkstoffen gleich sein können.

Aufgabe 27

Definieren Sie die folgenden Begriffe:
a) Selbstmedikation
b) Kombinationspräparat
c) Zehnerregel

Probleme beim Analgetikagebrauch

In Deutschland werden insgesamt rund 150 Millionen Schmerzmittelpackungen pro Jahr verkauft. Der größte Anteil (70 %) entfällt dabei auf **rezeptfreie Medikamente**, die direkt, also ohne das Wissen eines Arztes, in der Apotheke erworben werden.

Die weitverbreitete Selbstmedikation birgt dabei beträchtliche Risiken. Die meisten Menschen denken, dass frei verkäufliche Medikamente harmlos sind, und nehmen diese deshalb zu oft ein. Bei vielen tritt nach geraumer Zeit ein Gewöhnungseffekt ein. Die Folgen sind verschiedene Arten von Nebenwirkungen. Besonders bei Paracetamol treten häufig Vergiftungen aufgrund von Überdosierungen auf. Andere Analgetika verursachen Magenprobleme.

Doch nicht nur die Nebenwirkungen sind bei den Analgetika problematisch. Auch die gewünschten Wirkungen können mitunter Nachteile mit sich bringen. Beispielsweise kann der **Schmerz als Warnsignal des Körpers** durch die Einnahme von Analgetika lange Zeit unterdrückt werden. Viele schlechte Angewohnheiten (Bewegungsmangel, Alkoholkonsum usw.), die sich eigentlich durch Schmerzen bemerkbar machen würden, können durch Schmerztabletten fortgesetzt und entsprechende körperliche Warnsignale (Über- oder Fehlbelastungen) auf diese Weise ignoriert werden. Wenn ein ernst zu nehmendes Problem aufgrund der Einnahme von Schmerztabletten lange verborgen bleibt, kann es sein, dass es sich mit der Zeit verschlimmert.

Beispiel

Die Rückenschmerzen bei einem vierzig Jahre alten Mann setzten immer dann ein, wenn er über sechs Stunden an seinem Schreibtisch saß. Um weiterhin am Schreibtisch arbeiten zu können, nahm er Schmerztabletten ein. Nach ein paar Wochen traten die Schmerzen immer häufiger auf. Darüber hinaus verspürte er ein Kribbeln in seinem Bein. Währenddessen nahm er immer mehr Schmerzmedikamente, die er nun beinahe täglich in der Apotheke kaufte. Am Ende eines Tages konnte er gar nicht mehr sagen, wie viele Tabletten er eigentlich geschluckt hatte.

Die Schmerzen wurden immer hartnäckiger und seine Bewegungsfreiheit schränkte sich mehr und mehr ein. Als der Mann sein linkes Bein gar nicht mehr bewegen konnte, weil es gelähmt war, sah er sich gezwungen, den Notarzt zu rufen.

Ein weiteres Problem betrifft die **Senkung des Fiebers**. In den meisten Fällen ist es nicht sonderlich klug, eine erhöhte Körpertemperatur zu senken, denn Fieber ist häufig eine sinnvolle Maßnahme des Körpers, um unliebsame Erreger (z. B. Bakterien, Viren) zu töten. Wird das Fieber gesenkt, können die Erreger länger überleben und eine Infektionskrankheit kann länger bestehen bleiben.

Die Schwierigkeiten, die mit der Einnahme von frei verkäuflichen Analgetika verbunden sind, sind den Experten bekannt. Immer wieder wird darüber diskutiert, welche Maßnahmen in der Lage wären, diese Probleme zu beheben. Eine Möglichkeit wäre z. B., dass alle Analgetika einer Verschreibungspflicht unterzogen werden. Damit würden alle Schmerztherapien von einem Arzt begleitet werden.

Ein anderer Ansatz widmet sich dem Thema **Werbung**. Nicht rezeptpflichtige Analgetika dürfen öffentlich beworben werden. Viele Experten kritisieren, dass allein durch die Existenz dieser Werbung der Eindruck entstehen kann, dass Schmerzmedikamente vergleichbare „Konsumgüter“ seien wie Schokoriegel, Urlaubsreisen oder Kleidungsstücke. Darüber hinaus wird beanstandet, dass solcherlei Werbung einen falschen Umgang mit Analgetika fördere und dadurch der Missbrauch von Analgetika begünstigt werde.

Pflegerische Aufgaben

- Die Gabe von Analgetika sollte – wie bei anderen Medikamenten auch – immer mit dem Arzt abgesprochen werden.
- Neben der Gabe von Medikamenten sollten auch alternative Maßnahmen in Betracht gezogen werden. Dazu zählen Entspannungsverfahren, Physiotherapie usw. Auch Ablenkung kann zu einer Schmerzlinderung beitragen, weil die permanente Fixierung auf den Schmerz abnimmt.
- Wenn Analgetika zur Bedarfsmedikation gehören, sollte darauf geachtet werden, dass die Zehnerregel eingehalten wird.

■ *Aufgabe 28*

Nennen Sie Beispiele für den Analgetikagebrauch und -missbrauch. Berücksichtigen Sie hierbei auch die Einstiegssituation am Kapitelanfang und das oben aufgeführte Beispiel von dem 40-jährigen Mann mit Rückenschmerzen.

■ ***Aufgabe 29***

Erstellen Sie eine Tabelle, in der Sie die Vor- und Nachteile einer Verschreibungspflicht für Schmerzmedikamente gegenüberstellen. Arbeiten Sie dazu die Informationen aus dem Text heraus und ergänzen Sie mit einem Partner weitere Argumente.

■ ***Aufgabe 30***

Sammeln Sie Werbeanzeigen für Analgetika und analysieren Sie diese anhand der folgenden Kriterien:
a) Zielgruppe
b) Werbeaussage
c) Kritikpunkte

■ ***Aufgabe 31***

Gestalten Sie ein Werbeplakat, das nicht (wie üblich) ein Präparat anpreist, sondern dem Betrachter eine medizinisch-pflegerische Empfehlung nahelegt.

4.2 Opioide

Die zweite und dritte Stufe der Schmerztherapie bilden die **Opioidanalgetika**. Diese Bezeichnung ist ein Sammelbegriff für alle Substanzen, die an die Opioidrezeptoren des Körpers andocken. Der bekannteste Wirkstoff ist **Morphin**, auch Morphium genannt. Die anderen Wirkstoffe sind Abkömmlinge des Morphins.

Die Tatsache, dass Morphin auch den Hustenreiz unterdrücken kann, hat dazu geführt, dass ein Abkömmling des Morphins, das Codein, auch als Hustenblocker (Antitussiva) eingesetzt wird (vgl. Kapitel 9.4).

Opioidrezeptoren befinden sich an den verschiedensten Stellen im Körper, die meisten allerdings im Thalamus. Dies ist der Bereich im Gehirn, der für unsere Aufmerksamkeit zuständig ist. Jede Schmerzwahrnehmung wird von dort an die bewussten Denkzentren und an andere Hirnareale weitergeleitet. Opioidanalgetika haben das Ziel, die Schmerzwahrnehmung so zu dämpfen, dass idealerweise keine Schmerzen mehr wahrgenommen werden.

Die Bezeichnung „Opioidrezeptoren" erweckt den Eindruck, als gäbe es in unserem Körper Empfangsstellen, die ein Leben lang darauf warten, dass man Opioide zu sich nimmt, damit sie endlich ihrer Bestimmung nachgehen können. Die Opioidrezeptoren sind jedoch hauptsächlich für das köpereigene (endogene) System zuständig. Denn der Körper kann selbst schmerzstillende Substanzen produzieren: die **Endorphine** (griech. endo: innerhalb). Bei diesen körpereigenen Morphinen handelt es sich um Botenstoffe (Neurotransmitter), die schmerzhemmend, angstlösend und euphorisierend wirken. Sie werden bei sportlichen und sexuellen Aktivitäten, bei der Meditation, bei schockierenden Ereignissen oder bei Schmerzen ausgeschüttet.

Dieser Mechanismus erklärt etwa das Gefühl der Zufriedenheit nach dem Sport. Er erklärt aber auch, warum wir nach leicht erschreckenden Ereignissen (z. B. Achterbahnfahrt, Beinaheunfällen usw.) emotional aufgewühlt sind und uns „aufgeputscht" fühlen. Und zuletzt erklärt dieser Mechanismus auch, warum sich Menschen freiwillig Schmerzen zufügen (scharfes Essen, Masochismus, Ritzen usw.).

Morphin, das Opium, das aus der Mohnpflanze gewonnen wird, dockt ebenfalls an die Opioidrezeptoren an. Im besten Fall sorgt es für Schmerzfreiheit. Doch diese Wirkung hat ihren Preis. Denn da es in unserem ganzen Körper Opioidrezeptoren gibt, die durch die Gabe von Opioidanalgetika gehemmt werden, können **zahlreiche Nebenwirkungen** auftreten: Viele Betroffene fühlen sich „wie in Watte" gepackt. Die Folgen sind Unkonzentriertheit, Teilnahmslosigkeit, Zerfahrenheit und Vergesslichkeit. Das Sturzrisiko ist erhöht. Die Opioidanalgetika wirken aber nicht nur im Gehirn, sondern auch an allen anderen Stellen, an denen sich Opioidrezeptoren befinden: z.B. Magen, Darm, Lunge, Haut und Blutgefäße (siehe Grafik). Die Folgen sind Obstipation (Verstopfung), Bradypnoe (verlangsamte Atmung), Juckreiz und Hypotonie (niedriger Blutdruck).

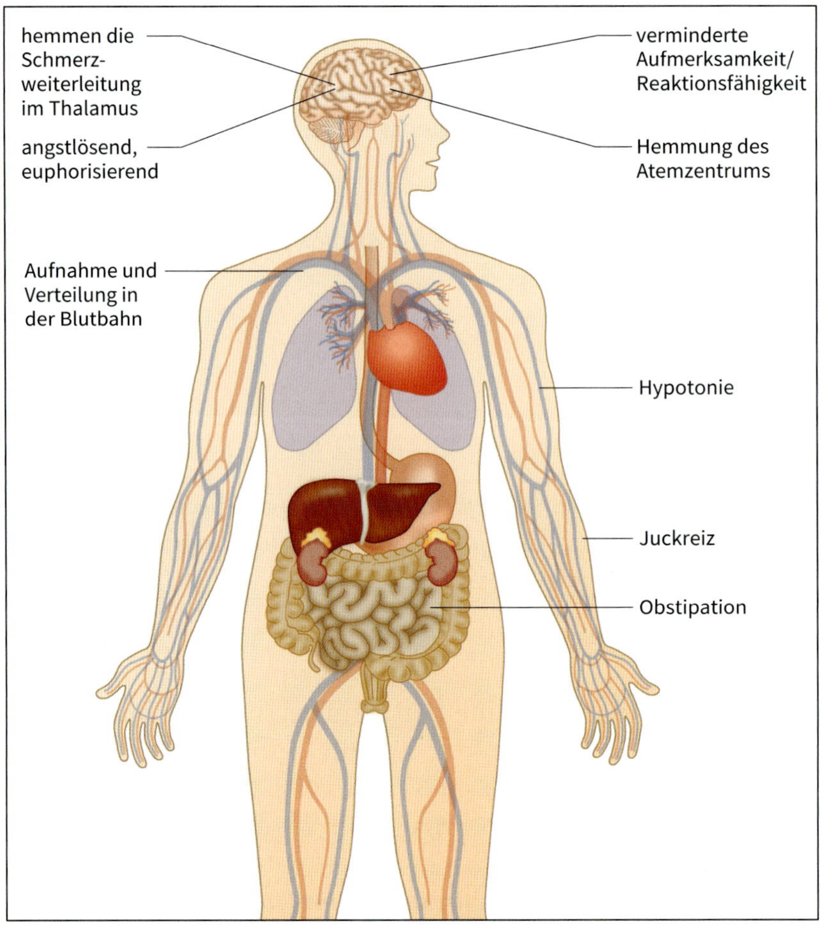

Opioidrezeptoren im Körper und die damit verbundenen gewünschten (links) und unerwünschten Wirkungen (rechts)

Während sich die Opioidrezeptoren nach Endorphinausschüttungen regenerieren können, nimmt ihre Aktivität nach längerer Behandlung mit Opioidanalgetika ab. Die Folge ist, dass der Körper sich zunehmend an die Opioide gewöhnt und die Dosis erhöht werden muss (Toleranzentwicklung). Bei längerer Einnahme einer erhöhten Dosis kann es zur **psychischen Abhängigkeit** kommen.

Darüber hinaus setzt sich mittlerweile die Erkenntnis durch, dass Opiate bei jedem Menschen unterschiedlich wirken und nicht jedem helfen können. Die Wirkung des Morphiums ist stark abhängig vom jeweiligen mentalen Zustand, der Erwartungshaltung und dem sozialen Kontext. Diese Aspekte können die Wirkung des Morphins verstärken oder abschwächen. Denn: Opioidanalgetika stehen u.a. in Wechselwirkung mit dem körpereigenen Neurotransmitter Endorphin, der wiederum von der Stimmung und den Gefühlszuständen der betroffenen Person abhängig ist. Daraus ergibt sich beispielsweise, dass Menschen, die Morphium zur Erholung nehmen, häufiger von einem Euphoriegefühl berichten als Personen, die es zur Schmerzlinderung brauchen. Und Menschen, die Opioidanalgetika benötigen, damit sie sich wieder vermehrt bewegen können, werden davon seltener abhängig als Personen, bei denen die Präparate ausschließlich zur Schmerzlinderung eingesetzt werden.

Einen Sonderfall stellen **Palliativpatienten** dar. Zu dieser Gruppe zählen Betroffene, die nur noch eine geringe Lebenserwartung haben. Schmerzfreiheit als oberstes Ziel kann hier oft durch Opioidanalgetika erreicht werden. Das Risiko einer Abhängigkeit spielt in diesen Fällen keine Rolle. Allerdings nehmen einige Mediziner in Kauf, dass das Leben des Patienten durch die Einnahme von Opioidanagletika möglicherweise verkürzt wird. Da Opiate auch das Atemzentrum hemmen, sterben viele letztlich an einer Atemlähmung. Diese Praxis hat unter Palliativmedizinern eine Debatte ausgelöst. Schließlich verbieten die Statuten der Deutschen Gesellschaft für Palliativmedizin die aktive Sterbehilfe und damit auch lebensverkürzende Maßnahmen.

Die Gefahr der Abhängigkeit, die zahlreichen Nebenwirkungen und die Tatsache, dass die gewünschte Wirkung (Schmerzfreiheit) bei vielen Betroffenen gar nicht eintritt, sind Nachteile, die deutlich machen, dass Opioidanalgetika nicht über jeden Zweifel erhaben sind. Tatsächlich haben verschiedene Pharmaunternehmen immer wieder versucht ein Schmerzmittel zu finden, dass wirksamer und ärmer an Nebenwirkungen ist. Seit ein paar Jahren hat die Suche nach Alternativen eine schon lang bekannte Pflanze in den Fokus gerückt, mit deren Wirkstoff viele Betroffene besser zurechtkommen als mit Morphium: Die Rede ist von Cannabis und ihrem Wirkstoff THC.

■ ***Aufgabe 32***
Erstellen Sie einen Steckbrief zu Opioiden. Erläutern Sie dabei die Indikation, die Wirkungen und Nebenwirkungen.

4.3 Exkurs: Cannabis

Seit dem 01.03.2017 können Patienten mit schwerwiegenden Erkrankungen den Wirkstoff **Tetrahydrocannabinol** (kurz THC), der aus der Cannabispflanze gewonnen wird, auf Rezept verordnet bekommen. Allerdings dürfen Ärzte Cannabispräparate nur dann verschreiben, wenn sie nachweisen können, dass andere Arzneimittel nicht den gleichen Effekt erzielen können. Dabei reicht es aus, wenn vergleichbare Fälle den Schluss nahelegen, dass Cannabis das aussichtsreichste Mittel der Wahl ist. Es müssen nicht jahrelang verschiedene Maßnahmen durchprobiert werden.

Der Beschluss des Bundestages steht am Ende eines langen, zögerlichen Prozesses. Bis dahin konnte Cannabis zwar von Ärzten verschrieben werden, allerdings mussten die Patienten das Medikament selbst bezahlen. Zudem kam es häufig zu Lieferengpässen, sodass eine kontinuierliche Versorgung nicht gewährleistet werden konnte. Im Jahr 2014 entschied das Verwaltungsgericht in Köln, dass Betroffene Cannabis unter bestimmten Voraussetzungen selbst anbauen dürfen. Kritiker zeigten sich verwundert: Schließlich gibt es keine vergleichbaren Genehmigungen, aufgrund derer Patienten ihre Medikamente im Garten anpflanzen oder in der Küche selbstständig synthetisieren können.

Ähnlich wie bei Morphin verfügt das Gehirn auch bei THC über Rezeptoren **(Cannabinoide)**, die für diesen Wirkstoff empfänglich sind. Auch diese dienen eigentlich dem körpereigenen System, das am Ernährungsverhalten, an Denkprozessen sowie Stimmungs-, Schmerz- und Übelkeitsempfinden beteiligt ist. Cannabis wirkt beruhigend, schmerzlindernd, muskelentspannend, appetitanregend und darüber hinaus euphorisierend. Aus diesem Grund wird Cannabis auch als Droge missbraucht.

Aufgrund seines breiten Wirkspektrums hat Cannabis das Potenzial, bei vielen Krankheitsbildern Anwendung zu finden, z. B. als **Analgetikum**. Dabei besitzt Cannabis einige Vorteile gegenüber den geläufigen Schmerzmitteln. Es hat deutlich weniger Nebenwirkungen und die Gefahr einer Überdosierung (die bei Paracetamol oder Opioiden durchaus gegeben ist) sowie die damit verbundenen Folgen sind bei Cannabis nahezu ausgeschlossen. Bei Krebspatienten beispielsweise geht Cannabis zugleich mehrere Probleme an: Es kann die Schmerzen lindern, gegen Übelkeit (als Nebenwirkung der Chemotherapie) wirken und den Appetit anregen.

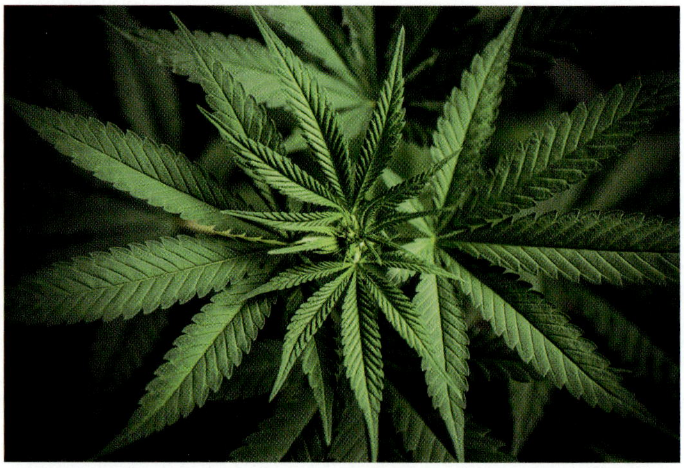

Aber auch bei einigen psychiatrischen Erkrankungen wie dem Tourettesyndrom, ADHS oder bestimmten Formen von Schizophrenie gibt es mittlerweile mehrere dokumentierte Fälle, wo die positive Wirksamkeit von Cannabis bestätigt werden konnte.

Bei all diesen positiven Aspekten stellt sich die Frage, ob die Cannabispflanze jahrelang verkannt und schlechter gemacht wurde, als sie ist. Kann man sich sozusagen „gesund kiffen"? Klare Antwort: Nein! Cannabis als **Freizeitdroge** bringt nach wie vor spezifische Probleme mit sich. Menschen, die regelmäßig Cannabis konsumieren, leiden häufiger an Psychosen als Vergleichspersonen, die nichts mit Cannabis zu tun haben. Die Zahl derer, die aufgrund eines erhöhten Cannabiskonsums in die Psychiatrie eingeliefert wurden, hat sich in den letzten zehn Jahren sogar verdreifacht. Dabei gilt: Je früher die Konsumenten mit Cannabis in Kontakt kommen, desto höher ist ihr Risiko zu erkranken.

Die Einnahme von medizinischen Cannabispräparaten gestaltet sich zudem völlig anders als der Konsum der Freizeitdroge. Entsprechende Patienten erhalten Cannabis nicht zum Rauchen. In den meisten Fällen wird die Arznei in Form von Tropfen oder Ölen verabreicht. Und auch die berauschende Wirkung, die Freizeitkonsumenten so sehr schätzen, bleibt durch die Verarbeitung des Wirkstoffs mehr oder weniger aus.

■ ***Aufgabe 33***

Erstellen Sie einen Steckbrief zu Cannabis. Erläutern Sie dabei die Indikation, die Wirkungen und Nebenwirkungen.

5 Magen-Darm-Therapeutika

Das Allererste, was die Wohnbereichsleitung Silke Möller morgens im Wohnbereich 1 von Haus Großeichen macht, nachdem sie sich umgezogen hat, ist das Beschriften einzelner Packungen Abführmittel für die Bewohner. Obwohl sie schon mehrere Jahre in diesem Beruf arbeitet, wundert sich Frau Möller jeden Tag aufs Neue darüber, dass so viele Bewohner jeden Tag Abführmittel nehmen sollen. Nach einer groben Berechnung stellt sie fest, dass fast jeder dritte Bewohner ein Abführmittel bekommt.

Vor einiger Zeit hat Silke Möller aufgeschnappt, dass Abführmittel zu Gewichtsverlust führen sollen. Seitdem hat sie sich immer mal wieder gefragt, ob das nicht auch bei ihr funktionieren würde. Silke Möller hätte gerne ein paar Kilo weniger, möchte aber nur ungern ihre alten Essgewohnheiten aufgeben.

Unter dem Begriff „Magen-Darm-Therapeutika“ werden Medikamente zusammengefasst, die Probleme im Magen-Darm-Trakt beheben, die sich häufig durch die Leitsymptome Sodbrennen, Verstopfung (Obstipation) oder Durchfall (Diarrhö) bemerkbar machen. Dass Medikamente, die auf den Magen oder auf den Darm wirken, zu einer Gruppe gehören, ist einerseits nachvollziehbar, weil beide Organe Teil des Verdauungstraktes sind. Andererseits ist diese Zusammenführung jedoch nicht ganz unproblematisch, weil es sich hierbei um zwei ganz unterschiedliche Problemfelder handelt, die nun im Einzelnen vorgestellt werden.

5.1 Magenschutzmittel

Sodbrennen

Dass unser Magen (Gaster) Magensäure ausschüttet, ist an sich eine gute Sache. Nur so können Nahrungsbestandteile gespalten und Fremdlinge (wie Bakterien und Viren) beseitigt werden. Allerdings hat die Magensäure auch ihre Kehrseite: Sodbrennen.

Ursache 1: Bildung von zu viel Magensäure
- fettreiche Ernährung
- Nikotin
- Alkohol
- Stress
- Helicobacter pylori

Ursache 2: Rückfluss von Magensäure in die Speiseröhre
- Adipositas
- Schwangerschaft
- defekter Schließmuskel der Speiseröhre
- flache Liegeposition

Leitmerkmal Sodbrennen
Symptome: saures Aufstoßen, Magendruck, „Brennen“ im Brustraum, saurer Geschmack im Mund
↓
Gastritis (Magenschleimhautentzündung)
↓
Ulkus (Geschwür)

Sodbrennen: Ursachen und Folgen

Sodbrennen kann verschiedene Ursachen haben. In den meisten Fällen liegt eine Kombination aus mehreren Ursachen vor.

Wer kurz vor dem Schlafengehen fettreich isst (und auf diese Weise dafür sorgt, dass reichlich Magensäure ausgeschüttet wird), der hat ein höheres Risiko, Sodbrennen zu bekommen, als jemand, der zwar die gleiche Nahrung zu sich nimmt, aber nach der Mahlzeit noch zwei Stunden lang aufrecht sitzen bleibt. Das Problem, insbesondere die Bildung von zu viel Magensäure, hängt häufig mit der westlichen Ernährungsweise zusammen. In Deutschland hat etwa jeder Dritte bis Vierte mindestens ein Mal im Jahr Sodbrennen.

Bis vor einigen Jahren war es noch unvorstellbar, dass sich Bakterien in der Magensäure aufhalten können. Die Magensäure, so nahm man an, sei so aggressiv, das sie jedes Bakterium vernichte, das sich ihr in den Weg stellt. Das Bakterium **Helicobacter pylori** besitzt jedoch die erstaunliche Fähigkeit, die Magensäure um sich herum zu neutralisieren, sodass es ungestört im Magen leben kann. Diese Erkenntnis ist auf den Mediziner Barry Marshall zurückzuführen, der 1984 in einem Selbstversuch eine Lösung mit Helicobacter pylori trank und daraufhin an einer Magenschleimhautentzündung erkrankte. Dieses Experiment war der erste Schritt zu der Erkenntnis, dass ein Bakterium den Magen krank machen kann. Marshall erhielt dafür im Jahr 2005 den Nobelpreis für Medizin. Aus dem Wissen um das Bakterium Helicobacter pylori lässt sich außerdem ableiten, warum Magenprobleme auch mit Antibiotika (vgl. Kapitel 9.1) behandelt werden können

Magenschutzmittel haben die Aufgabe, dafür zu sorgen, dass Magensäure keine Gefahr mehr darstellt. Hierzu gibt es verschiedene Möglichkeiten.

Antazida

Antazida (z. B. Maaloxan®, Talcid®, Rennie®), die als Gel oder Kautablette angeboten werden, wandern dabei direkt in den Magen und neutralisieren die Magensäure. Da Antazida ihre Wirkung im Gegensatz zu anderen Wirkstoffgruppen direkt (und nicht erst über die Blutbahn) entfalten können, sind sie diesen hinsichtlich des schnelles Wirkeintritts überlegen. Allerdings hält der Effekt nur so lange an, bis erneut gegessen, getrunken, geraucht oder Kaugummi gekaut wird. Denn dann bildet sich neue Magensäure, die das Problem von Neuem entstehen lassen kann. Die Einnahme von Antazida empfiehlt sich somit vor dem Schlafengehen.

H2-Rezeptorenblocker und Protonenpumpenhemmer

Einen anderen Ansatz verfolgen die H2-Rezeptorenblocker und die Protonenpumpenhemmer. Beide sorgen dafür, dass keine Magensäure mehr ausgeschüttet wird, allerdings auf unterschiedliche Art und Weise. Im Zentrum stehen dabei die Belegzellen, die neben den Haupt- und Nebenzellen zu den Magendrüsen der Magenschleimhaut gehören (siehe nebenstehende Abbildung). Die Hauptaufgabe der Belegzellen besteht darin, Magensäure zu produzieren. Um aktiviert zu werden, benötigen sie Anregungen vom Nervus vagus (kurz Vagus) aus dem peripheren Nervensystem oder Anregungen von den Gewebshormonen Histamin oder Gastrin.

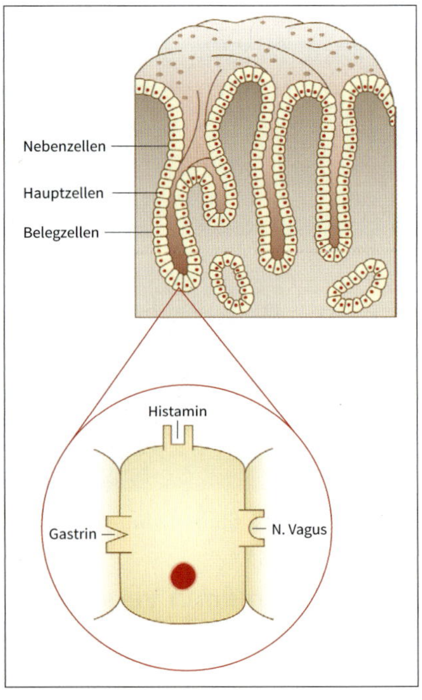

Eine Belegzelle hat verschiedene Andockstellen, wo die Ausschüttung von Magensäure angeregt werden kann.

H2-Rezeptorenblocker (z. B. Ranitic®, Zantic®) besetzen die Rezeptoren der Belegzellen, sodass das Histamin nicht mehr andocken und die Produktion der Magensäure nicht mehr anregen kann.

Protonenpumpenhemmer (z. B. Omep®, Pantozol®) werden aufgrund ihrer länger anhaltenden und effektiveren Wirksamkeit häufiger verordnet und verkauft als H2-Rezeptorenblocker. Sie sorgen dafür, dass die Belegzellen keine Magensäure mehr produzieren können. Die Wirkung hält so lange an, bis wieder neue Belegzellen gebildet werden, also ein paar Tage. Da ihnen lange Zeit der Ruf als nebenwirkungsarmes Medikament vorauseilte und sie seit 2009 rezeptfrei in Apotheken verkauft werden dürfen, werden diese Medikamente auch häufig zur Prophylaxe eingesetzt. Der Erfolg der Protonenpumpenhemmer ist dabei eng mit der Gabe von Analgetika verknüpft, die häufig Magenprobleme verursachen. Protonenpumpenhemmer kommen ebenfalls häufig in Verbindung mit Kortison zum Einsatz.

Dass Protonenpumpenhemmer kaum Nebenwirkungen haben, darf inzwischen allerdings bezweifelt werden. Wenn Magensäure unterdrückt wird, werden weniger Erreger abgetötet, die sich dann im Darm ausbreiten können. Dies kann Infektionen auslösen und besonders bei immungeschwächten Personen gefährlich werden. Darüber hinaus zerlegt Magensäure die Nahrungsbestandteile, damit der Körper sie optimal aufnehmen kann. Protonenpumpenhemmer verhindern die Aufnahme von Kalzium aus der Nahrung. Der Körper muss dann auf seine Reserven zurückgreifen und baut Knochengewebe ab. Bei einer monate- bis jahrelangen Einnahme kann es somit zu Osteoporose kommen. Da dieser Effekt zeitversetzt stattfindet, wurde der Zusammenhang zwischen Protonenpumpenhemmer und Osteoporose lange nicht erkannt.

Ein weiteres Problem ist, dass der Körper den Magensäuremangel bemerkt und versucht die Magensäure hochzuregulieren. Wenn die Medikamente wieder abgesetzt werden, kann die Magensäure dadurch noch aggressiver sein als zuvor.

Beispiel
Der Alltagsbegleiter Niklas hat es sich zur Gewohnheit gemacht, an seinen freien Wochenenden vorsorglich ein Magenschutzmittel einzunehmen. Früher hatte er immer Probleme mit Sodbrennen, wenn er am Abend zuvor fettreich gegessen, geraucht und diverse Alkoholika getrunken hatte.
Irgendwann bemerkt Niklas, dass er auch unter der Woche immer häufiger Sodbrennen bekommt. Anfangs behandelt er seine Beschwerden erneut mit Magenschutzmittel. Seit seine Kollegin ihm jedoch gesagt hat, dass Magenschutzmittel die Problematik sogar noch verstärken können, hat Niklas damit begonnen, seine Lebensweise umzustellen. Jetzt verzichtet er auf Zigaretten, isst weniger fettreich und trinkt nur ein, zwei Gläser Bier am Abend.

■ ***Aufgabe 34***
Erläutern Sie, aus welchem Grund es klüger ist, die risikoauslösenden Faktoren für Sodbrennen zu vermeiden, anstatt Magenschutzmittel zu nehmen.

■ ***Aufgabe 35***
Nennen Sie Maßnahmen, die nach der Einnahme von Antazida zu beachten sind.

■ ***Aufgabe 36***
Erklären Sie die folgende Aussage: „Menschen, die Magenschutzmittel nehmen, haben ein erhöhtes Risiko für schwerwiegende Magen-Darm-Infektionen."

5.2 Abführmittel (Laxanzien)

Verstopfung (Obstipation) ist besonders bei älteren Menschen ein großes Thema. Das erklärt auch, weshalb Abführmittel in einschlägigen Zeitschriften oder Internetseiten und zu bestimmten Uhrzeiten im Fernsehen beworben werden.

Obstipation kann nicht nur körperliche Probleme (z. B. Analfissuren, Hämorrhoiden) nach sich ziehen, sondern auch psychische Folgen haben. Ein nicht erfolgter Stuhlgang trägt zu einem negativen Körpergefühl bei und der „stetige Kampf“ auf der Toilette kann die Gemütslage weiter verschlechtern.

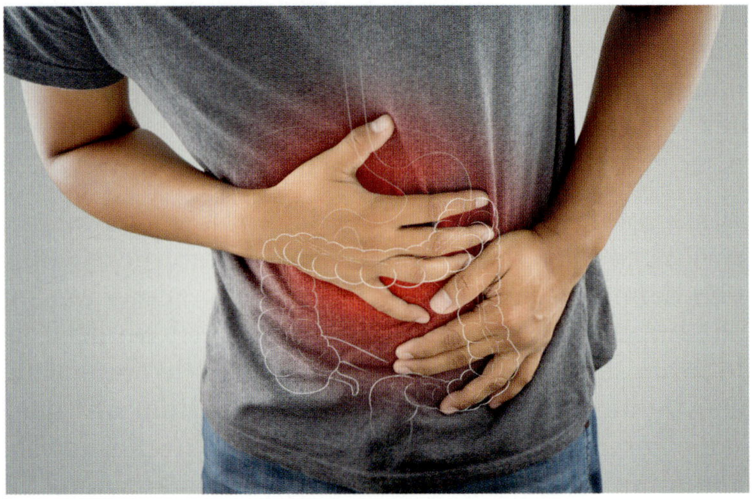

Doch der sofortige Griff zu Abführmitteln ist keineswegs immer sinnvoll. Denn nur weil die betroffene Person das Gefühl hat, an Verstopfung zu leiden, heißt das nicht zwangsläufig, dass auch wirklich eine Obstipation vorliegt. Aus diesem Grund sollte die Pflegekraft zunächst einmal erfragen, wie die Probleme sich konkret darstellen. Danach können schrittweise verschiedene nicht medikamentöse Maßnahmen erfolgen. Erst wenn diese nicht die gewünschte Wirkung zeigen, sollte ein Abführmedikament als letztes Mittel der Wahl zum Einsatz kommen.

Stufenplan: Maßnahmen bei Obstipation

Der folgende Stufenplan gilt nur bei Personen, die mit einer akuten Obstipation zu tun haben. Bei diagnostizierter chronischer Obstipation ist er mehr oder weniger wirkungslos.

Schritt 1: fragen, ob tatsächlich eine Obstipation vorliegt
- Hatten Sie weniger als drei Stuhlgänge die Woche? (Hauptkriterium)
- Erfolgt der Stuhlgang unter erhöhter Kraftanstrengung?

Schritt 2: Ursachen der Obstipation klären
- Haben Sie genug getrunken?
- Was haben Sie gegessen (ballaststoffarm)?
- Haben Sie sich genug bewegt?
- Haben Sie neue/andere Medikamente genommen?
- Gibt es eine Umstellung bei Ihren Darmgewohnheiten?

Schritt 3: ggf. die Ursache beheben
- für eine ausreichende Aufnahme an Flüssigkeit sorgen
- für ausreichend Bewegung sorgen (ggf. Bauchmuskeltraining, Bauchatmung)
- ballaststoffreiche Nahrung anbieten
- Fettreduktion
- Stressfaktoren reduzieren

Schritt 4: natürliche Mittel gegen Obstipation anbieten
- Probiotika
- Präbiotika
- getrocknete Pflaumen
- Pflaumensaft

Schritt 5: Absprache mit dem Arzt zwecks Gabe von Laxanzien
- Quellmittel
- Gleitmittel
- osmotische Laxanzien
- stimulierende Laxanzien

Stufenplan, der von den Pflegekräften (je nach erforderlicher Notwendigkeit) Schritt für Schritt befolgt werden kann

Einige der oben aufgeführten Aspekte sind wissenschaftlich nicht belegt. Dies gilt besonders für die in Schritt 4 genannten „Hausmittel“, die noch seitenlang ergänzt werden könnten. Gerade im Hinblick auf den Placebo-Effekt (siehe Kapitel 3.1) kann es aber durchaus sinnvoll sein, diese Maßnahmen durchzuführen, insofern die Pflegekraft und die betroffene Person von dem Nutzen der jeweiligen Maßnahme überzeugt sind. Der Gebrauch von Laxanzien schließt zudem andere flankierende Maßnahmen (Schritt 3 und 4) nicht aus.

Bevor bei einer Obstipation Laxanzien zum Einsatz kommen, sollten zuvor nicht medikamentöse Maßnahmen ausprobiert werden.

Wirkung verschiedener Abführmittel

Mittel zur Beschleunigung und Erleichterung der Stuhlentleerung werden nach ihrem Wirkungsmechanismus in vier Kategorien unterteilt. Die folgende Tabelle gibt einen Überblick über die Wirkungen, die die jeweiligen Laxanzien im Körper haben.

	Quellmittel	Gleitmittel	osmotische Laxanzien	stimulierende Laxanzien
Aufweichung des Stuhls		X	X	X
Anregung der Darmperistaltik	X		(X)	(X)
Bindung von Wasser im Dickdarm			X	X
Reizung der Darmnerven				X

Die Wirkungen von Laxanzien im Körper

Quellmittel

Zu den Quellmitteln zählen Leinsamen und Weizenkleie. Das sind Ballaststoffe, die nicht verdaut werden können. Im Darm quellen sie auf und drücken an die Darmwand, was die Darmperistaltik, also die Darmbewegung, anregt. Quellmittel sind die natürlichste Form aller Laxanzien, da sie auch in der Ernährung vorkommen können.

Gleitmittel

Gleitmittel oder Kotgleiter werden in der Regel als Zäpfchen oder Klistier verabreicht. Sie kommen immer dann zum Einsatz, wenn Kotballen ausgeschieden werden und das Problem für die Obstipation im Enddarm zu lokalisieren ist. Gleitmittel bestehen aus einer Fett-Überdosis, die sich um den Stuhl hüllt und ihn somit aufweicht. Gleitmittel sind eine sehr schmierige und unsaubere Angelegenheit, weshalb sie von den Klienten häufig abgelehnt werden. Darüber hinaus entziehen sie dem Körper Vitamine.

Osmotische Laxanzien

Osmotische Laxanzien (z. B. Bifiteral®, Movicol, Glaubersalz) bestehen aus salzhaltigen Lösungen, die eine osmotische Wirkung provozieren. Das Wasser in unserem Körper ist bestrebt, dass überall in unserem Körper die gleiche Konzentration von Salzen, Zucker etc. besteht (osmotisches Prinzip). Wenn sich eine hohe Konzentration an Salz im Darm befindet, strömt das Wasser in den Darm und weicht in der Folge den Stuhl auf. Bei diesen Mitteln ist es wichtig, dass die betroffene Person viel trinkt. Als Nebenwirkung kann es zu Blähungen kommen, bei zu hoher Dosierung zu Durchfall (Diarrhö).

Stimulierende Laxanzien

Zu den stimulierenden Laxanzien zählen z. B. Dulcolax®, Laxoberal® oder Rizinusöl. Auch bei der Einnahme dieser Art von Abführmitteln sollten die Betroffenen viel trinken. Denn ähnlich wie bei den osmotischen Laxanzien wird hier ebenfalls Wasser aus dem Körper in den Darm befördert. Die abführende Wirkung erfolgt jedoch durch die direkte Stimulation der Dickdarmmuskulatur. Als Nebenwirkung kann es zu Reizungen der Darmschleimhaut und zu Diarrhö kommen. Dies geht häufig mit Bauchkrämpfen einher.

Osmotische und stimulierende Laxanzien stehen im Verdacht, einen hohen Gewöhnungseffekt zu haben, d.h., je länger diese Abführmittel eingenommen werden, desto mehr gewöhnt sich der Darm an sie und verzichtet darauf, selbst aktiv zu werden. Da durch osmotische und stimulierende Laxanzien viel Wasser in den Darm gelangt, das schließlich mit dem Stuhl ausgeschieden wird, können diese Mittel dazu beitragen, dass die Betroffenen an Gewicht verlieren. Aber: Der Gewichtsverlust kommt lediglich durch den Flüssigkeitsverlust und nicht durch die Reduzierung von Fett zustande. Die Waage vermittelt insofern einen falschen Eindruck. Bei der Einnahme von Abführmitteln sollte immer bedacht werden, dass Flüssigkeitsverlust sehr gefährlich sein kann und dass Laxanzien generell noch andere Nebenwirkungen haben können. Unterm Strich ist das Abnehmen mit Laxanzien also eine denkbar schlechte Idee.

Aufgabe 37

Lesen Sie erneut die Einstiegssituation zu Beginn des Kapitels 5. Skizzieren Sie den Teufelskreis, in dem Silke Möller sich befände, wenn sie immer wieder zu Abführmitteln greifen würde, weil sie sich von ihnen eine Gewichtsabnahme verspricht. (Hinweis: Einen vergleichbaren Teufelskreis finden Sie in Kapitel 1.3.)

Aufgabe 38

Erläutern Sie, wieso vor der Gabe von Laxanzien nicht medikamentöse Maßnahmen zur Anwendung kommen sollten.

Anwendung eines Klistiers

Die Einnahme von Laxanzien erfolgt häufig peroral oder rektal (vgl. Kapitel 2.1). Rektal kommen Zäpfchen oder auch Klistiere zum Einsatz. Ein Klistier ist ein Mittel zur Darmreinigung, das hauptsächlich bei einer bestehenden Obstipation verabreicht wird. Es zählt zu den Einläufen mit geringen Spülmengen.

Die Wirkung ist auf den Enddarm beschränkt, weil Klistiere nur ein kurzes Ansatzrohr haben. Klistiere bestehen meistens aus hyperosmolaren Lösungen und bewirken folglich einen osmotischen Reiz auf den Darm. Deshalb werden sie auch zu den osmotischen Laxanzien gezählt. Es gibt zwar auch Klistiere, die als Gleitmittel fungieren, doch diese kommen kaum noch zum Einsatz. Die Anwendung sollte auf der Toilette oder im Pflegebett erfolgen.

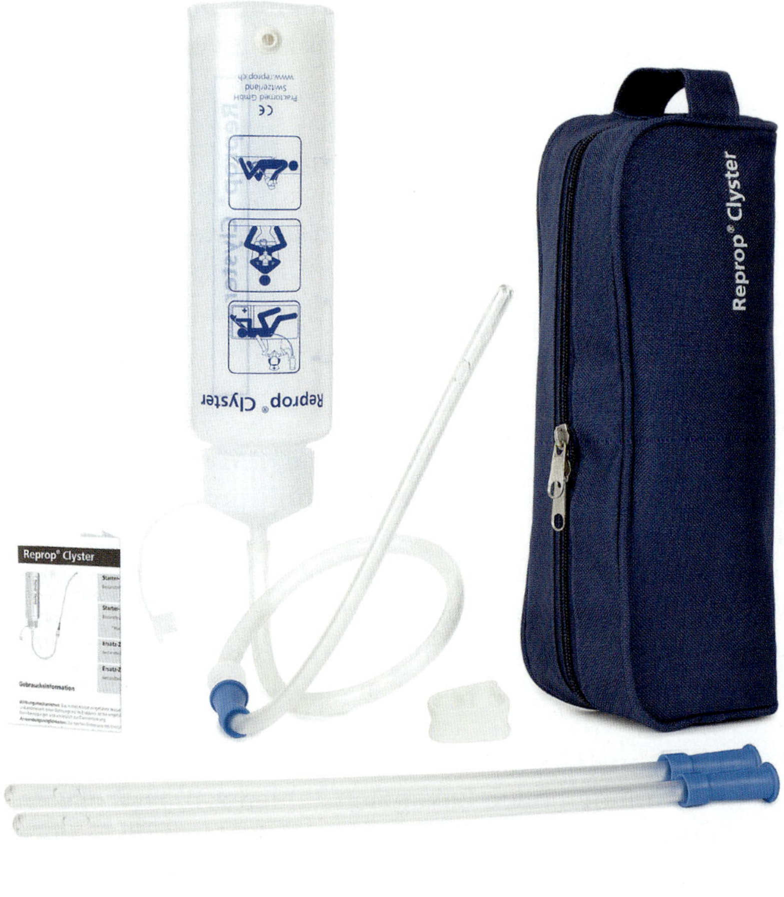

Klistier

Materialien	– Klistier – Abwurfbeutel – unsterile Handschuhe – Zellstoff – Gleitmittel (z. B. Vaseline) – evtl. eine Schutzschürze
Vorbereitung	Die einzelnen Schritte der Vorbereitung entnehmen Sie bitte Kapitel 1.4 (Standard für die Verabreichung eines Arzneimittels).
Durchführung	1. Klistier auf Körpertemperatur anwärmen. 2. Der Betroffene dreht sich auf die linke Seite und entspannt den Schließmuskel. 3. Schutzkappe entfernen. 4. Gleitmittel auf die Spitze (Ansatzrohr) geben. 5. Pobacken mit Zeigefinger und Daumen aufspreizen und After freilegen. 6. Klistier unter leichten Drehbewegungen (2 bis 3 cm) einführen und den Inhalt unter Druck vollständig einbringen. 7. Klistier entfernen (Tube gedrückt halten). 8. Der Betroffene muss nun den Schließmuskel leicht zusammenpressen und die verabreichte Lösung ca. 5 bis 10 Minuten anhalten. 9. Entfernung des Klistiers im zusammengedrückten Zustand, Handschuhe überstülpen und beides entsorgen. 10. Der Betroffene scheidet aus. 11. Ggf. Intimpflege vornehmen.
Nachbereitung	Die Schritte der Nachbereitung finden Sie ebenfalls in Kapitel 1.4.

Standard für die Verabreichung eines Klistiers

5.3 Mittel gegen Diarrhö (Antidiarrhoika)

Durchfall (Diarrhö) ist ähnlich wie die Obstipation eine Abweichung vom gewöhnlichen Stuhlentleerungsverhalten. Doch während bei der Obstipation die Ursache meistens mechanischer Natur ist, ist die Ursache bei einer Diarrhö meistens auf Infektionen (z. B. Magen-Darm-Infektion, verdorbene Lebensmittel) zurückzuführen. In diesen Fällen entspricht die Diarrhö einer normalen Reaktion, bei der der Körper versucht gefährliche Erreger aus dem Darm loszuwerden. Antibiotika, die Bakterien töten und somit das Gleichgewicht von Bakterienstämmen durcheinanderbringen, können ebenfalls zu einer Diarrhö führen.

Insofern können Medikamente gegen Durchfall auch kontraproduktiv sein, da sie den Körper daran hindern, die Erreger auszuscheiden. Andererseits kann es bei Diarrhö aber auch zu einem gefährlichen Flüssigkeits- und Mineralienverlust kommen. Das bekannteste rezeptfreie Medikament, das dieser Problematik unterworfen ist, enthält den Wirkstoff Loperamid (z. B. Imodium®), der die Darmtätigkeit verlangsamt. Bei einem solchen Antidiarrhoikum ist die Kunst des Abwägens gefragt, bei der die Bekämpfung der Erreger den körperlichen Folgeerscheinungen gegenübersteht.

Anders wirken sogenannte „Kohletabletten“. Hierbei handelt es sich um Aktivkohle, die viele Erreger unschädlich machen und dann ausscheiden kann.

5.4 Mittel gegen Übelkeit und Erbrechen (Antiemetika)

Übelkeit und Erbrechen sind für die davon betroffenen Personen sehr unangenehm. Aber in einigen Fällen hat auch das Erbrechen eine sinnvolle Funktion. Wenn Sie beispielsweise die Absicht hätten, sich auf einer Party zu betrinken, und vorsorglich Antiemetika (z. B. Vomex® oder Emesan®) einnähmen, dann könnte diese Aktion für Sie sehr gefährlich werden. Denn wenn Sie infolge von zu viel Alkohol erbrechen, dann versucht ihr Körper sich der giftigen

Substanz Alkohol wieder zu entledigen. Wird dieser Mechanismus unterdrückt, kann es zu Vergiftungen kommen. Gleiches gilt für Erbrechen bei einem Magen-Darm-Infekt und bei Infektionen aufgrund von verdorbenen Lebensmitteln. Auch hier ist ein Erbrechen durchaus sinnvoll und es wäre kontraproduktiv, diesen Mechanismus medikamentös außer Kraft zu setzen.

Hilfreich hingegen kann die Einnahme von Antiemtika auf Reisen (Autofahrt, Seefahrt, Flug), bei Nebenwirkungen von Medikamenten (z. B. Zytostatika), postoperativ oder während einer Schwangerschaft sein. Antiemetika wirken im Brechzentrum des Gehirns. Eine häufige Nebenwirkung ist Müdigkeit.

■ ***Aufgabe 39***

Erklären Sie zusammenfassend, wann die Einnahme von Antidiarrhoika und Antiemetika problematisch sein kann.

6 Medikamente für Herz-Kreislauf-Erkrankungen

Frau Wittmund ist 75 Jahre alt und lebt im Wohnbereich 1 des Hauses Großeichen. Bei einer routinemäßigen Blutdruckkontrolle hat die Pflegerin Astrid Jentsch einen erhöhten Blutdruck bei Frau Wittmund festgestellt (150/90 mmHg). Der Blutdruck wurde von da an jeden Abend zur gleichen Zeit gemessen. Die Werte schwankten etwas, aber im Durchschnitt blieb Frau Wittmund immer bei dem gleichen Wert. Frau Wittmund selbst fühlt sich in Bezug auf den Blutdruck gesund.

Astrid Jentsch thematisiert die leicht erhöhen Werte von Frau Wittmund bei der Übergabe.

„Da wird dann wohl jemand weitere Tabletten bekommen, wenn das der Arzt erfährt“, meint Cem Aydin, der gleich mit dem Spätdienst beginnt.

„Das wäre aber ganz schön krass, wenn Frau Wittmund nur wegen so leicht erhöhter Werte gleich Tabletten bekommen würde“, sagt Astrid.

Das Herz hat die Aufgabe, den Körperkreislauf, also den großen Kreislauf, in Gang zu halten. Der große Kreislauf dient dazu, alle Organe des Körpers über die Arterien mit Sauerstoff zu versorgen. Im Gegenzug geben die Organe Kohlendioxid (CO_2) als Abfallstoff ab, das schließlich über die Venen zurückgelangt und über die Lungen ausgeatmet wird. Problematisch wird dieses System immer dann, wenn das Herz seiner Arbeit nicht nachgehen kann oder wenn z.B. Blutgefäße verstopfen.

Herzkrankheiten haben das Merkmal, dass sie sich gegenseitig begünstigen können. Arteriosklerose (deren Behandlung in Kapitel 6.3 vorgestellt wird) oder die koronare Herzkrankheit (KHK) können zur Entstehung einer arteriellen Hypertonie (Bluthochdruck) beitragen. In Kombination mit einem Thrombus kann eine Arteriosklerose einen Herzinfarkt verursachen. Ein Herzinfarkt kann zu Herzrhythmusstörungen oder einer Herzinsuffizienz führen. Eine Herzinsuffizienz kann wiederum ein Mitverursacher für einen Thrombus sein. Zudem kann eine arterielle Hypertonie Herzrhythmusstörungen und eine Herzinsuffizienz begünstigen.

Somit ist es nicht verwunderlich, dass bestimmte Medikamente gleich bei verschiedenen Herzkrankheiten zum Einsatz kommen. So können Sympathikushemmer (z.B. Betablocker), die das Herz entlasten, sowohl bei einer Hypertonie, bei der KHK, bei einer Herzinsuffizienz als auch bei Herzrhythmusstörungen eingesetzt werden.

6.1 Medikamente bei Bluthochdruck (Antihypertensiva)

Die arterielle Hypertonie hat den berechtigten Ruf, ein „stiller Killer“ zu sein. Sie ist still, weil sie in vielen Fällen symptomlos verläuft und die Betroffenen sie daher nicht bemerken. Schwindel, Ohrensausen oder Nasenbluten können zwar auftreten, sind aber kein notwendiges Kriterium. Ein symptomloser Verlauf kann dazu beitragen, dass die Betroffenen die Notwendigkeit einer Therapie nicht nachvollziehen können. Da die arterielle Hypertonie aber schwerwiegende Folgen wie einen Herzinfarkt oder eine Herzinsuffizienz nach sich ziehen kann, müssen Ärzte trotzdem auf eine Behandlung bestehen. Dies kann zu Meinungsverschiedenheiten zwischen Klienten und Ärzten bzw. Pflegekräften führen.

Grenzwerte für eine arterielle Hypertonie

Ein Beschleuniger solcher Meinungsverschiedenheiten ist die Tatsache, dass die Grenzwerte für eine arterielle Hypertonie in den letzten Jahrzehnten immer weiter nach unten korrigiert wurden. Lange Zeit wurde Bluthochdruck gar nicht als bedrohlich interpretiert. Die Ärzte sahen in ihm eine natürlich Reaktion des Körpers auf die Lebensumstände (z. B. Arteriosklerose). Noch heute kann man sich darüber streiten, ob es sich bei der arteriellen Hypertonie überhaupt um eine Krankheit handelt oder vielmehr um einen Risikofaktor, der Krankheiten auslösen kann.

Zeit	Grenzwert
vor 1970	100 mmHg + Lebensalter
1970er Jahre	160/95 mmHg
heute	140/90 mmHg
ab November 2017 (USA)	130/80 mmHg

Grenzwerte, ab denen eine arterielle Hypertonie diagnostiziert wird

Wer früher mit einem Wert von 150/90 mmHg noch als gesund galt, wird heute schon als krank betrachtet. Seit 2017 ist die Diskussion um den Grenzwert noch komplizierter geworden: Denn in Amerika ist der Grenzwert niedriger angesetzt (130/80 mmHg) als in Deutschland (140/90 mmHg). Das schafft Verwirrung. Denn eigentlich sollte man annehmen, dass sich die Mediziner weltweit auf eindeutige, messbare Werte beziehen, die auf gut geprüften Studien beruhen, zu denen es keine Meinungsverschiedenheiten geben kann.

Medikamentöse und nicht medikamentöse Maßnahmen zur Blutdrucksenkung

Ein weiterer Streitpunkt dreht sich um die Frage, wann Medikamente zum Einsatz kommen sollten. Denn auch nicht medikamentöse Maßnahmen wie Rauchverzicht, Bewegung, Stressreduktion und eine gesunde Ernährung können den Blutdruck maßgeblich senken. Fraglich ist hierbei allerdings, ob der Klient in der Lage ist, seinen Lifestyle zu ändern. Schließlich ist es schwierig, ungesunden Gewohnheiten nicht mehr nachzugeben und sich stattdessen gesunden Lebensweisen zuzuwenden. Eine Lifestyle-Änderung erfordert immer Disziplin und eine entsprechende Motivation.

Die folgende Tabelle gibt eine Übersicht über einige Argumente, die für und die gegen eine medikamentöse Therapie sprechen. Es ist wichtig, in jedem einzelnen Fall zu überprüfen, welche Punkte zutreffen und welche nicht. Voraussetzung dafür ist eine gute Einschätzung der betroffenen Personen.

medikamentenkritische Argumente	medikamentenbefürwortende Argumente
„Medikamentöse Maßnahmen verleiten einen dazu, eine gesunde Lebensweise zu vernachlässigen und sich nur noch auf die Medikamente zu verlassen."	„Die Konfrontation mit einer Lebensumstellung, die keine Aussicht auf Erfolg hat, bestätigt beim Klienten nur das Gefühl, ein Versager zu sein."
„Wer erfolgreich seinen Lifestyle ändert, verringert nicht nur sein Risiko für eine arterielle Hypertonie. Womöglich verliert er zudem noch an Gewicht, fühlt sich zufriedener und verringert das Risiko für weitere Erkrankungen."	„Ein niedriger Blutdruck senkt nachweislich das Risiko für Herzerkrankungen. Warum ihn also nicht schnell mit Medikamenten handeln? Lieber ein Medikament zu viel als ein Herzinfarkt!"

medikamentenkritische Argumente	medikamentenbefürwortende Argumente
„Auch wenn medikamentöse Maßnahmen sinnvoll sein mögen: Durch die Nebenwirkungen werden andere Organe (z. B. die Niere) in Mitleidenschaft gezogen."	„Wenn eine Lebensumstellung keine Aussicht auf Erfolg hat, dann sollte man besser direkt Medikamente einnehmen, um keine unnötige Zeit zu verlieren."
„Ein Medikament, das täglich eingenommen wird, gibt einem das Gefühl, dass man krank ist. Dies kann den Stress erhöhen, was wiederum ein Risikofaktor für die arterielle Hypertonie ist."	

Argumente, die bei der Entscheidung für oder gegen medikamentöse Maßnahmen eine Rolle spielen können

Medikamentöse und nicht medikamentöse Maßnahmen schließen sich nicht aus. Nicht medikamentöse Therapien sollten auch dann zum Einsatz kommen, wenn Medikamente verschrieben wurden. Im besten Falle stellen sie eine sinnvolle Ergänzung dar.

Generell wird bei der ersten Diagnostik eher eine **nicht medikamentöse Therapie** empfohlen. Eine Ausnahme gilt für Personen, die bereits unter den Folgen der arteriellen Hypertonie leiden, die Erkrankungen wie Diabetes mellitus oder eine Herzerkrankung haben, und für Personen, bei denen von vornherein keine Aussicht auf eine Lifestyle-Änderung besteht.

Nach etwa drei bis sechs Monaten sollte die nicht medikamentöse Therapie endgültig auf ihren Erfolg hin überprüft werden. Wenn sich der arterielle Blutdruck auf diese Weise gesenkt hat, ist auch weiterhin keine medikamentöse Therapie notwendig. Falls die nicht medikamentösen Maßnahmen keinen Erfolg hatte, sollte eine medikamentöse Maßnahme in den Blick genommen werden.

Der Einstieg in eine **medikamentöse Therapie** wird empfohlen, wenn der arterielle Blutdruck nach drei bis sechs Monaten – trotz Sport und Ernährungsumstellung – nicht ausreichend gesenkt werden konnte, also nicht unter die 140/90-mmHg-Marke gefallen ist. Bei Vorerkrankungen bzw. wenn bereits Schäden durch eine arterielle Hypertonie bestehen, kann eine medikamentöse Therapie ebenfalls unumgänglich sein.

Pflegerische Aufgaben

- Pflegende müssen sich immer wieder bewusst machen, dass sie die Klienten besser kennen als der Arzt. Aus diesem Grund können sie bei der Frage, wie die Therapie gestaltet werden soll (medikamentös/nicht medikamentös), eine Schlüsselrolle spielen.
- Es sollte eine engmaschige Blutdruckmessung durchgeführt werden, um Erfolge/Misserfolge überprüfen zu können. Die meistens auch vom Arzt verordneten Messungen sollten immer zu den gleichen Tageszeiten unter Vermeidung von Faktoren erfolgen, die den Blutdruck beeinflussen.
- Auch wenn eine medikamentöse Therapie veranschlagt wird, sollten trotzdem nicht medikamentöse Maßnahmen eingeleitet werden. Diese sollten ressourcenorientiert sein und können auch interdisziplinär stattfinden (Ernährungsberatung, Sportverein usw.).

Wirkweisen von Antihypertensiva

Der Blutdruck ist medikamentös gleich auf mehreren Ebenen zu beeinflussen. Dementsprechend gibt es auch verschiedene „Angriffsmöglichkeiten", um den Blutdruck zu senken. Diese Möglichkeiten werden nun im Einzelnen vorgestellt. Die „prominentesten" Medikamente sind dabei Betablocker, die am häufigsten zum Einsatz kommen.

Wirkung auf das vegetative Nervensystem

Das vegetative Nervensystem ist jener Teil in uns, der Prozesse unbewusst steuert. Es besteht aus zwei Gegenspielern, dem Sympathikus und dem Parasympathikus. Das zentrale Steuerzentrum befindet sich im Hypothalamus. Die Kommunikationswege zu den verschiedenen Organen verlaufen bei den beiden Gegenspielern über anatomisch klar zu trennende Hirnnerven, Rückenmarkssegmente usw.

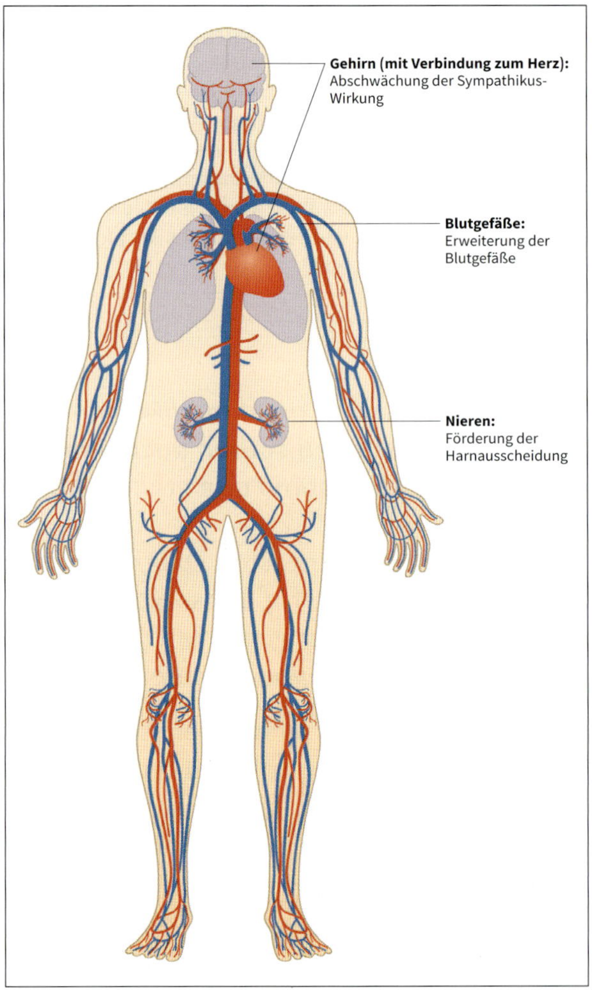

Angriffsorte von Antihypertensiva zur Senkung des Blutdrucks

Der Sympathikus und der Parasympathikus unterscheiden sich hinsichtlich ihrer Funktion: Die Aufgabe des **Sympathi**kus ist es, Stresssituation zu meistern. Wenn Sie von einem bissigen Hund verfolgt werden oder einen Streit mit einer Arbeitskollegin haben, erhöht sich Ihre Herzfrequenz, Ihr Blutdruck und Ihr Puls steigen, die Durchblutung Ihrer Muskeln wird verbessert und es kommt zu einer Erweiterung der Bronchien. Evolutionär war dieser Mechanismus überlebenswichtig, da wir nur bei Sympathikus-Aktivität in der Lage sind, effektiv zu kämpfen oder zu flüchten („fight or flight"). In vielen Situationen ist diese Stressreaktion auch heute noch sinnvoll (z.B. wenn uns ein bissiger Hund angreift), denn nur so entwickeln wir die nötige Energie zur Flucht. Der Mechanismus kann aber auch kontraproduktiv sein. Wenn wir uns mit einer Arbeitskollegin streiten, sind eine erhöhte Herzfrequenz und gut durchblutete Muskeln nicht gerade förderlich für ein konstruktives Gespräch.

Befinden wir uns hingegen in einer Erholungsphase, wird der **Parasympathikus** aktiviert („rest and digest"). Dann werden die Darmdurchblutung und -motorik angeregt. Auch die Durchblutung der Leber und der Haut sowie die Speichelbildung sind erhöht.

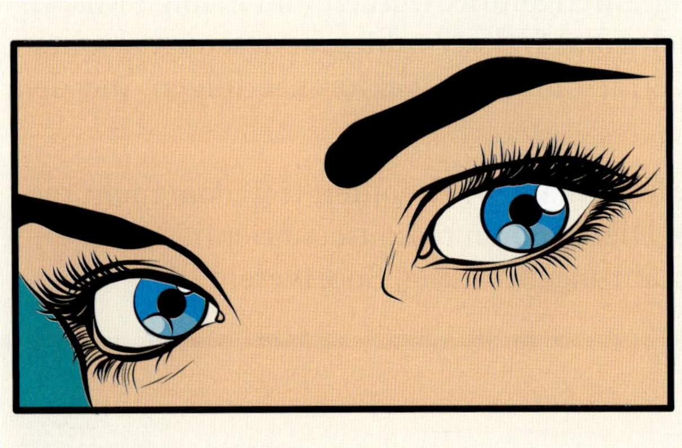

Entspannung und Gelassenheit: Hier ist der Parasympathikus aktiv.

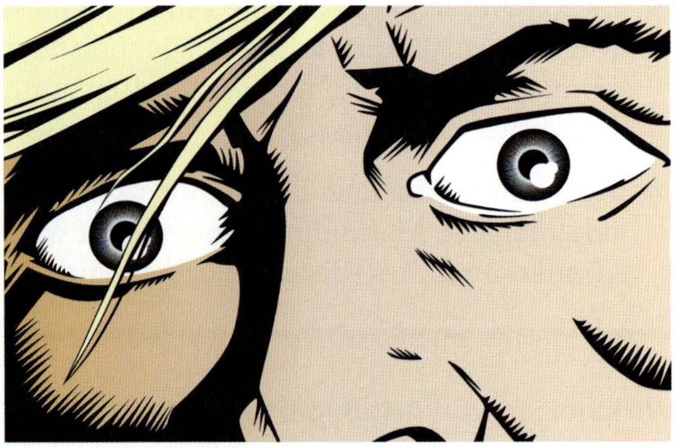

Angst und Nervosität: Hier ist der Sympathikus aktiv.

Im Zustand der inneren Unruhe ist in unserem Körper also ein ganz anderes System aktiv als im Zustand der Ruhe. Diesen Mechanismus machen sich einige Medikamente zunutze. So „belebt“ Adrenalin den Sympathikus, was beim Kreislaufschock oder beim Herzstillstand wichtig ist. Betablocker hingegen hemmen den Sympathikus, wodurch die Stresshormone im Körper gesenkt werden. Die Folge ist, dass Stresssymptome wie erhöhter Blutdruck, Puls, Zittern usw. reduziert werden. Diese Wirkung erklärt auch, warum Betablocker ein recht hohes Missbrauchspotenzial haben. Sie verhindern Stress und Nervosität, wenn diese unangebracht sind (beispielsweise in Prüfungssituationen). Dabei können Betablocker manchmal auch über das Ziel hinausschießen und zu einem verringerten Puls (Bradykardie), Durchblutungsstörungen, Schwindel und Kopfschmerzen führen.

	z. B. Adrenalin	Betablocker Katecholamine
Wirkung	Verstärkung des Sympathikus	Hemmung des Sympathikus
Indikation (Anwendungsgebiet)	Herzstillstand Kreislaufschock	Asthma arterielle Hypertonie Tachykardie Tremor („Zittern“)
Dopingpotenzial	Leistungssport (Leichtathletik, Radrennen, Schwimmen usw.)	Dart, Billard, Schießsport (überall dort, wo man eine „ruhige Hand“ braucht)

Missbrauchspotenzial von Medikamenten, die das vegetative Nervensystem beeinflussen

Wirkung auf die Blutgefäße

Angiotensin II ist ein Gewebshormon, das die Gefäße verengt und dadurch zu einem Anstieg des Blutdrucks führt. Wird dieses Hormon gehemmt, stellen sich die Gefäße weit und das Herz muss mit weniger Druck arbeiten. Eine solche Entlastung des Herzens bewirken ACE-Hemmer, Kalzium-Antagonisten und Vasodilatatoren. Eine Gefäßweitstellung kann allerdings zu Irritationen des Herzens führen, weil der Herzschlag stark zunehmen kann. Die Folgen sind eine Tachykardie (erhöhter Puls), Übelkeit und Kopfschmerzen. Um das Risiko einer Tachykardie zu senken, werden zu diesen Medikamenten häufig noch zusätzlich Betablocker verschrieben. Diese Arzneimittel kommen in der Regel erst dann zum Einsatz, wenn bereits andere Möglichkeiten ausprobiert worden sind und nicht zum gewünschten Erfolgt geführt haben.

Wirkung auf die Nieren

Eine Weitstellung der Blutgefäße trägt außerdem dazu bei, dass über die Nieren mehr Natrium und Wasser ausgeschieden werden. So verringert sich die Blutmenge und damit auch der Druck. Diuretika erhöhen ebenfalls die Natrium- und Wasserausscheidung. Dadurch kann es zu Verschiebungen des Mineralienhaushalts (Elektrolytverschiebungen) kommen.

■ ***Aufgabe 40***

Erläutern Sie die Probleme einer frühzeitigen Gabe von blutdrucksenkenden Medikamenten.

6.2 Medikamente bei Herzinsuffizienz

Die Herzinsuffizienz (umgangssprachlich Herzschwäche) ist eine Erkrankung, bei der das Herz nicht in der Lage ist, das Blut ausreichend kraftvoll in den Kreislauf zu pumpen. Darüber hinaus kann es auch zu Stauungen in den Venen kommen. Man unterscheidet zwischen einer Links-, einer Rechts- und einer Globalinsuffizienz (beide Herzhälften).

Eine Herzinsuffizienz kann als Folge angeborener Herzfehler (z. B. Klappendefekte), erworbener „Herzkrisen“ (z. B. Herzmuskelentzündung, Herzinfarkt) oder aufgrund einer langjährigen Überbelastung des Herzens (z. B. Hypertonie) auftreten.

Medikamente bei Herzinsuffizienz dienen dazu, das Herz in seiner Kraft zu unterstützen – entweder direkt oder indem Blockaden beseitigt werden, die das Herz an seiner Arbeit hindern. Häufig werden verschiedene Medikamente zugleich verschrieben, sodass das Herz auf mehreren Wegen unterstützt werden kann. Die meisten Wirkstoffklassen werden Ihnen bekannt vorkommen, da viele Medikamente bei Herzinsuffizienz gleichzeitig auch Mittel gegen eine Hypertonie sind.

- **ACE-Hemmer** senken den Blutdruck und entlasten so das Herz, da es weniger Kraft aufwenden muss.
- **Herzglykoside** sorgen dafür, dass mehr Calcium im Herzen eingelagert und dadurch seine Kontraktionskraft gestärkt wird.
- **Betablocker** senken die Stresshormone im Körper. Stress kann in diesem Zusammenhang verstanden werden als kontraproduktiver Faktor, der dem Herzen überflüssige Arbeit macht. Betablocker tragen auf diese Weise zu einer Entlastung des Herzens bei.
- Aufgrund der Tatsache, dass **Diuretika** dem Körper Wasser entziehen, senkt sich das Blutvolumen. Dies sorgt ebenfalls für eine Entlastung des Herzens.

Diuretika werden umgangssprachlich auch „Wassertabletten“ genannt, weil sie häufig bei Ödemen, also bei Wassereinlagerungen im Gewebe, zum Einsatz kommen. **Ödeme** stehen vielfach mit Herzproblemen in Verbindung, da eine schlechte Pumpleistung des Herzens dazu führt, dass das Wasser im Körper nicht mehr abtransportiert werden kann. Diuretika sorgen dafür, dass der Körper die überschüssige Flüssigkeit durch eine erhöhte Harnausscheidung loswird.

Dieser Effekt kann gleich bei mehreren Problemen hilfreich sein. Diuretika können Ödeme lindern, indem das Wasser im Gewebe ausgeschwemmt wird. Da sich die Muskeln in den Blutgefäßen entspannen, kann der Blutdruck gesenkt werden. So entspannt sich auch das Herz, das nun weniger Blutvolumen abzuarbeiten hat. Darüber hinaus können Diuretika bei Vergiftungen eingesetzt werden, da sie dazu beitragen, dass die Giftstoffe schneller über den Urin ausgeschieden werden.

Allerdings können Diuretika auch missbräuchlich verwendet werden: So haben einige Frauen das Problem, dass sie sich (z. B. vor der Menstruation) aufgequollen fühlen. Diuretika schwemmen das Wasser aus dem Körper und reduzieren zugleich das Gewicht. Daher werden Diuretika auch vermehrt bei Sportarten missbraucht, wo eine schlanke Figur und ein niedriges Gewicht wettkampfentscheidend sein können (z. B. Weitsprung, Ballett, Eiskunstlaufen).

6.3 Medikamente für das Herz-Kreislauf-System

Im Folgenden geht es um den Blutkreiskauf, die Blutgefäße und die Zusammensetzung des Blutes. Über unsere Blutbahn wird der gesamte Körper mit Sauerstoff und lebenswichtigen Nährstoffen versorgt. Problematisch wird es, wenn die Blutbahn verstopft. Dies geschieht, wenn verengte und unbewegliche Gefäßwände (Arteriosklerose, KHK) auf klebrige Blutplättchen (Thrombus) treffen. Thrombose, Lungenembolie, Schlaganfall (Apoplex) oder Herzinfarkt sind die bekanntesten Erkrankungen, denen allesamt ein verstopftes Blutgefäß zugrunde liegt.

Arteriosklerose

Die Arteriosklerose wird umgangssprachlich auch Arterienverkalkung genannt. Hierbei lagern sich Blutfette, Cholesterin, Blutzucker und andere Stoffe in der Blutbahn ab, wodurch die Blutgefäße enger und weniger elastisch werden. Je mehr Schadstoffe (Fett, Nikotin usw.) ein Mensch zu sich nimmt und je weniger ein Mensch Sport treibt (Sport hält die Blutgefäße elastisch), desto höher ist die Wahrscheinlichkeit einer Arteriosklerose. Ein erster Hinweis auf Arteriosklerose ist dabei meistens die arterielle Hypertonie: Das Herz muss das Blut mit einem erhöhten Druck in die Blutgefäße pumpen, da es mit einem größeren Widerstand zu kämpfen hat.

Bei diagnostizierter Arteriosklerose erhält die betroffene Person (neben der Empfehlung einer gesunden Lebensweise) meistens cholesterinsenkende Medikamente. Diese können rund ein Drittel aller Herzinfarkte verhindern. Allerdings ist die Diagnose schwierig. Arteriosklerose kann völlig symptomlos verlaufen, und verengte Blutgefäße werden von den Ärzten häufig übersehen. Forscher versuchen mittlerweile eine Art Impfstoff zu entwickeln, der verhindern soll, dass eine Arteriosklerose überhaupt entsteht. Doch bis es soweit ist, bleibt die Arteriosklerose eine stille Gefahr.

Thrombose

Ein Thrombus kann durchaus nützlich sein. Wenn Sie sich beispielsweise in den Finger schneiden, stoppt die Blutung nach einigen Minuten von selbst. Der Grund sind Thrombozyten, die die Wunde so abdecken, dass die Blutung aufhört (vgl. Abbildung Nr. 3 und 4).

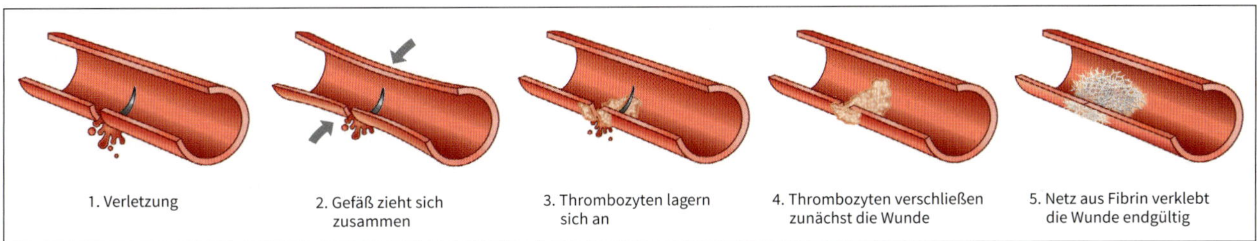

Eine Blutung wird immer nach dem gleichen Schema gestoppt. Werden Medikamente eingenommen, die die Blutgerinnung hemmen, ist dieser Mechanismus gestört.

Wer Mittel zur Blutgerinnung einnimmt, hat häufig das Problem, dass sich eine offene Wunde nicht verschließt und immer weiter blutet. Das ist nicht nur bei äußeren Wunden gefährlich. Mittel zur Beeinflussung der Blutgerinnung können auch zu inneren Blutungen führen oder diese verstärken. Hier zeigt sich schon das große Dilemma: Wenn keine Mittel zur Blutgerinnung verabreicht werden, droht ein Infarkt. Werden sie verabreicht, kann es im schlimmsten Fall zu einer Hirnblutung kommen.

Beispiel

Frau Umbreit hat einen Artikel über Thrombose gelesen. Mit Erschrecken musste sie feststellen, dass viele Risikofaktoren auf sie zutreffen: Sie raucht, bewegt sich zu wenig und sie nimmt die Antibabypille. Aus Angst vor einer drohenden Thrombose nimmt sie nun jeden Tag vorsorglich ein Aspirin®. Schon nach kurzer Zeit kommen weitere Tabletten hinzu, sobald sie Beschwerden wahrnimmt, die auf eine Thrombose hindeuten könnten.

Nach einigen Monaten des durchgängigen Aspirin®-Missbrauchs fällt Frau Umbreit tatsächlich schlagartig um. Die Diagnose: Hirnblutung. Die ständige Einnahme von Aspirin® hat ihr Blut so dünnflüssig gemacht, dass die Blutgefäße das Gehirn mit Blut überflutet haben.

Betroffene, die Mittel gegen die Blutgerinnung eingenommen haben, dürfen nicht operiert werden. Während der OP kann es zu nicht stillbaren Blutungen kommen, die mitunter lebensbedrohlich werden können. Falls eine Operation nicht aufzuschieben ist, gibt es Gegenmedikamente (Antidot), die diese Wirkung aufheben können. Kritisch wird es immer dann, wenn die Ärzte nicht wissen, dass die betroffene Person gerinnungshemmende Medikamente zu sich genommen hat, und sie trotzdem operieren.

Die gängigsten Medikamente, die einen Thrombus verhindern sollen, werden nun im Einzelnen vorgestellt.

Antikoagulanzien

Im Jahre 1920 starben massenhaft Rinder an unkontrollierbaren Blutungen. Es stellte sich heraus, dass diese Tiere verschimmelten Klee gefressen hatten, der als Blutverdünnungsmittel fungierte und dazu beigetragen hatte, dass die Rinder innerlich verbluteten. Die verursachende Verbindung wurde 1940 isoliert und im Jahr 1948 weiter vermarktet. Zuerst als Mittel gegen Ratten, die bei der Einnahme dieses Wirkstoffs innerlich verbluteten. Im Jahr 1954 wurde der Wirkstoff dann zu gesundheitsdienlichen Zwecken eingesetzt, nämlich als Mittel, um Blutgerinnsel (Verklumpungen des Blutes) zu verhindern.

Die Rede ist von **Marcumar®**, das umgangssprachlich auch als „Blutverdünner" bezeichnet wird. Marcumar® hemmt in der Leber das Vitamin K, das für die Bildung von Gerinnungsfaktoren verantwortlich ist. Marcumar® verhindert also, dass sich überhaupt Thrombozyten bilden können. Zieht man sich dann eine Wunde zu, sind die körpereigenen Mechanismen völlig machtlos und können die Blutung nicht stoppen.

Streng genommen wird Marcumar® zu den Cumarinen gezählt, die wiederum eine Untergruppe der Antikoagulanzien bilden. Marcumar® dient der langfristigen Thromboseprophylaxe und wird oral eingenommen. Es findet besonders bei einschlägig thrombosegefährdeten Menschen Anwendung (Personen, die bereits eine Thrombose hatten, Klienten mit Herzerkrankungen usw.). Seine volle Wirkung entfaltet Marcumar® nach etwa einer Woche.

Beim Umgang mit dem Medikament Marcumar® gibt es viel zu bedenken. Betroffene müssen immer einen ärztlichen Ausweis bei sich tragen. Darüber hinaus muss vor jeder Einnahme der INR-Wert (früher Quick-Wert) gemessen werden, der sich z. B. durch die Ernährung ändern kann. Marcumar® steht in Wechselwirkung mit dem Vitamin K. Dabei sind es besonders gesunde Lebensmittel wie Spinat, Zwiebeln und Kohl, die in diesem Zusammenhang gefährlich werden können. Der Umgang mit Marcumar® muss äußerst sorgfältig erfolgen, da das Medikament eine geringe therapeutische Breite besitzt. Das heißt, eine zu hohe Dosierung kann zu Blutungen führen, die im ungünstigsten Fall lebensbedrohlich werden.

Ähnlich bekannt ist der Wirkstoff **Heparin**. Heparin (z. B. Mono-Embolex®) zählt ebenfalls zu den Antikoagulanzien und verhindert die Fibrinbildung (vgl. Abbildung Nr. 5). Im Gegensatz zu Marcumar® wirkt Heparin unmittelbar, sodass es oft in Situationen einer potenziellen Gefährdung eingesetzt wird. So kommt es häufig in Krankenhäusern oder nach Krankenhausentlassungen zum Einsatz (z. B. bei älteren, immobilen und operierten Personen). Da es nicht über den Magen-Darm-Trakt aufgenommen wird, muss es intravenös (i. v.) oder subkutan (s. c.) gespritzt werden.

Thrombozytenaggregationshemmer

Ein weiteres Medikament dieser Gruppe ist eigentlich unter einer anderen Wirkung bekannt. Aspirin® wird vorwiegend gegen Schmerzen eingenommen. Als „Nebenwirkung" verhindert es aber auch die „Klebrigkeit" der Blutplättchen (vgl. Abbildung Nr. 3 und 4) und eignet sich daher zur Vorbeugung von Thrombosen. Aufgrund seiner Wirkung wird es den Thrombozytenaggregationshemmern zugeordnet.

Nicht-Vitamin-K-abhängige orale Antikoagulanzien (NOAKs)
Wie oben bereits erwähnt verlangt der Umgang mit Marcumar® viel Organisation und Wissen. Aus diesem Grund wäre man dankbar für jedes Medikament, das Marcumar® langfristig ablösen könnte. Lange Zeit lagen die Hoffnungen auf den sogenannten NOAKs, die seit 2008 auf dem Markt sind. NOAKs stehen, wie der Name schon impliziert, in keinerlei Wechselwirkung zum Vitamin K. Daher hoffte man, dass die NOAKs regelmäßige Blutuntersuchungen zur Bestimmung des Blutgerinnungswertes überflüssig machen würden. Zudem glaubte man zu Beginn, dass NOAKs weniger Nebenwirkungen haben würden. Doch all diese Hoffnungen haben sich mittlerweile zerschlagen. Hinsichtlich der Neben- und Wechselwirkungen besitzen NAOKs keine Überlegenheit. Darüber hinaus gibt es bei NAOKs kein Antidot, sodass Notoperationen sehr gefährlich werden können.

Aufgabe 41
Erläutern Sie die Vorteile von Marcumar® gegenüber den NOAKs.

Aufgabe 42
Erklären Sie, warum Ärzte vor Operationen immer fragen, ob die Patienten Aspirin® oder andere blutverdünnende Mittel zu sich genommen haben.

7 Medikamente bei Atemwegserkrankungen

Herr Storz (84 Jahre) lebt im Wohnbereich 2 des Altenpflegeheims Haus Großeichen. Er ist bereits seit 20 Jahren Asthmatiker und verwaltet die Medikamente, die er inhaliert, selbst. Nun stellen sich bei ihm erste Anzeichen einer Demenzerkrankung ein, die zur Folge haben, dass er die Bedienung seines Dosieraerosol nicht mehr richtig durchführen kann. Es fällt ihm schwer, gleichzeitig zu drücken und einzuatmen. Die Folgen seines Asthmas machen sich dadurch immer mehr bemerkbar. So ist zu beobachten, dass Herr Storz in letzter Zeit häufiger unter Luftnot leidet. In diesen Notfällen gibt es neuerdings das Problem, dass er das dann benötigte Dosieraerosol entweder nicht parat hat oder dass es leer ist.

Die Lunge ist streng genommen ein Bestandteil des Herz-Kreislauf-Systems (vgl. Kapitel 6). Sie reichert sauerstoffarmes Blut mit Sauerstoff an, der zuvor mit der Luft aus der Umwelt eingeatmet wurde. Die eingeatmete Luft gelangt über die Luftröhre in die Bronchien. Die Bronchien verzweigen sich in immer kleinere Äste. Ihre kleinste Einheit sind die Lungenbläschen (Alveolen), wo der Gasaustausch stattfindet. Einerseits wird dort Sauerstoff aufgenommen, andererseits wird aber auch Kohlendioxid, ein Abfallprodukt, das im Blutkreislauf nicht mehr benötigt wird, wieder abgegeben. Kohlendioxid schlägt den umgekehrten Weg ein und wird letztendlich wieder ausgeatmet. Die Luftröhre und die Bronchien haben eine Schleimhaut. Diese hat die Aufgabe, Fremdkörper (z. B. Staubpartikel) aus den Lungen abzutragen.

Obwohl die Lunge so gesehen zum Herz-Kreislauf-System gehört, ist sie ein so wichtiges und eigenständiges Organ, dass ihre Behandlung mit Medikamenten ein eigenes Kapitel verdient.

7.1 Behandlung von Asthma bronchiale

Die häufigste Lungenerkrankung ist das Asthma bronchiale (kurz Asthma). Seinen hohen Bekanntheitsgrad hat das Asthma vor allem der Tatsache zu verdanken, dass es schon in jungen Jahren diagnostiziert werden kann. Darüber hinaus haben die Zahlen der Neuerkrankungen seit den 1970er Jahren zugenommen. Asthma bronchiale zählt zu den **Autoimmunerkrankungen**. Das allergische Asthma ist die häufigste Form von Asthma bronchiale. Zum einen kann es zeitgleich mit Allergien diagnostiziert werden, zum anderen kann es aber auch die langjährige Folge von Allergien sein.

Asthma bronchiale ist eine chronische Erkrankung der Lunge, deren Leitmerkmal die (akute) Luftnot ist. Diese entsteht, weil die Lunge auf verschiedene Umwelteinflüsse (z. B. Kälte, Pollen) sehr sensibel mit Entzündungen reagiert.

Die Behandlung von Bronchialasthma verfolgt zwei Strategien: eine Strategie für den akuten Bedarf und eine langfristige Strategie.

	Bedarfsmedikamente (Broncholytika)	Dauermedikamente (Antiphlogistika)
Anwendung	akuter Anfall	täglich
Anwendungsziel	akute Anfälle lindern	neue Anfälle verhindern
Wirkeintritt	30 bis 60 Sekunden	nach längerer Einnahme

Behandlungsstrategien bei Asthma bronchiale

Arzneimittel zur Vorbeugung und Behandlung von Asthma, die **Antiasthmatika**, setzen an den Bronchien an. Diese sind bei Asthmatikern geschwollen, verkrampft oder durch Schleim verengt. Antiasthmatika sorgen entweder dafür, dass sich die Bronchien erweitern (Broncholytika), oder sie verhindern, dass die Bronchien eng werden (Antiphlogistika). Die meisten Antiasthmatika werden nicht nur bei Asthma eingesetzt, sondern auch bei der chronisch-obstruktiven Bronchitis (COPD).

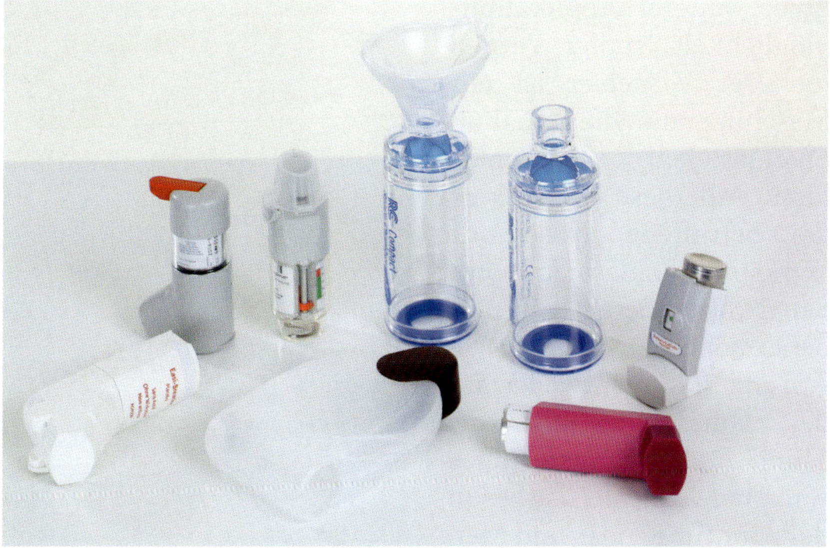

Verschiedene Dosieraerosole, u. a. mit einem Spacer als Inhalationshilfe

Bei der Einnahme von Antiasthmatika hat sich die inhalative Einnahme als Applikationsform bewährt. Hierzu gibt es verschiedenen Möglichkeiten:

Der Klassiker sind die **Dosieraerosole**. Hierbei wird das Medikament pulverisiert und portionsweise abgegeben. Dosieraerosole gibt es mit und ohne Spacer. Der Spacer ist eine Art Vorratskammer, in die der Wirkstoff hineingelangt, um dann unmittelbar nach dem Auslösen des Sprühstoßes eingeatmet werden zu können. Er ist eine Hilfe für all jene, denen er schwerfällt, gleichzeitig zu drücken und einzuatmen.

Da die Inhalation mit einem Dosieraerosol die häufigste Einnahmeform darstellt, werden die einzelnen Schritte hier beschrieben.

Materialien	– Dosieraerosol – ggf. Uhr
Vorbereitung	Die einzelnen Schritte der Vorbereitung entnehmen Sie bitte Kapitel 1.4 (Standard für die Verabreichung eines Arzneimittels).
Durchführung	1. Schutzkappe entfernen. 2. Mit Daumen und Mittelfinger (ggf. auch Zeigefinger) das Dosieraerosol halten. Der Daumen befindet sich dabei beim Mundstück (unten). 3. Das Dosieraerosol kräftig schütteln (mindestens fünf Mal). 4. Mundstück mit den Lippen komplett umschließen. 5. Kopf leicht zurückneigen. 6. Langsam und tief einatmen, zugleich den Sprühstoß auslösen (Metallbehälter nach unten drücken). 7. Atem für etwa 5 bis 10 Sekunden anhalten (in Gedanken mitzählen oder den Blick auf eine Uhr richten). 8. Langsam ausatmen. 9. Schutzkappe aufstecken.
Nachbereitung	Die Schritte der Nachbereitung finden Sie ebenfalls in Kapitel 1.4.

Standard für die pulmonale Gabe von Medikamenten mit einem Dosieraerosol

Der **Pulverinhalator** ist ähnlich wie ein Dosieraerosol aufgebaut. Er hat den Vorteil, dass er seinen Wirkstoff nur dann ausstößt, wenn auch eingeatmet wird. Allerdings muss dafür tief eingeatmet werden, was bei einer fortgeschrittenen Lungenerkrankung (Asthma bronchiale, COPD usw.) schwierig ist.

Eine weitere Applikationsmöglichkeit ist der **Vernebler**. Der Vernebler ist eine Maschine, die die Inhaltationsflüssigkeit verdampfen lässt. Auf diese Weise kann die betroffene Person die Wirkstoffe einatmen, ohne dabei besondere Techniken beherrschen zu müssen. Der Aufsatz kann entweder nur den Mund oder aber den Mund und die Nase umfassen. Der Vernebler ist besonders gut für Kinder und Menschen mit Handicap geeignet.

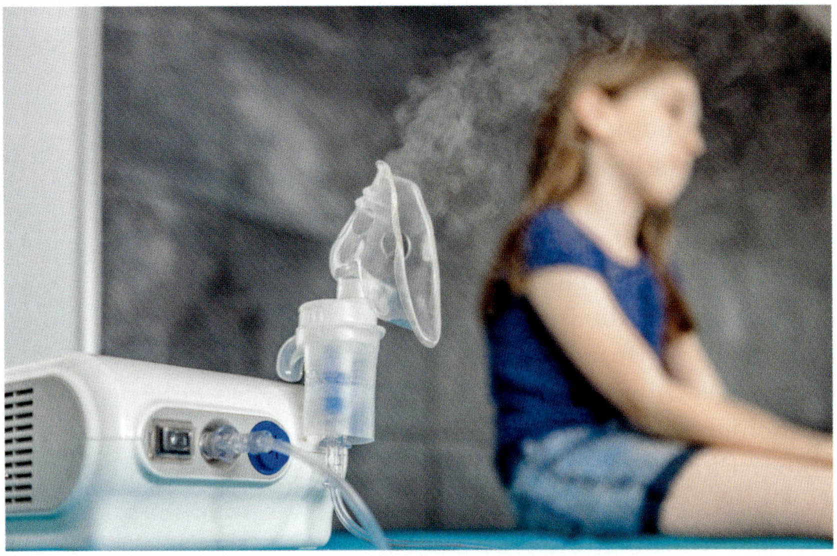

Der Vernebler ist insbesondere für Kinder eine gute Möglichkeit der inhalativen Einnahme.

Wichtig ist, dass die jeweilige Inhalationsart zum jeweiligen Medikament passt. Normalerweise kann die Einnahme der Medikamente über die Inhalation abgedeckt werden. In schwierigen Fällen werden darüber hinaus häufig noch Kortison-Tabletten verschrieben, die oral eingenommen werden müssen.

■ ***Aufgabe 43***

Erklären Sie, warum Medikamente bei einem akuten Asthmaanfall inhalativ und nicht oral eingenommen werden.

■ ***Aufgabe 44***

Nehmen Sie Bezug auf die Einstiegssituation und erläutern Sie, welche Inhalationsart für Herrn Storz besser geeignet wäre.

7.2 Broncholytika

Broncholytika sorgen dafür, dass sich die Bronchien erweitern, indem sich die Eingeweidemuskulatur entspannt. Verkrampfungen, wie sie bei einem akuten Asthmaanfall auftreten, können so gelöst werden. Hier kommen kurz wirkende Broncholytika z.B. mit dem Wirkstoff Salbutamol (z.B. Sultanol®) oder Fenoterol (z.B. Berotec®) zum Einsatz. Aber Broncholytika eignen sich auch zur dauerhaften Anwendung.

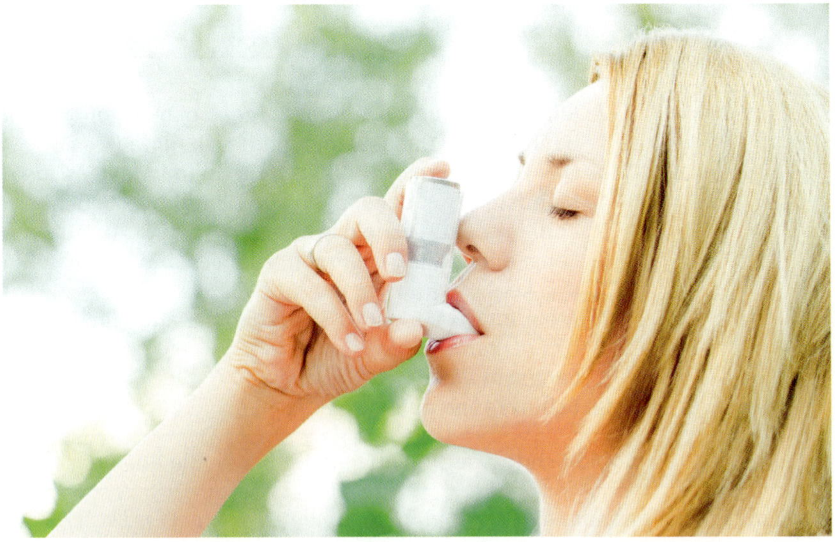

Bei akuter Luftnot ist ein inhalativ eingenommenes Broncholytikum das Mittel der ersten Wahl.

In unserem Körper befinden sich drei verschiedene Sorten von Muskeln: Die Herzmuskulatur, die quergestreifte Muskulatur, die wir bewusst bewegen und trainieren können, und die glatte Muskulatur oder Eingeweidemuskulatur. Diese befindet sich u.a. im Darm, ggf. in der Gebärmutter und in der Lunge.

Die **Eingeweidemuskulatur** können wir nicht willentlich steuern oder trainieren. Das System lässt sich aber beeinflussen, indem das vegetative Nervensystem manipuliert wird. Das vegetative Nervensystem besteht aus dem Sympathikus und dem Parasympathikus (vgl. Kapitel 6.1). Der Sympathikus ist in Stresssituationen aktiv, der Parasympathikus in Ruhephasen. In Stresssituationen ist unser Körper im „Kampfmodus", d.h., unser Herz schlägt schneller und unsere Bronchien weiten sich.

Genau an dieser Stelle setzen Broncholytika an. Sie aktivieren im vegetativen Nervensystem den Sympathikus. Dadurch entspannt sich die Eingeweidemuskulatur und die Bronchien werden weit. Die Manipulation des vegetativen Nervensystems erklärt auch die Nebenwirkungen, die mit der Einnahme von Broncholytika auftreten können. Wenn der Sympathikus unter den Broncholytika über sein Ziel hinausschießt, kann es zu einer Tachykardie und einer arteriellen Hypertonie kommen.

7.3 Antiphlogistika und Exkurs: Kortison

Antiphlogistika sind Medikamente gegen Entzündungen. Dazu zählen zum einen auch entzündungshemmende Wirkstoffe aus der Gruppe der Analgetika wie beispielsweise Ibuprofen oder Diclofenac (vgl. Kapitel 4.1) und zum anderen das ebenso bekannte Kortison, das u.a. in der langfristigen Asthmatherapie zur Anwendung kommt. Es beseitigt die Entzündungen und verhindert dadurch Schwellungen. Kortison ist ein sehr komplexer Wirkstoff, der gleich gegen mehrere Krankheiten eingenommen werden kann (siehe Abbildung).

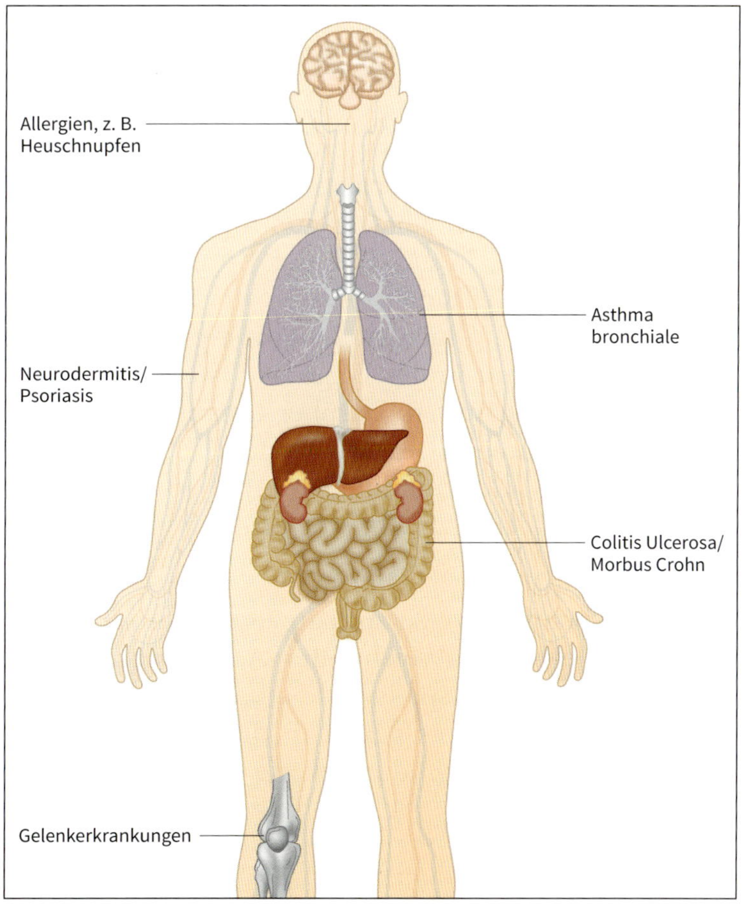

Der Wirkstoff Kortison kann gleich mehrere Erkrankungen wirksam bekämpfen.

Eigentlich ist Kortison ein Hormon, das in der Nebenniere hergestellt wird. Es dringt in die Körperzellen ein und hindert sie daran, Entzündungen zu bilden. Im Vergleich zu den entzündungshemmenden Analgetika ist Kortison wesentlich effektiver und wird daher von vielen gefeiert. Aufgrund seiner möglichen Nebenwirkungen wird es aber auch gefürchtet. Die Wirkstoffe, die in der Kortisontherapie zum Einsatz kommen, bestehen aus synthetischen Abkömmlingen des körpereigenen Hormons.

Aufgrund der Tatsache, dass es sich bei Kortison um ein körpereigenes Hormon handelt, sollten kortisonhaltige Präparate am besten morgens zwischen 06:00 und 8:00 Uhr verabreicht werden. Denn zu dieser Zeit produziert der Körper selbst Kortison. Mit der Synchronisierung der Einnahme entstehen weniger Irritationen im Körper, sodass Nebenwirkungen reduziert werden können.

Alle Nebenwirkungen sind auf eine erhöhte Kortisonkonzentration im Blut zurückzuführen und spielen am häufigsten bei der Einnahme von Tabletten eine Rolle. Sie werden unter den Begriff „Cushing-Syndrom" zusammengefasst.

Bei allen in der Abbildung aufgeführten Erkrankungen, die mit Kortison therapiert werden, handelt es sich um **chronische Krankheiten**. Dies impliziert, dass Kortison lange angewendet werden muss und dementsprechend viele Symptome auftreten können. Da Kortison direkt in die Zellen eindringt, kann es zu erheblichen Nebenwirkungen für den Stoffwechsel kommen. Die Langzeitbehandlung kann beispielsweise zu Wassereinlagerungen führen, die sich durch eine Gewichtszunahme bemerkbar machen. Die Wassereinlagerungen können sich auch im Gesicht zeigen (Vollmondgesicht) und gehen dann oft mit roten, aufgequollenen Wangen (Hamsterbäckchen) einher. Im Bauchbereich kann es zu roten Streifen kommen. Akne ist ebenfalls eine häufige Nebenwirkung.

Beispiel

Herr Ludwig leidet unter der chronischen Darmerkrankung Colitis ulcerosa. Hierbei kommt es schubweise zu Entzündungen im Dickdarm, die sich durch Bauchschmerzen und Durchfälle bemerkbar machen können.

Der Arzt verordnet Herrn Ludwig Kortison. Die Beschwerden bessern sich. Allerdings zeigen sich mit der Zeit auch vermehrt Nebenwirkungen. Herr Ludwig nimmt an Gewicht zu und hat Pickel in der Bauchgegend. Er fühlt sich aufgedunsen und unattraktiv. Aufgrund der Tatsache, dass er die krankheitsbedingten Beschwerden nicht mehr merkt, die Nebenwirkungen des Kortisons aber umso mehr, beginnt er darüber nachzudenken, ob er das Kortison eigenmächtig absetzen soll.

Die Liste der Nebenwirkungen ist sogar noch länger. Da Kortison ein Stresshormon ist, versetzt auch die Gabe der künstlichen Ableger den Körper in ständige Alarmbereitschaft. Wenn sich der Körper andauernd im **Stressmodus** befindet, stellt er viel Energie bereit (Eiweiß, Calcium, Glukose). Langfristig kann das zu einem Mangel und in der Folge zu Osteoporose oder Muskelschwäche führen. Darüber hinaus arbeitet das Immunsystem unter Stress nicht mehr so effektiv, sodass sich die Infektanfälligkeit erhöhen kann. Der ständige Stress kann zudem eine arterielle Hypertonie begünstigen.

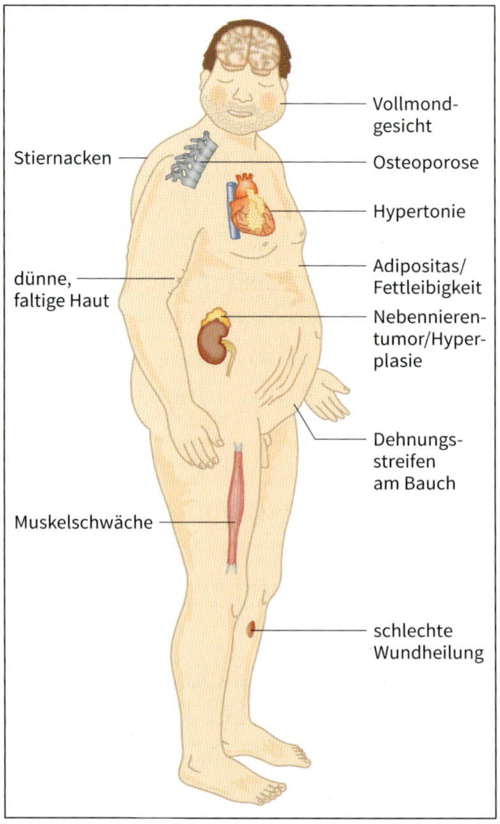

Kortison hat zahlreiche Nebenwirkungen.

Um die Nebenwirkungen zu reduzieren, wird Kortison möglichst lokal verabreicht. Bei Asthma bronchiale wird das Kortison beispielsweise inhaliert. Bei Gelenkserkrankungen wird es genau in die Stelle gespritzt, wo die erhöhten Entzündungswerte die Probleme verursachen (z. B. Knie).

Doch auch die lokale Anwendung von Kortison verläuft nicht immer ganz komplikationslos. Asthmatiker, die das Kortisonspray falsch anwenden und den Mund nach der Inhalation nicht gründlich ausspülen, haben ein erhöhtes Risiko, eine Pilzinfektion im Mundbereich zu bekommen. Noch schlimmer können die Nebenwirkungen bei Kortisonspritzen ausfallen. Denn mit der Einführung der Nadel in die zu behandelnde Stelle werden auch immer Erreger in den Körper miteingeschleust. Das ist vor allem darum problematisch, weil Kortison das Immunsystem unterdrückt. So können als Folge einer lokalen Kortisonspritze schwerwiegende Infektionen entstehen.

Weil Kortison ein körpereigenes Hormon ist, stellt die Nebenniere bei einer längeren Gabe von Kortisonpräparaten ihren Dienst ein. Schließlich ist im Körper eine ausreichende Konzentration von Kortison festzustellen. Aus diesem Grund darf Kortison nie abrupt abgesetzt werden. Es muss vielmehr durch eine langsame Reduzierung der Dosis ausgeschlichen werden. In dieser Zeit sollte die betroffene Person keinen Stresssituationen ausgesetzt sein. Denn aufgrund des entstandenen Kortisonmangels fehlt ihr das Rüstzeug, um eine solche Stresssituation adäquat bewältigen zu können. Es kann schließlich zu einer sogenannten **„Addison-Krise“** kommen, die durch einen Abfall des Blutdrucks, einen Schockzustand bzw. eine Bewusstseinstrübung bis hin zum Koma gekennzeichnet ist.

Pflegerische Aufgaben

- Die Faktoren, die einen Asthmaanfall auslösen, sollten identifiziert und möglichst vermieden werden. Hier ist es die Aufgabe der Pflegenden, den Klienten sowohl bei der Identifikation als auch bei der Vermeidung von unfreiwillig wie von freiwillig herbeigeführten Faktoren zu unterstützen.
- Sport ist eine durchaus effektive Maßnahme, um den Krankheitsverlauf aufzuhalten. Personen mit Asthma bronchiale haben mit Sport in der Vergangenheit oft negative Erfahrungen gemacht (z.B. Luftnot). Daher gilt es, die Betroffenen zu motivieren und für sie eine passende Sportart zu finden.
- Die Inhalationsart sollte immer wieder hinsichtlich ihrer Effektivität überprüft werden. Verschafft die Inhalation tatsächlich eine Linderung der Beschwerden? Kann die betroffene Person die Inhalationsart fachgerecht durchführen?

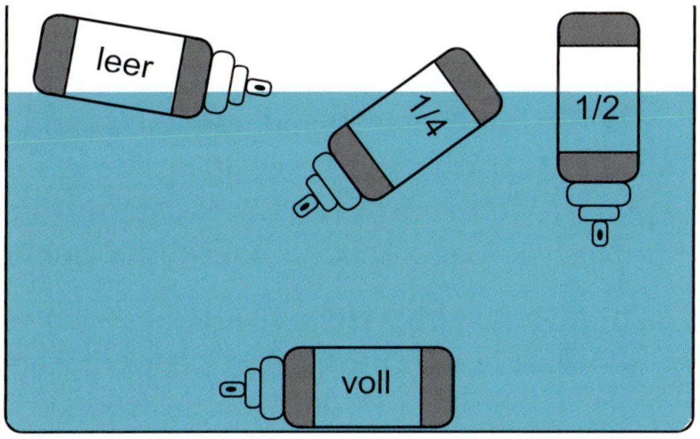

Der Füllungszustand eines Dosieraerosols lässt sich am besten bestimmen, wenn es in einen Wasserbehälter gelegt wird.

- Notfallmedikamente sollte der Betroffene immer bei sich führen, sodass diese im Notfall auch zum Einsatz kommen können. Auch sollte regelmäßig kontrolliert werden, ob z.B. das Dosieraerosol noch ausreichend gefüllt ist.

■ *Aufgabe 45*

Beschreiben Sie, was man unter dem „Cushing-Syndrom“ versteht.

■ *Aufgabe 46*

Erläutern Sie den Begriff „Addison-Krise“.

8 Medikamente, die die Sexualfunktion beeinflussen

Emilia Dragulescu (17 Jahre) kommt verspätet und schlecht gelaunt in den Unterricht. „Was ist los?", fragt Janina Langhals (18 Jahre) in der ersten Pause. „Ich weiß auch nicht", sagt Emilia. „Ich bin so antriebsarm, müde und unmotiviert. Es gibt Tage, da würde ich am liebsten gar nicht aufstehen."

Emilia macht eine kurze Pause und nimmt einen Schluck von ihrem Kaffee. „Ich habe den Verdacht, dass das an der Antibabypille liegt. Ich hab mich da mal im Internet informiert. Es gibt viele Frauen, die von ähnlichen Problemen berichten."

„Das kann ich mir vorstellen", sagt Janina. „Das sind ja auch kleine Hormonbomben, die wir da jeden Tag einnehmen müssen."

„Ich denke, dass ich das mit meinem Freund die nächsten Tage mal besprechen muss. Ich muss mir da eine Alternative überlegen."

„Ich habe solche Probleme nicht", berichtet Janina. „Deswegen hab ich auch keinen Anlass für eine Veränderung. Und das Beste ist: Die Krankenkasse zahlt. Wenn das irgendwann nicht mehr der Fall sein sollte, vielleicht überlege ich mir dann was Neues."

Dass Medikamente gesellschaftliche Veränderungen herbeiführen können, ist besonders für Arzneimittel, die die Sexualfunktion beeinflussen, gut belegt. Als die Antibabypille auf den Markt kam, wurde sie als sexuelle Befreiung der Frau begriffen. Wie bedeutsam die Antibabypille ist, zeigt sich auch daran, dass sie nach wie vor als „**die** Pille" bezeichnet wird. Unter Tausenden von Pillen hat es allein die Antibabypille geschafft, diesen Titel verliehen zu bekommen. Wenn ein Mann fragt: „Nimmst du die Pille?", dann ist klar, dass er sich nicht nach Antibiotika, Magenschutz- oder Blutdruckpillen erkundigt.

Doch auch andere Medikamente, die sich um das Thema Sex und Schwangerschaft drehen, sorgen für ein erhöhtes Gesprächspotenzial. Seit dem Jahr 2015 ist die Postkoitalpille („Pille danach") rezeptfrei in der Apotheke erhältlich. Diese Maßnahme wurde zu jener Zeit kontrovers diskutiert. Mit einem großen Medienecho bedacht wurde auch die Einführung des Potenzmittels Viagra®. Eine Nummer kleiner, aber ebenfalls spektakulär ist der Wirkstoff Clomifencitrat, der bei unerfüllten Kinderwünschen zum Einsatz kommt.

Unsere Sexualfunktionen werden im erheblichen Maße von Hormonen gesteuert. Die übergeordneten Instanzen für die Hormonsteuerung befinden sich im Gehirn. Zuständig sind vor allem der Hypothalamus und die Hypophyse (Hirnanhangsdrüse). Diese haben Einfluss auf die lokalen Organe, die für die Hormonausschüttung zuständig sind. Das sind bei der Frau hauptsächlich die Eierstöcke (Östrogene) und beim Mann die Hoden (Testosteron).

Die Hormone beeinflussen sowohl Prozesse im Körperinneren als auch das Verhalten. So regulieren Östrogene den Menstruationszyklus, indem sie die Reifung der Eizelle vorantreiben. Darüber hinaus regeln sie auch weitere Körperprozesse, sodass es zu einer Befruchtung der Eizelle kommen kann.

8.1 Empfängnisverhütung (orale Kontrazeptiva)

Die Einführung der **Antibabypille** (orale Kontrazeptiva) in den 1960er Jahren rief sowohl Kritiker als auch Befürworter auf den Plan. Die Kritiker befürchteten einen Verfall der Sitten durch sexuelle Ausschweifungen. Sie nahmen an, dass moralische Verfehlungen wie Ehebruch durch dieses Verhütungsmittel zunehmen würden. Die Befürworter feierten, dass die Frau nun ein selbstbestimmtes Leben führen könne. Die Zahl der unerwünschten Schwangerschaften würde abnehmen, was letztendlich alle befürworten müssten.

Noch heute wird die Antibabypille kontrovers diskutiert. Nur hat sich der Inhalt der Debatte verschoben. Heute geht eher um die erwünschten Wirkungen und die unerwünschten Nebenwirkungen bzw. um die daraus resultierende Frage, ob die Vorteile dieses Verhütungsmittels die Nachteile überwiegen.

In manchen Kreisen genießt die Antibabypille nach wie vor einen guten Ruf und ist dort so etwas wie das Symbol für die erste Partnerschaft. Dazu haben besonders **zwei Faktoren** beigetragen:

1. Die Antibabypille wird immer noch sehr geschickt vermarktet. Die Konzepte wirken scheinbar vor allem auf junge Menschen extrem ansprechend (Internetseiten, Verpackung usw.).
2. Viele Berichte von Frauen bescheinigen der Antibabypille erstaunliche Wirkungen. Dabei geht es nicht nur um die Verhütung, sondern auch um ein besseres Hautbild (Akne), eine erfolgreiche Bekämpfung gynäkologischer Erkrankungen (z. B. Zysten), die Behebung hormoneller Störungen (Haarausfall, Bartwuchs) und weniger Menstruationsbeschwerden. Einige berichten sogar von größeren Brüsten oder von einer Gewichtsabnahme.

■ *Aufgabe 47*

Schauen Sie sich verschiedene Verpackungen von Antibabypillen und von Süßigkeiten (wie z. B. Fruchtgummis) an.

a) Vergleichen Sie die Verpackungsdesigns und arbeiten Sie optische Gemeinsamkeiten und Unterschiede heraus.

b) Erörtern Sie, ob die Kundin das Medikament anhand der Verpackung klar von den Süßigkeiten unterscheiden kann.

Es ist wahr, dass einige Antibabypillen positive Auswirkungen auf unreine Haut haben können. Falsch ist dagegen, dass junge Frauen durch deren Einnahme größere Brüste bekommen. Diese irrige Annahme basiert meist auf einem einfachen Denkfehler: Wenn ein junges Mädchen anfängt, die Antibabypille einzunehmen, kann es natürlich sein, dass sie nach einiger Zeit feststellt, dass ihre Brüste gewachsen sind. Aber ihre Brüste sind größer geworden, weil sie sich gerade in der Pubertät befindet und körperliche Veränderungen wie Brustwachstum dazu gehören. Die wahrgenommene Veränderung hat also nichts mit der Antibabypille zu tun. Die Brüste des jungen Mädchens wären auch ohne Einnahme der Antibabypille gewachsen.

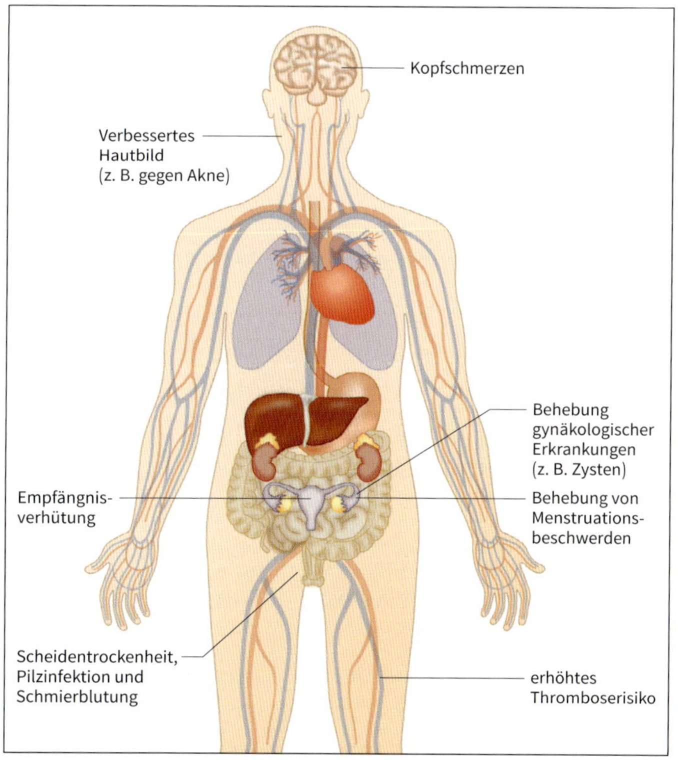

Erwünschte Wirkungen und unerwünschte Nebenwirkungen der Antibabypille

Die Berichte über eine Gewichtsreduktion durch die Antibabypille müssen arg bezweifelt werden. Die Antibabypillen der zweiten Generation stehen ganz im Gegenteil bis heute im Verdacht, das Gewicht durch **Wassereinlagerungen** zu erhöhen. Die Antibabypillen der dritten und vierten Generation erhöhen das Gewicht zwar nicht durch Wassereinlagerungen. Allerdings gibt es auch keinen Nachweis dafür, dass die Frauen Gewicht verlieren, und außerdem haben genau diese Wassereinlagerungen scheinbar einen schützenden Effekt vor Thrombosen.

Spätestens 2016 geriet das Image der Antibabypille gehörig ins Wanken. Unter dem Hashtag #MyPillStory auf Twitter berichteten viele Frauen über die negativen Folgeerscheinungen der Antibabypille. Befürworter dieser Diskussion finden es gut, dass die Frauen offen über ihre Erfahrungen mit der Antibabypille reden. Die Kritiker sprechen hingegen von überzogenen Dramatisierungen und Panikmache. Zwar seien Berichte über eine Lungenembolie erschreckend, aber sie geben nicht zwangsläufig das statistische Risiko wider.

Der folgende Bericht stammt von einer jungen Frau, die eine Lungenembolie erlitt.

„Ich habe vergleichsweise spät, mit 24 Jahren, angefangen die Pille zu nehmen. Damals war ich gerade in einer neuen Beziehung und wir haben gemeinsam über Verhütung gesprochen. Das Thema Pille stand schnell im Raum, aber ich war erstmal skeptisch. Mir war nicht wohl bei dem Gedanken, Hormone einzunehmen. Meine Frauenärztin hat mich dann aber beruhigt und meinte, dass die Pille zu Unrecht in Verruf geraten sei und die neuen Pillen viel niedriger dosiert seien, weniger Nebenwirkungen hätten und besser für den Körper seien. Von nichthormonellen Verhütungsmethoden hat sie mir abgeraten, weil diese zu unsicher seien. Sie hat mir dann gleich ein Präparat vorgeschlagen und gesagt, dass dieses auch für mein Hautbild besonders gut sei und meine Haare schöner mache. Außerdem würde es durch diese Pille nicht zu Wassereinlagerungen kommen und ich würde eventuell sogar etwas abnehmen. Eigentlich wollte ich ja nur verhüten, zumal ich überhaupt nicht übergewichtig war. Obwohl ich ja kein Teenager mehr war, habe ich mich überzeugen lassen (Interview mit Felicitas Rohrer)."

Quelle: Glaeske, Gerd u. a: Pillenreport, Bremen, Universität, 2015, S. 40

■ *Aufgabe 48*

Diskutieren Sie, was Felicitas Rohrer in dem Gespräch mit ihrer Frauenärztin hätte anders machen können.

In dem oben dargestellten Fall wurde eine Antibabypille der sogenannten vierten Generation verschrieben. Im Gegensatz zu den Präparaten der zweiten Generation haben die Betroffenen zwar weniger Wassereinlagerungen und damit weniger Gewicht. Allerdings erhöht sich bei Antibabypillen der vierten (ebenso wie der dritten) Generation das **Thromboserisiko**.

Die Diskussion über Nebenwirkungen ist schwierig. Wie immer geht es bei Nebenwirkungen um Wahrscheinlichkeiten und den eventuellen Einfluss weiterer begünstigender Faktoren: Nehmen wir beispielsweise das erhöhte Thromboserisiko. Eine Thrombose, die zu einer Lungenembolie, einem Herzinfarkt oder einem Schlaganfall führen kann (vgl. Kapitel 6.3), ist eine der gefährlichsten Nebenwirkungen, die das Leben nachhaltig negativ verändern kann. Tatsächlich kommt eine Thrombose jedoch sehr selten vor. Und: Eine Frau, die die Antibabypille nimmt, raucht, sich ungesund ernährt und wenig bewegt, hat sicherlich ein höheres Thromboserisiko als eine Frau, die zwar die Antibabypille nimmt, sich aber allen anderen Risikofaktoren nicht aussetzt. Ähnlich verhält es sich bei den Nebenwirkungen Depressionen, Antriebslosigkeit und Müdigkeit. Auch hier wäre es zu einfach, die Schuld daran einzig und allein der Antibabypille zu geben. Sie kann ein begünstigender Faktor sein.

Die Einnahme der Antibabypille sollte immer wieder hinterfragt werden. Wenn z.B. eine junge Frau mit 13 oder 14 Jahren anfängt, die Antibabypille zu nehmen, und erst damit aufhören möchte, wenn sie schwanger werden will, wird sie nie erfahren, wie das Körpergefühl ohne Antibabypille ist. Dabei gibt es zahlreiche Berichte von Frauen über eine veränderte psychische Verfassung und auch über eine veränderte Lust auf Sex. Wurde die Antibabypille einst als **sexuelle Befreiung** gefeiert, kann das Absetzen der Pille zu einer psychischen Befreiung führen. Oder zu einer wahren sexuellen Befreiung? Das wäre der Fall, wenn eine Frau die Antibabypille wieder absetzt und plötzlich eine ungeahnte sexuelle Erregung verspürt, die sie vorher nicht kannte.

Beispiel

Ricarda verhütete in ihrer ersten Beziehung mit der Antibabypille. Doch häufig fehlte ihr die Lust auf Sex. Beim Sex musste sie oft feststellen, dass sie keine Erregung verspürte. Ricarda war stark verunsichert, weil sie das Gefühl hatte, viel weniger Freude am Sex zu haben als ihre Freundinnen. Sie fragte sich deshalb, ob mit ihr irgendetwas nicht stimmt. Sex war für sie etwas, das sie stresste. Die Beziehung scheiterte.

Einige Monate später hatte sie ihre zweite Beziehung. Ihr neuer Freund wollte nicht, dass sie die Antibabypille nimmt, und benutzte Kondome. Ricarda hatte plötzlich ein ganz anderes Körpergefühl. Sie war häufiger erregt und hatte viel mehr Lust auf Sex. Durch diese Erfahrungen verband Ricarda nun mit Sex etwas Positives.

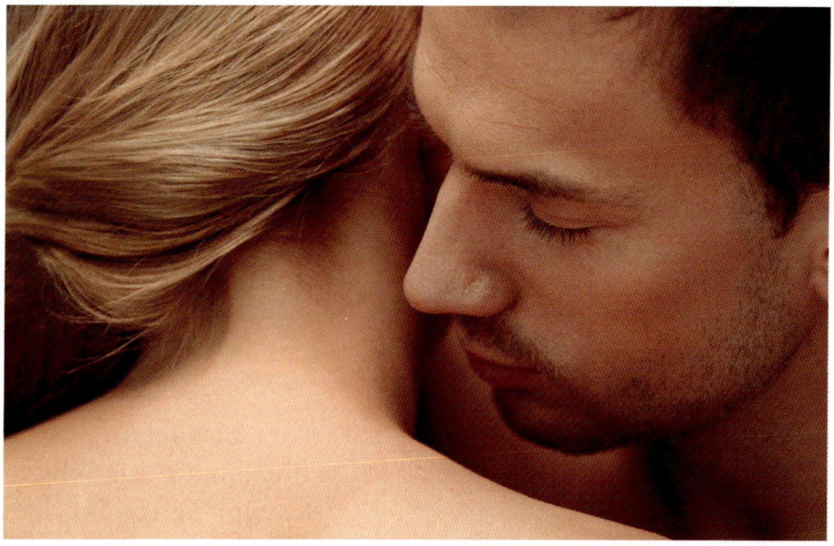

Die Antibabypille verändert den Körpergeruch und auch die Geruchswahrnehmung.

Darüber hinaus gibt es eine Theorie, die ebenfalls sehr brisant ist. Diese Theorie besagt, dass eine Frau, die die Antibabypille nimmt, anders riecht und auch einen anderen **Geruchssinn** hat. Wenn die Frau die Antibabypille nun wieder absetzt (z.B. weil sie schwanger werden möchte), kann es sein, dass die Partner sich plötzlich nicht mehr riechen können.

Das alles muss nicht einmal bewusst ablaufen. Die veränderte Geruchswahrnehmung kann sich auf die Stimmung und die Gefühle auswirken, ohne dass die betroffenen Personen es merken. Dass Hormone den Geruchssinn verändern können, ist hinreichend belegt und kann von zahlreichen, schwangeren Frauen bestätigt werden. Dass die Scheidungsraten seit Einführung der Antibabypille zugenommen haben, kann aber genauso gut Zufall sein.

Der Ruf der Antibabypille hat in den letzten Jahren erheblich gelitten. Daher stellt sich verstärkt die Frage nach den **Alternativen**. Hierbei wird zwischen hormonhaltigen Verhütungsmitteln (Hormonspirale, Verhütungsring usw.) und hormonfreien Verhütungsmitteln (Kondom, Femidom, Diaphragma, Kupferspirale, Sterilisation usw.) unterschieden. Generell sind hormonhaltige Verhütungsmittel nie nebenwirkungsarm oder gar nebenwirkungsfrei. Das Kondom besitzt gegenüber den anderen Alternativen den Vorteil, dass es auch vor sexuell übertragbaren Krankheiten schützt (das Femidom teilweise auch), was für Frauen, die häufiger ihre Sexualpartner wechseln, ein wichtiger Aspekt sein sollte.

Darüber hinaus gibt es noch die Möglichkeit der natürlichen Verhütung: Im Durchschnitt ist eine Frau fünf Tage im Monat fruchtbar. Mittlerweile versprechen viele Apps, diese Tage genau berechnen zu können. Dazu brauchen sie Informationen über die Körpertemperatur der Frau, ihre psychische Verfassung und andere Besonderheiten. Auf Basis dieser Daten erstellt der Algorithmus eine Vorhersage. Doch viele Experten warnen in diesem Zusammenhang vor **ungewollten Schwangerschaften**: Die Methode ist sehr fehleranfällig und nur Frauen zu empfehlen, für die es kein allzu großes Problem darstellen würde, wenn sie doch schwanger werden sollten.

Keine Verhütungsmethode ist die Postkoitalpille („Pille danach"). Sie ist ein reines Notfallverhütungsmedikament und wird im folgenden Kapitel behandelt.

8.2 Postkoitalpille

■ ***Aufgabe 49***

Notieren Sie Ihre spontanen Gedanken zu dem fiktiven Werbeplakat.

Die unter dem umgangssprachlichen Namen „Pille danach" bekannte Postkoitalpille verhindert nach einem ungeschützten Geschlechtsverkehr eine Befruchtung der Eizelle, indem sie den Eisprung unterbindet.

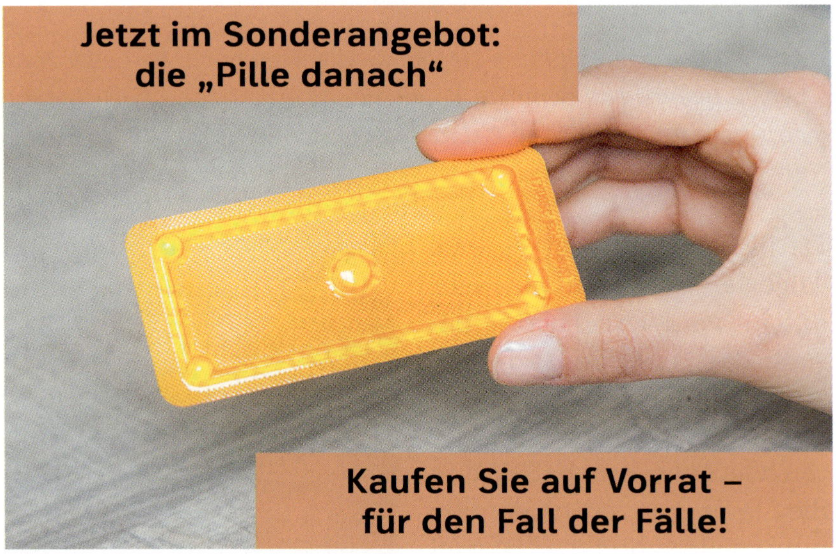

Diese Empfehlung ist rein fiktiv. Selbstverständlich gibt es kein Werbeplakat, das eine solche Empfehlung aussprechen würde.

Was aber, wenn sich die befruchtete Eizelle bereits eingenistet hat? Einige behaupten, dass die Postkoitalpille auch dann noch eine Wirkung hat. Aber zweifelsfrei belegen lässt sich das nicht. Es gibt ausreichend Fälle, in denen es trotz „Pille danach" zu Schwangerschaften gekommen ist. Das kann allerdings auch daran liegen, dass zum Zeitpunkt der Einnahme bereits eine Schwangerschaft vorgelegen hat. Denn eine Abtreibungspille ist die „Pille danach" definitiv nicht. Je eher die Postkoitalpille eingenommen wird, desto höher ist die Wahrscheinlichkeit, dass sie eine Schwangerschaft verhindert. Deswegen sollte die sie möglichst innerhalb der ersten 24 Stunden nach dem Geschlechtsverkehr genommen werden. Die maximale Frist beträgt 72 Stunden.

Die Postkoitalpille kann zwar innerhalb eines Menstruationszyklus' mehrmals genommen werden, zieht dann aber unter Umständen erhebliche Begleiterscheinungen nach sich. Schließlich besteht das Notfallverhütungsmittel aus hoch dosierten Hormonen, die starke Veränderungen im Körper auslösen. Es kann u. a. zu Übelkeit und Erbrechen, Kopf- und Bauchschmerzen kommen. Bei einer häufigeren Einnahme im Monatszyklus erhöht sich das Risiko der Nebenwirkungen und die Monatsblutung kann sich verschieben.

Erst seit Beginn 2015 ist die „Pille danach" frei verkäuflich. Zuvor unterlag sie der Rezeptpflicht. Befürworter sehen darin den Vorteil, dass die „Pille danach" nun schnell und unkompliziert nach einem ungeschützten Geschlechtsverkehr besorgt werden kann. Kritiker hingegen warnen vor neuen Problemen, die dadurch auftreten können. Diese Probleme werden in den folgenden Szenarien dargestellt.

Der Verkauf der „Pille danach“ wird zunehmen.

Ohne die ärztliche Beratung wird die „Pille danach“ häufiger falsch eingenommen (z. B. zum falschen Zeitpunkt).

Die „Pille danach“ könnte in Zukunft als normale Verhütungsmethode missverstanden und nicht als Notfallverhütungsmethode verstanden werden.

Es ist zu befürchten, dass die „Pille danach“ bald mit gleicher Selbstverständlichkeit über den Apothekertresen gereicht werden wird wie Kopfschmerztabletten.

Bei Vergewaltigungen könnte der Täter die „Pille danach“ schon vorsorglich gekauft und mitgebracht haben, um sie dann dem Opfer zwangsweise zu verabreichen. Das könnte zu mehr Vergewaltigungen führen.

Mögliche Bedenken gegen die Freiverkäuflichkeit der Postkoitalpille

■ ***Aufgabe 50***
Bewerten Sie die oben stehenden Aussagen. Geben Sie an, ob Sie die einzelnen Szenarien für realistisch oder unrealistisch halten.

8.3 Medikamente bei Kinderwunsch

Von Geburt an hat jede Frau einen festgelegten Satz an Eizellen, von denen meist jeden Monat im Zuge des Menstruationszyklus eine Eizelle Richtung Gebärmutter wandert. Wird diese befruchtet, kann es zu einer Schwangerschaft kommen. In diesen Mechanismus greift der Wirkstoff **Clomifencitrat** ein, indem er den Eisprung (Ovulation) anregt und damit die Fruchtbarkeit steigert.

Ovulationsauslösende Medikamente werden häufig Frauen mit Kinderwunsch verschrieben, die trotz ungeschütztem Sex nicht schwanger werden, weil sie nur selten oder unregelmäßig einen Eisprung haben. Allerdings schießt der Wirkstoff über das Ziel hinaus, denn bei geschätzten 5 % bis 15 % der damit behandelten Frauen reifen gleich mehrere Eizellen heran. Die Folge: Zwillinge oder gar Drillinge.

Diskutiert man über die Folgen einer Zwillingsgeburt, so geht es nicht allein um Fragen wie die Belastbarkeit der Eltern, sondern vielmehr um mögliche gesundheitliche Probleme der Kinder. Zwillinge haben ein erhöhtes Risiko, zu früh zur Welt zu kommen, und Frühchen haben wiederum ein höheres Risiko für Atemwegs- und Herz-Kreislauf-Erkrankungen, für Infektionen und Entwicklungsverzögerungen.

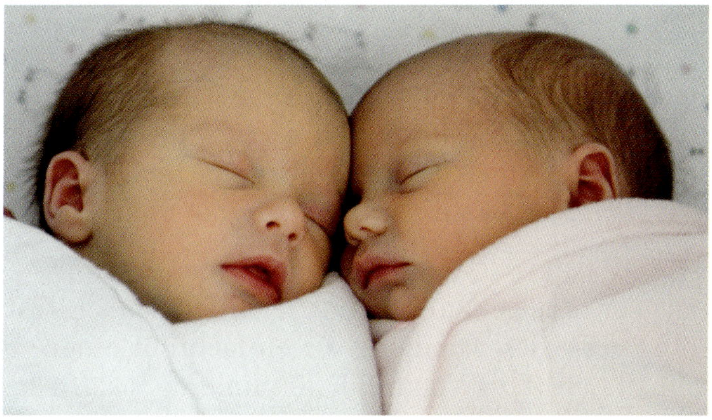

Die Zwillingsgeburten haben sich seit den 1980er Jahren verdoppelt.

Ein wenig überspitzt formuliert kann also eine **Mehrlingsgeburt** als Nebenwirkung der Kinderwunschbehandlung betrachtet werden. Die hohe Zahl der Zwillingsgeburten ruft Kritiker auf den Plan, die der Ansicht sind, dass der Wirkstoff Clomifencitrat zu schnell und zu häufig eingesetzt wird. Die Verabreichung eines Medikaments ist im Vergleich zu seinen Alternativen (z. B. künstliche Befruchtung) eine relativ kostengünstige und wenig aufwendige Maßnahme, die insbesondere Frauen, die schon ein wenig älter und in Bezug auf den Kinderwunsch sehr ungeduldig sind, vehement einfordern können, weil sie keine Zeit mehr verstreichen lassen wollen.

8.4 Mittel bei erektiler Dysfunktion

Den Namen Viagra® hat vermutlich jeder schon einmal gehört. Die Geschichte um das Medikament mit dem Wirkstoff **Sildenafil** beinhaltet alles, was es für eine große Geschichte braucht: eine witzige Entstehung, ein brisantes Thema (Sex) und Erfolg.

Die Entstehung von Viagra® basiert auf einem Zufall: Ursprünglich wollten Forscher ein Medikament gegen Herzerkrankungen testen. Während die Erwartungen bezüglich der Ursprungsidee nicht ganz erfüllt werden konnten, berichteten die Probanden über ungewollte und ausdauernde Erektionen. Schließlich schwenkten die Verantwortlichen um und das erste Potenzmittel der Welt wurde geboren.

Viagra® ist kein Aphrodisiakum, d. h., es schafft keine sexualisierte Stimmung. Es fördert vielmehr die Durchblutung im Penisgewebe, indem es die Blutgefäße entspannt und erweitert. Diese Wirkung auf die Blutgefäße kann auch bei anderen Krankheiten hilfreich sein. So findet Viagra® beispielsweise auch bei Lungenhochdruck (erhöhter Blutdruck im Lungenkreislauf) Anwendung, wo es ebenfalls durch Erweiterung der Blutgefäße den Druck verringert.

Es ist Viagra® zu verdanken, dass **Erektionsstörungen** kein Tabuthema mehr sind. Als das Medikament 1998 auf den Markt kam, gab es schon bald erste Prominente, die sich öffentlich zu dem Medikament bekannten. Das förderte nicht nur den Umsatz, sondern trug vor allem dazu bei, dass Erektionsstörungen zu einem Thema wurden, über das jeder reden durfte, ohne sich schämen zu müssen.

Viagra® ist heute das mit Abstand bekannteste Mittel gegen Erektionsstörungen und hat 20 Jahre nach seiner Zulassung rund 65 Millionen Kunden weltweit gefunden. In den Zeiten vor Viagra® hantierten verzweifelte Männer mit unterschiedlichen Mitteln, die sich allesamt als wenig wirksam herausstellten. Verbreitet war etwa pulverisiertes Horn (z. B. von Nashörnern), was erheblich dazu beigetragen hat, dass Nashörner gejagt, getötet und ihre Hörner abgesägt und verarbeitet wurden. So gesehen ist die Einführung von Viagra® indirekt auch dem Tierschutz zugutegekommen.

Doch bei allem Lob darf nicht vergessen werden: Auch bei Viagra® können Nebenwirkungen auftreten. Diese können sich als unspezifische Beschwerden wie Kopfschmerzen, Hitzewallungen oder Übelkeit bemerkbar machen. Gerade weil diese Beschwerden so unspezifisch sind, kann es passieren, dass sie gar nicht mit dem Medikament in Verbindung gebracht werden.

Darüber hinaus kann Viagra® leichtfertig als **Lifestyle-Droge** missbraucht werden, etwa von völlig gesunden Männern, die einfach nur einen sexuell aktiven Abend haben möchten. Der schnelle Griff zu Viagra® kann außerdem dazu beitragen, dass die (psychologischen) Ursachen einer tatsächlichen Erektionsstörung nicht mehr hinterfragt werden, obwohl eine solche Analyse angebracht wäre, um die Probleme nachhaltig zu lösen.

9 Antiinfektiva

Der Wohnbereichsleiter Cem Aydin berichtet bei der Übergabe, dass sich nun auch Herr Marterer und damit schon die fünfte Person mit einem Magen-Darm-Keim infiziert hat. „Jede Menge angeschlagene Leute, die klingeln und dann schnell auf die Toilette müssen. Die Hausärztin war schon da. Die Apotheke wird heute Nachmittag mit der nächsten Lieferung Antibiotika anrücken."

„Ist Herr Marterer nicht schon gegen verschiedenste Antibiotika resistent? Gibt es da überhaupt noch Mittel?", fragt Silke Möller, die gleich mit dem Spätdienst beginnen wird.

„Gute Frage!", sagt Cem Aydin. „Was mich auch noch beschäftigt: Wie ist es eigentlich um die hygienischen Maßnahmen unserer Mitarbeiterinnen bestellt? Wenn sich ständig Bewohner anstecken, kann es doch gut sein, dass wir die Überträger sind. Das sollten wir allen nochmal ins Bewusstsein rufen."

Das Gespräch verfolgt Torben Barder, der seine Ausbildung im Wohnbereich 1 macht. Bei der Diskussion beschäftigen ihn zwei Punkte ganz besonders: Wie kann es sein, dass Antibiotika nicht mehr wirken, und was kann das für Folgen haben? Er fragt sich, ob er selbst so korrekt arbeitet, dass er sich hundertprozentig sicher sein kann, dass er keine Keime übertragen hat.

Unter Antiinfektiva versteht man alle Medikamente, die die Bekämpfung von Erregern zum Ziel haben. Zu diesen Erregern zählen Bakterien, Viren, Pilze, Insekten oder Würmer. Sie nutzen den menschlichen Organismus als Nahrungsquelle oder als Wohnraum zur Fortpflanzung.

Erreger können den Organismus befallen, ohne dass die betroffene Person etwas davon merkt. Es gibt z. B. Würmer, die über 20 Jahre unbehelligt durch den Körper wandern. Wenn die betroffene Person dann endlich Symptome verspürt, ist es meistens zu spät und der körperliche Schaden schon weit fortgeschritten.

In vielen Fällen lösen Erreger Krankheiten aus, die mithilfe von Antiinfektiva bekämpft werden können. Im besten Fall verschwindet die Krankheit dann. In anderen Fällen chronifiziert sich die Erkrankung und es kommt zu einem ständigen Kampf zwischen Antiinfektiva und Erregern (z. B. bei einer chronischen Pneumonie). Es kann aber auch sein, dass die Krankheit zwar bekämpft wurde, die betroffene Person aber wegen der Erreger oder aufgrund der Nebenwirkungen der Medikamente einen Schaden davongetragen hat (sogenannte Defektheilung).

Doch Erreger sind nicht nur Feinde, die es zu bekämpfen gilt. Erreger trainieren auch unser Immunsystem. Menschen, die mit zu wenigen Erregern in Kontakt kommen, laufen Gefahr, Autoimmunkrankheiten zu entwickeln. Dabei richtet sich der Körper gegen sich selbst. Gegen bestimmte Autoimmunkrankheiten kommen sogar Würmer zum Einsatz. Darüber hinaus befinden sich in unserem Körper unzählige Bakterien, von denen viele lebenswichtige Funktionen übernehmen. Ein Angriff gegen Bakterien kann somit auch über das Ziel hinausschießen und „gute Bakterien" vernichten.

Problematisch ist zudem, dass sich Erreger immer wieder verändern können, sodass Antiinfektiva (insbesondere Antibiotika und Impfmittel) entsprechend angepasst werden müssen, um erfolgreich zu sein. Das alles macht den Kampf gegen Erreger generell zu einem komplizierten Unterfangen mit vielen Herausforderungen und unklarem Ausgang.

Antiinfektiva	Kampf gegen	Krankheiten (Beispiele)
Antibiotika	Bakterien	Harnwegsinfekt, Lungenentzündung, Tuberkulose
Virostatika	Viren	Influenza, Herpes, Hepatitis, Windpocken, HIV
Antimykotika	Pilze	Fußpilz, Scheidenpilz, Nagelpilz, Mundsoor
Insektizide	Insekten	Flöhe, Läuse, Milben
Anthelminthika	Würmer	Bandwurm, Spulwurm, Madenwurm

Antiinfektiva haben in erster Linie eine Aufgabe: vernichten. Dabei töten sie die Erreger entweder direkt oder sie hemmen deren Wachstum bzw. deren Vermehrung. Bei Pilzen und Insekten, die vor allem im Hautbereich auftreten, empfiehlt sich eine lokale Anwendung, z.B. in Form von Salben. Viren finden sich sowohl auf der Haut als auch im Körper. Bakterien und Würmer sind in erster Linie im Körper eine Gefahr. Bei Würmern sorgen orale Medikamente dafür, dass die Eindringlinge verhungern, weil sie keinen lebenswichtigen Zucker mehr aufnehmen können, oder gelähmt werden. So sterben die Würmer schließlich ab und werden mit der Verdauung ausgeschieden.

Dieses Kapitel beschäftigt sich hauptsächlich mit Antibiotika, Virostatika und Antimykotika. In zwei Exkursen werden zudem Mittel bei Erkältungskrankheiten und Impfungen behandelt. Diese zählen zwar nicht im engeren Sinne zu den Antiinfektiva, hängen aber eng mit dem Thema zusammen.

9.1 Antibiotika

Die Geschichte der Antibiotika ist die Geschichte einer Medikamentengruppe, deren eigener Erfolg ihr zum Verhängnis wurde. Im Kampf gegen Infektionskrankheiten gab es zahlreiche Mediziner (u.a. Robert Koch), die bei der Suche nach einem erfolgreichen Mittel scheiterten. Bei der Lösung kam letztlich ein Zufall zu Hilfe. Der schottische Mikrobiologe Alexander Fleming hatte im Jahr 1928 aus Versehen eine mit Bakterien besiedelte Petrischale mit Pilzsporen kontaminiert. Nach ein paar Tagen stellte Fleming fest, dass alle Bakterien tot waren.

Der Entwicklung von Antibiotika liegt eine ganz einfache Erkenntnis zugrunde. Nicht nur Menschen, sondern auch Kolonien von Bakterien bekämpfen sich gegenseitig. Unter Pilzen und Bakterien gibt es ebenfalls große Schlachten. Diese Feindschaften machen sich Antibiotika zunutze, indem sie die Absonderungen von Bakterien oder Pilzen in den Körper schicken, um andere Bakterien zu bekämpfen. Der Wirkmechanismus besteht entweder darin, dass sie andere Bakterien direkt töten (bakterizid) oder dass sie diese an ihrer Vermehrung hindern (bakteriostatisch). Neue Antibiotika verfolgen den Ansatz, andere Bakterien einfach nur zu schwächen, sodass das Immunsystem sich selbst um die Vernichtung kümmern kann.

In den 1940er Jahren begann die Massenproduktion von Antibiotika und damit ihr weltweiter Siegeszug. Etliche Infektionskrankheiten, die zuvor etliche Menschen und sogar ganze Bevölkerungsgruppen das Leben gekostet hatten, konnten nun erfolgreich bekämpft werden. In den folgenden Jahrzehnten nahm die Verschreibungshäufigkeit und der damit verbundene Gebrauch von Antibiotika sowohl in der Human- als auch in der Veterinärmedizin rasant zu. Die Folgen dieses Booms machen sich seit Kurzem bemerkbar: Resistenzen.

In diesem Zusammenhang sind zwei Mechanismen zu beobachten: Zum einen können sich resistente Bakterien schon seit geraumer Zeit im Körper befinden. Sie sind von nur geringer Bedeutung, da sie sich im Kampf mit anderen Bakterienstämmen nicht großartig ausbreiten können. Wenn allerdings ein Antibiotikum eingenommen wird und den feindlichen Bakterienstamm eliminiert, haben die resistenten Erreger ihre große Stunde und können sich fortan ausbreiten.

Zum anderen kann sich ein Bakterienstamm verändern. Bakterien unterliegen (wie auch andere Krankheitserreger) den Gesetzen der Evolution und müssen daher anpassungs- und lernfähig sein, wenn sie von einer anderen Bakterien- oder einer Pilzart bekämpft werden. Damit die Bakterien den nächsten Angriff unbeschadet überstehen, verändern die nachfolgenden Generationen ihre DNA. Dabei dichten die Bakterien beispielsweise ihre Zellhülle ab oder sie verwandeln sich so, dass das Antibiotikum sie nicht mehr erkennt. Schirmen sich ganze Gruppen von Bakterien ab, spricht man von einer **Gruppenresistenz**. Dies hat zur Folge, dass bei manchen Personen bereits einige Antibiotika nicht mehr wirken. Wenn mehrere Antibiotika bei einer Person wirkungslos sind, spricht man von einer **Multiresistenz**. Bei einer Neuinfektion steigt das Risiko einer Multiresistenz mit dem Alter, mit jeder vorausgegangenen Antibiotikatherapie und mit jeder weiteren (chronischen) Erkrankung.

Beispiel
Frau Cron (73 Jahre) hat Diabetes mellitus Typ II. In den letzten vier Monaten bekam sie wegen einer Blasenentzündung und wegen einer schweren Erkältungskrankheit zwei verschiedene Antibiotika. Vor einiger Zeit zog sich Frau Cron eine Platzwunde am Bein zu, die aufgrund einer bakteriellen Infektion nicht verheilt.
Die erste Antibiotikatherapie, mit der die offene Wunde behandelt wurde, zeigte keinerlei Wirkung. Die Wunde blieb eitrig und die Wundheilung machte keinerlei Fortschritte. Die nächste Antibiotikatherapie zeigt nun erste Erfolge. Ein Abstrich bescheinigt, dass sich endlich weniger pathologische Bakterien in der Wunde befinden. Ob die Wunde tatsächlich heilt, bleibt abzuwarten.

Bakterien können auch ohne die Gabe von Antibiotika eine Resistenz entwickeln. Dieser natürliche Anpassungsvorgang als Reaktion auf den Angriff eines anderen Bakterienstamms findet „in der freien Wildbahn“ jedoch nicht allzu häufig statt und kann somit das große Problem multiresistenter Erreger in der heutigen Zeit nicht erklären.

Viel schlimmer wirkt sich aus, dass Antibiotika lange Zeit zu leichtsinnig verschrieben wurden, etwa bei Krankheiten, die auch von selbst wieder verschwunden wären, oder bei Virusinfektionen, obwohl sie dort wirkungslos sind (vgl. Kapitel 3.1). Häufig üben hier die Klienten oder auch die Pflegekräfte Druck auf die Ärzte aus. Sie wollen „auf Nummer sicher gehen“ und versprechen sich von den Antibiotika, so schnell wie möglich wieder fit zu werden. Darüber hinaus fördert die Verwendung von Reinigungsmitteln mit antibiotischen Inhaltsstoffen die Bildung von multiresistenten Erregern und kann somit kontraproduktiv wirken.

Auch die Massentierhaltung spielt eine große Rolle: Wo Tiere auf engstem Raum zusammenleben, werden häufig alle mit Antibiotika behandelt, auch wenn nur ein einziges Tier mit Bakterien infiziert ist. Der Landwirt möchte schließlich nicht, dass die anderen Tiere sich anstecken und auch erkranken. Diese durchaus übliche Praxis kann die Bildung von antibiotikaresistenten Bakterien weiter befeuern.

Einen negativen Einfluss kann zudem die Einnahmedauer von Antibiotika haben. Lange Zeit dominierte hier die **„7-Tage-Regel“**. Dabei werden Menschen, die Antibiotika zu sich nehmen sollen, von ihrem Arzt und Apotheker dazu angehalten, die verschriebene Packung ganz aufzubrauchen, unabhängig davon, ob sie noch Symptome verspüren oder nicht.

Dahinter steht die Grundauffassung, dass alle schädlichen Bakterien restlos eliminiert werden müssen. Werden die Antibiotika z. B. nur drei Tage genommen, kann es sein, dass einige der schädlichen Bakterien überleben. Durch den Antibiotika-Angriff entwickeln diese eine Resistenz, um dann in resistenter Formation wieder zu wachsen und erneut eine Krankheit auszulösen. Die neue Infektionserkrankung ist schließlich schlimmer als die alte, da die Bakterien nun resistent gegen das alte Antibiotikum sind, was zur Folge hat, dass neue Antibiotika zum Einsatz kommen müssen. Diese plausibel erscheinende Auffassung hat dazu beigetragen, dass die „7-Tage-Regel" im Gesundheitssektor lange Zeit als unumstößliche Wahrheit gepredigt und praktiziert wurde.

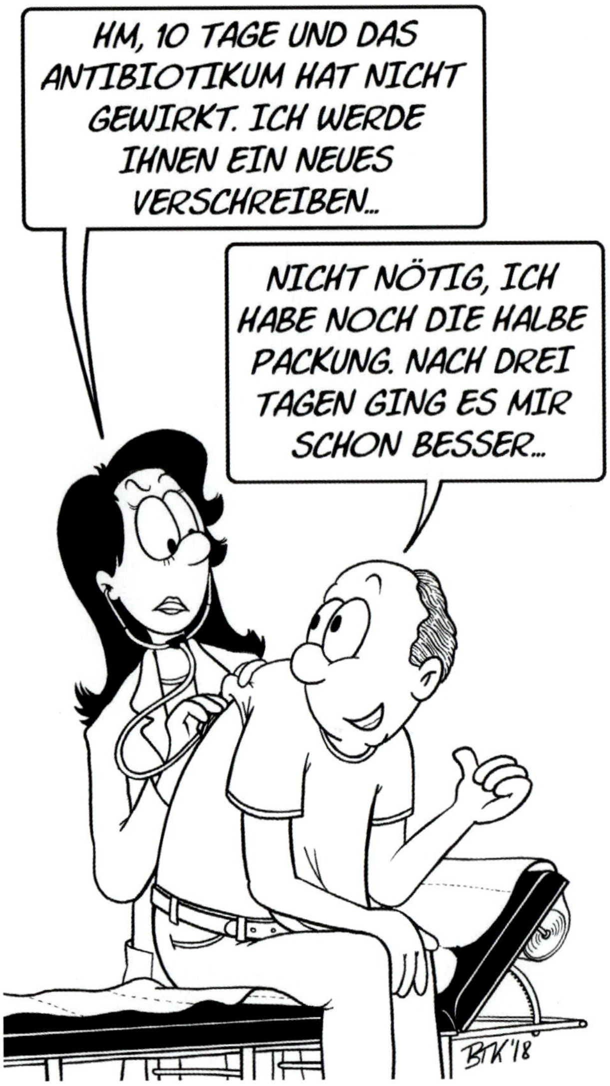

Mittlerweile wird diese Praxis jedoch infrage gestellt. Die Kritiker plädieren für eine kürzere Einnahme **(„3-Tage-Regel")**. Das hat zwei Gründe:

1. Je länger ein Antibiotikum genommen wird, desto mehr „gute Bakterien" werden getötet. Dies kann dazu führen, dass resistente Bakterien, denen das Antibiotikum nichts anhaben kann und die von den „guten Bakterien" bisher unterdrückt wurden, sich nun konkurrenzlos ausbreiten können.
2. Die Entwicklung von Resistenzen ist für Bakterien immer die letzte Möglichkeit, da solche Veränderungen eine Belastung für den Stoffwechsel darstellen. Insofern entwickeln sich resistente Bakterien nur in einem aggressiven Klima, das durch den Einsatz von sehr viel Antibiotika entsteht. So gesehen kann die „7-Tage-Regel" eine Resistenz also noch weiter befördern.

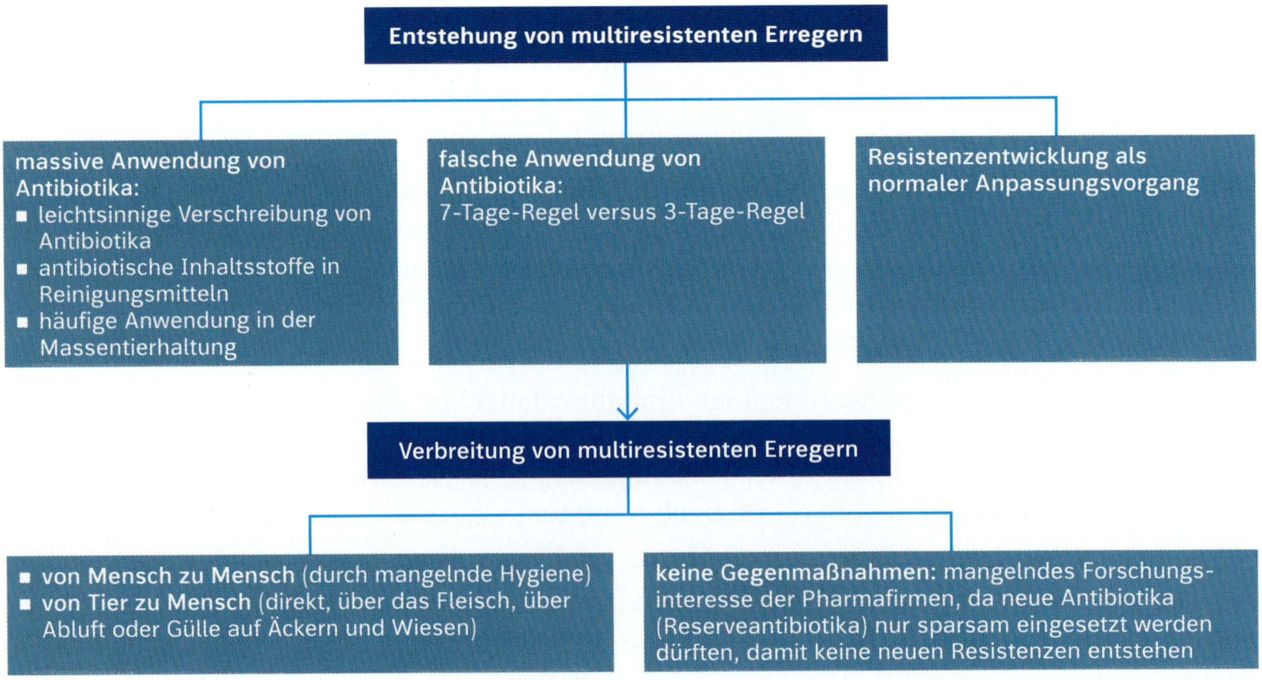

Entstehung und Verbreitung von antibiotikaresistenten Bakterien

Beide Auffassungen haben ihre Existenzberechtigung. Jeder Antibiotika-Fall muss individuell in den Blick genommen werden. Ausschlaggebend ist, wie der Krankheits- und Symptomverlauf der jeweiligen Person aussieht. Bei einem sehr günstigen Verlauf kann es sinnvoll sein, noch einmal mit dem Arzt Rücksprache zu halten und die Packung nicht zu Ende zu nehmen.

Die Problematik der Antibiotikaresistenz wäre halb so schlimm, wenn nur ein Organismus betroffen wäre. Doch antibiotikaresistente Keime können übertragen werden und sich so verbreiten. Am gefährlichsten sind diese Keime für Frühgeborene, für frisch operierte, schwerkranke und alte Menschen. Denn: Sie alle haben ein schwaches Immunsystem, und in einem schwachen Körper treffen antibiotikaresistente Keime auf wenig Gegenwehr. Problematisch ist darüber hinaus, dass sich die vier beschriebenen Personengruppen häufig in Krankenhäusern aufhalten. Deshalb spricht man in diesem Zusammenhang auch von einer Krankenhausinfektion (Fachbegriff: **nosokomiale Infektion**).

Da multiresistente Erreger von Tier zu Mensch und von Mensch zu Mensch übertragen werden können, stehen Pflegekräfte besonders in der Pflicht und müssen die Hygienevorschriften penibel beachten – auch zu ihrem Selbstschutz.

Pflegerische Aufgaben

1. **Hygienevorschriften beachten**:
   - Die Prinzipien der persönlichen Hygiene beachten (Haare zusammenbinden, Piercings rausnehmen und abkleben, kurze, unlackierte Fingernägel/keine French-Nails u. a., Kleidung tragen, die bei 90 Grad Celsius gewaschen werden kann).
   - Händedesinfektion noch vorgegebener Indikation durchführen.
   - Schutzkleidung nach vorgegebener Indikation anziehen.
2. **Das Immunsystem stärken**:
   - ausreichend Schlaf
   - Stress vermeiden
   - gesunde Ernährung
   - ausreichend Sport

Die indirekte Übertragung multiresistenter Erreger über Abluft oder Gülle auf Äckern und Wiesen spielt insgesamt eine eher untergeordnete Rolle und kann vernachlässigt werden. Von größerer Relevanz ist hingegen, dass die Pharmafirmen kein gesteigertes Interesse daran haben, neue Antibiotika zu entwickeln. Denn neu zugelassene Antibiotika sollen nur sparsam eingesetzt werden, damit nicht gleich wieder neue Resistenzen entstehen. Damit fehlen den Pharmaunternehmen die wirtschaftlichen Anreize, sich mit Reserveantibiotika zu beschäftigen.

Manche befürchten aufgrund der besorgniserregenden Zunahme von Resistenzen einen Rückfall in die Zeit vor der Erfindung der Antibiotika **(postantibiotisches Zeitalter)**. Infektionskrankheiten, die bislang gut bekämpfen konnten, könnten wieder zu einer Gefahr werden. Aus diesem Grund sind multiresistente Erreger mittlerweile auch ein Thema für die Weltpolitik.

Aufgabe 51

In der Einstiegssituation äußert Cem Aydin die Absicht, die hygienischen Maßnahmen der Mitarbeiterinnen zu überprüfen. Formulieren Sie konkrete Fragen, die Cem Aydin seinen Kolleginnen stellen sollte.

Aufgabe 52

Erklären Sie den Ansatz der 7-Tage Regel und der 3-Tage-Regel.

Aufgabe 53

Erklären Sie folgende Begriffe:
a) resistente Bakterien
b) postantibiotisches Zeitalter

9.2 Virostatika

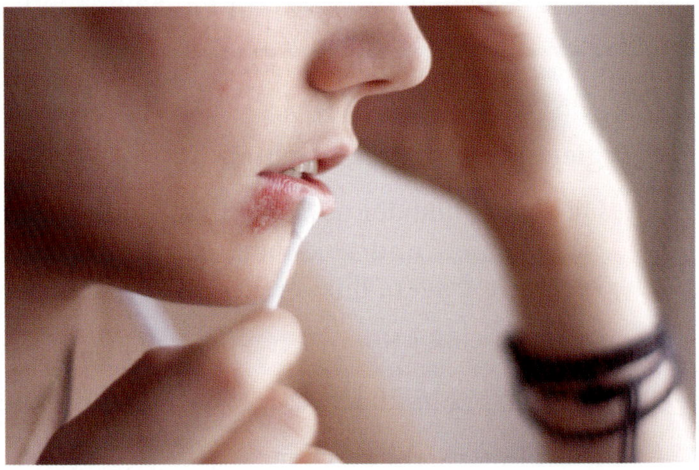

Der Herpesvirus ist vielen Menschen unangenehm. Virostatika können Abhilfe schaffen.

Wie Antibiotika gegen Bakterien wirken, so wirken Virostatika gegen Viren. Allerdings sind sie bei Weitem nicht so erfolgreich wie Antibiotika. Wäre dies der Fall, so könnte z. B. jede Grippe effektiver behandelt werden. Das bekannte Präparat Tamiflu® mit dem Wirkstoff **Oseltamivir** ist aber in vielen Fällen wirkungslos, da es nur bestimmte Virustypen bekämpfen kann. Statt der erhofften Wirkung haben die Betroffenen dann nur Nebenwirkungen (Übelkeit, Erbrechen oder Magenschmerzen) zu befürchten. Aus diesem Grund werden bei einer Grippe auch keine Medikamente eingenommen, die die Grippe direkt bekämpfen, sondern nur solche, die die Symptome der Grippe lindern (vgl. Kapitel 9.4).

Effektiver sind Medikamente gegen den Herpesvirus. Der Wirkstoff **Aciclovir** (z. B. Aciclostad®, Acic®) ist allgemein gut wirksam und verträglich. In der Regel wird er lokal auf die Haut (z. B. Lippe) aufgetragen. Allerdings ist auch bekannt, dass Herpes kommen und gehen kann. Das heißt, in manchen Fällen wäre der Herpes Virus wohl auch von alleine wieder verschwunden.

9.3 Antimykotika

Pilze faszinieren all jene, die nicht mit ihnen zu kämpfen haben. Für Waldfreunde sind sie besonders im Herbst von Interesse, einige Arten sind sehr schmackhaft (Champignons, Steinpilze, Pfifferlinge), andere wiederum berauschend. Pilze können aber auch unser Essen und unsere Wohnung befallen, denn das, was wir umgangssprachlich „Schimmel“ nennen, ist ein Sammelbegriff für verschiedene Pilzarten.

Darüber hinaus können Pilze ein Gesundheitsrisiko darstellen, wenn sie sich in unserem Körper breitmachen. Die am häufigsten betroffenen Organe sind die Haut und die Lunge (durch Einatmen), seltener der Darm. Pilze können zum einen in einem warmen und feuchten Milieu entstehen (z. B. Soor und Scheidenpilz), zum anderen können sie aber auch übertragen werden

(z. B. der Klassiker Fußpilz im Schwimmbad). Warum eine Person unter den gleichen Bedingungen an einem Pilz erkrankt und eine andere nicht, das ist in einem großen Maße abhängig vom Immunsystem der jeweiligen Person und von weiteren Risikofaktoren, denen sie ausgesetzt ist. Der Scheidenpilz kann beispielsweise in Zusammenhang mit der Antibabypille stehen. Asthmatiker haben ein erhöhtes Risiko, einen Pilz im Mundraum zu bekommen, wenn sie bei der Inhalation von Kortison Fehler machen (siehe Kapitel 7.2).

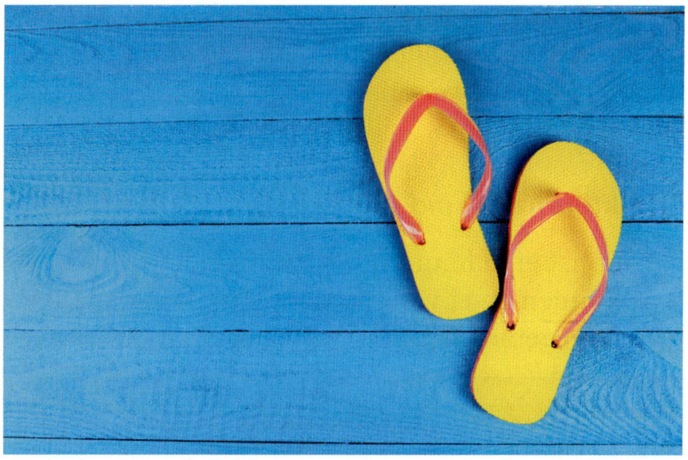

Flipflops – eine Maßnahme zur Senkung der Fußpilzgefahr

Pilzinfektionen scheinen zunächst eine recht kontrollierbare Angelegenheit zu sein. Jeder, der schon einmal Fußpilz hatte, wird vermutlich mit den einschlägigen antimykotischen Präparaten (z. B. Lamisil®, Canesten®) gute Erfahrungen gemacht haben. Frauen mit einem Scheidenpilz haben in ungünstigen Fällen das Problem, dass dieser immer wiederkehrt. Das liegt dann aber häufig daran, dass die begünstigenden Faktoren (z. B. geschwächtes Immunsystem, Antibabypille) nicht angegangen werden.

Richtig gefährlich werden Pilzinfektionen, wenn Pilze in den Blutkreislauf gelangen und von dort aus weitere Organe befallen.

Alle Pilzinfektionen setzen in der Regel ein geschwächtes Immunsystem voraus. So sind Krebs- und Intensivklienten, aber auch Menschen mit Vorerkrankungen wie Diabetes mellitus oder Asthma einem erhöhten Infektionsrisiko ausgesetzt.

Wie Bakterien können auch Pilze **Resistenzen** entwickeln. Das Bewusstsein dafür entwickelte sich in den 1990er Jahren, als Ärzte feststellten, dass Behandlungen mit Antimykotika ersten Pilzstämmen nichts mehr anhaben konnten.

Das Problem ist bei Pilzen sogar noch schwerwiegender als bei Bakterien. Denn während bei Antibiotika zwanzig verschiedene Substanzklassen zur Verfügung stehen, sind es bei Antimykotika gerade einmal vier. Das heißt, wenn ein Mittel versagt, sind die Alternativen und damit die Chancen auf eine erfolgreiche Bekämpfung der Infektion gering. Darüber hinaus fristen Pilze, ganz im Sinne ihres natürlichen Wesens, auch in der Medizin ein Schattendasein: Sie werden viel zu selten diagnostiziert. Das liegt daran, dass sie schwer in Blutproben nachzuweisen sind. Aber auch die Tatsache, dass viele Ärzte eine Pilzerkrankung viel zu spät in Betracht ziehen, führt dazu, dass manch eine Pilzinfektion gar nicht als solche erkannt wird.

■ ***Aufgabe 54***

Erklären Sie, wieso eine Resistenz bei Pilzen schlimmer ist als bei Bakterien.

9.4 Exkurs: Mittel bei Erkältungskrankheiten

„Ohne Medikamente dauert ein Schnupfen sieben Tage, mit ihnen eine Woche“, sagt der Volksmund. Das heißt im Klartext, dass Arzneimittel die Leidenszeit bei Erkältungskrankheiten (außer in einigen wenigen Fällen) nicht verkürzen, sondern dass sie solche Infekte nur erträglicher machen können, indem sie die Symptome lindern. Deswegen sind es auch Mittel **bei** Erkältungskrankheiten und nicht Mittel **gegen** Erkältungskrankheiten.

■ ***Aufgabe 55***
Zählen Sie die Mittel auf, die Sie selbst bei Erkältungskrankheiten nehmen. Dies dürfen sowohl „alte Hausmittel“ als auch Medikamente sein. Beschreiben Sie die Wirksamkeit der einzelnen Mittel.

Expektoranzien und Antitussiva

Husten ist eine häufige Begleiterscheinung von Erkältungskrankheiten. Je nach Art des Hustens können zwei verschiedene Medikamentengruppen zum Einsatz kommen, die hier tabellarisch gegenübergestellt werden.

	Expektoranzien	Antitussiva
Hauptfunktion	fördern den Abtransport von Bronchialsekret (Schleim)	unterdrücken den Hustenreflex
Wirkweise	– verflüssigen den Schleim – setzen die Zähflüssigkeit des Schleims herab – fördern die Sekretbewegung in den Bronchien	blockieren die Hustenrezeptoren im Stammhirn
Indikation	sind anzuwenden bei produktivem und sekrethaltigem Husten (erleichtern das Abhusten)	sind anzuwenden bei unproduktivem und trockenem Husten (Reizhusten)
Hinweise zur Anwendung	erreichen durch Inhalation eine schnellere Wirkung	sollten vor dem Schlafengehen eingenommen werden
Präparate	Mucosolvan®, ACC® oder ätherische Öle wie Eukalyptusöl oder Menthol	Wirkstoff Codein (ein Abkömmling des Morphiums), z. B. Tryasol®, Sedotussin®
Sonstiges	Hustenlöser werden umgangssprachlich auch als „Hustensaft“ bezeichnet.	Hustenblocker sollten nicht bei Menschen mit einer Dysphagie (Schluckbeschwerden) angewendet werden.

Viele virale Infektionen beginnen mit Schmerzen, Brennen oder Kratzen im Hals. Jeder Hustenreiz kann die Symptome verstärken und Entzündungen sowie weitere Reizungen auslösen. Trotz Husten löst sich jedoch zunächst kein Schleim, da dieser erst noch gebildet werden muss. Darum sollten zu Beginn einer solchen Infektion Antitussiva eingenommen werden, die den Hustenreflex unterdrücken und somit eine schlimmere Reizung verhindern. Sobald sich Schleim bildet, können Expektoranzien zum Einsatz kommen, die dann beim Abhusten helfen.

Gefährlich ist eine gleichzeitige Einnahme von Expektoranzien und Antitussiva. Wenn (durch den Einsatz von Expektoranzien) viel Bronchialsekret gebildet wird, dieses aber (aufgrund der Antitussiva) nicht abgehustet werden kann, verbleibt viel Schleim in den Bronchien, was zu Lungenerkrankungen führen kann.

Nasensprays

Ein weiterer Klassiker zur Behandlung von Erkältungskrankheiten sind abschwellende Nasensprays. Vor allem in der nass-kalten Jahreszeit sind Nasensprays mit Sympathomimetika sehr beliebt. Nasensprays, die Antihistaminika oder Kortison beinhalten, finden eher bei einem allergischen Schnupfen Anwendung.

Bei einer Erkältung schwellen die Nasenschleimhäute an, da sie sich entzünden und besser durchblutet werden. Zudem wird mehr Schleim gebildet, um die Erreger besser abzutransportieren zu können. Dieser an sich sehr sinnvolle Mechanismus trägt dazu bei, dass die Betroffenen schlecht Luft durch die Nase bekommen. Der Wirkstoff von Nasensprays mit Sympathomimetika ist vergleichbar mit dem körpereigenen Hormon Adrenalin. Durch die lokale Anwendung trägt er dazu bei, dass die Blutgefäße sich verengen und die Nasenschleimhaut wieder abschwillt. Zudem wird die Sekretabsonderung gehemmt. Dies ermöglicht ein schnelles, befreites Durchatmen.

Materialien	– Nasenspray – Taschentuch
Vorbereitung	Die einzelnen Schritte der Vorbereitung entnehmen Sie bitte Kapitel 1.4 (Standard für die Verabreichung eines Arzneimittels).
Durchführung	1. Die Nase mit einem Taschentuch säubern („schnäuzen") oder ggf. mit Wattestäbchen reinigen. 2. Ggf. schütteln. 3. Die Schutzkappe des Sprays entfernen. 4. Vor der allerersten Anwendung muss das Spray durch mehrfaches Betätigen aktiviert werden. 5. Die Düse in das Nasenloch einführen (ca. 1 cm). 6. Die betroffene Person atmet aus. 7. Die betroffene Person atmet leicht durch die Nase ein, gleichzeitig wird der Sprühstoß (nicht in Richtung Nasenscheidewand) ausgelöst. 8. Die Schutzkappe wieder aufsetzen. Falls das Spray in den Rachen gelangen sollte, muss der Inhalt ausgespuckt werden. Es gilt darüber hinaus, die Hinweise des Herstellers zu berücksichtigen.
Nachbereitung	Die Schritte der Nachbereitung finden Sie ebenfalls in Kapitel 1.4.

Standard für die Verabreichung eines Nasensprays

Die Tatsache, dass Nasensprays mit Sympathomimetika so schnell wirken, ist zugleich auch ein Problem: Die betroffenen Personen wollen immer wieder den Effekt des befreiten Durchatmens erleben und greifen daher immer wieder zum Nasenspray. So kann eine Abhängigkeit entstehen und eine (Dauer-)Schädigung der Nasenschleimhaut erfolgen.

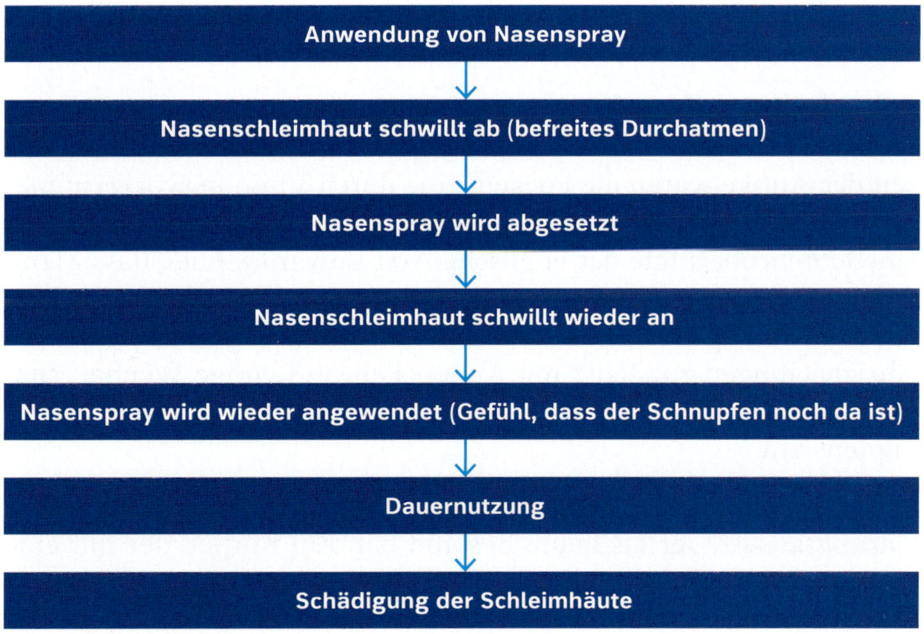

Entwicklung einer Abhängigkeit von Nasenspray

Die Anwendung von Nasensprays mit Sympathomimetika stellt eine äußere Manipulation der Nase dar. Und immer da, wo manipuliert wird, kann etwas aus dem Gleichgewicht geraten. In diesem Fall produziert der Körper immer weniger eigene Hormone, sodass die Nase ohne Zuhilfenahme des Nasensprays dicht bleibt. Des Weiteren kann die Schleimhaut immer mehr geschädigt werden, was zur Folge hat, dass der Selbstreinigungsprozess der Nase nicht mehr selbstständig funktioniert. Wenn der Selbstreinigungsprozess nicht mehr funktioniert, gerät die Ansiedlung von Bakterien aus dem Gleichgewicht. Im schlimmsten Fall gefährden die Betroffenen ihren Riechsinn und entwickeln eine sogenannte „Stinknase“, da sich zu viele Bakterien ansiedeln.

In Deutschland sind geschätzte 100 000 bis 120 000 Menschen abhängig von Nasensprays. Zwar ist diese Abhängigkeit die wahrscheinlich harmloseste aller Süchte, da sie nicht gleich Existenzen zerstört (vgl. Kapitel 1.3), und doch ist sie ein ernst zu nehmendes Problem. Ein Problem, das wohl damit anfängt, dass Nasensprays mit Sympathomimetika frei verkäuflich sind. Da kein Rezept benötigt wird, glauben viele Menschen, dass die Mittel harmlos seien. Diese Verharmlosung trägt dazu bei, dass häufig die Angaben im Beipackzettel (maximale Anwendungsdauer fünf bis sieben Tage) ignoriert werden und die Betroffenen das Nasenspray länger als eine Woche nutzen.

Pflegerische Aufgaben

- Hat eine Klientin eine verstopfte Nase, sollten die Pflegekräfte (nach Absprache mit dem Arzt) zuerst harmlosere Präparate verabreichen wie etwa Nasensprays mit Salzwasser oder abschwellende Nasensprays mit Kortison. Diese Sprays haben zwar nicht so einen starken (bzw. einen zeitverzögerten) Effekt, können aber trotzdem Abhilfe schaffen.
- Wenn abschwellende Nasensprays mit Sympathomimetika verwendet werden, sollten die Pflegenden darauf achten, dass die vorgegebene Tagesanwendung und Dauer der Anwendung nicht überschritten werden.
- Falls die betroffene Person trotz des überschrittenen Zeitraums erneut ein Nasenspray wünscht, kann auch hier in Absprache mit dem Arzt auf Alternativen verwiesen werden. Ansonsten ist auch der Hinweis erlaubt, dass sich das Problem mit etwas Geduld in der Regel nach ein paar Tagen von selbst löst.
- Menschen, die bereits einmal von einem Nasenspray abhängig waren, haben ein erhöhtes Risiko, erneut abhängig zu werden. Dieser Aspekt sollte bei einem wiederholt geäußerten Wunsch nach Nasenspray berücksichtigt und mit dem Arzt besprochen werden.

9.5 Exkurs: Impfung

Seit der Antike waren die Pocken, eine durch Viren hervorgerufene, hoch ansteckende Infektionskrankheit, in Europa weitverbreitet. Die Sterblichkeit betrug schätzungsweise 15 %. Im Jahr 1796 beobachtete der englische Arzt Edward Jenner, dass Menschen, die vom harmlosen Kuhpockenvirus befallen waren, nicht an den tödlichen Pocken erkrankten. Um den kausalen Zusammenhang zu beweisen, machte er ein gewagtes Experiment: Er infizierte einen achtjährigen Jungen zunächst mit Kuhpocken und einige Wochen später mit den richtigen Pocken. Erwartungsgemäß erkrankte der Junge nicht. Damit läutete Jenner den Siegeszug des Impfens ein.

Etwa 100 Jahre später lieferte der an der Charité zu Berlin arbeitende Emil Behring den Erklärungsansatz, der bis heute Bestand hat: Ein Körper, der mit einem Erreger infiziert wird, bildet selbst Antikörper, die weitere Eindringlinge unschädlichen machen können. Dazu reichen auch abgeschwächte oder gar tote Erreger. Das Immunsystem entwickelt dabei ein Gedächtnis, sodass es diese Erreger auch noch Jahre oder gar Jahrzehnte später bekämpfen kann. Für diese Erklärung und die Weiterentwicklung der Impfung erhielt Emil Behring im Jahr 1901 den Nobelpreis. Seit 1980 sind die Pocken ausgerottet.

Dank der Impfung können auch andere Infektionskrankheiten eingedämmt werden. Im Visier haben die Mediziner Krankheiten wie Kinderlähmung, Masern oder Röteln.

Die **Grippeimpfung** stellt allerdings bis heute ein Problem dar. Das liegt am Wesen der Grippe. Die Grippeviren ändern sich ständig, der Impfstoff muss aber schon mindestens ein halbes Jahr im Voraus produziert werden. Gegen welche Erreger die Impfung genau wirken soll, kann nur vermutet werden. Im schlimmsten Fall geht die Vermutung in die falsche Richtung und der Impfstoff ist komplett wirkungslos.

Impfskepsis

Impfungen haben das Potenzial, Krankheiten gänzlich auszurotten. Die Weltgesundheitsorganisation (WHO) verfolgt tatsächlich das ehrgeizige Ziel, bestimmte Krankheiten bis zu einem bestimmten Zeitpunkt aus der Welt zu schaffen. Doch immer wieder gibt es Rückschläge. So hat sich etwa die Zahl der Masernerkrankungen nach Berechnungen des Robert-Koch-Instituts im Jahr 2017 im Vergleich zum Vorjahr erhöht.

In Deutschland sind nicht (wie in anderen Ländern) fehlende Impfstoffe oder die schwere Finanzierbarkeit von Impfprogrammen der Grund für diesen Rückschritt. Das Problem sind eher Impfgegner und „Impfmuffel". Sie tragen dazu bei, dass Krankheiten, die durch Impfungen im Grunde einfach zu bekämpfen wären, weiterhin Unheil anrichten können.

Impfgegner haben in der Regel drei zentrale Argumente, um ihre Impfskepsis zu untermauern. Diesen werden im Folgenden direkt entkräftende Gegenargumente gegenübergestellt.

Argument der Impfgegner	Gegenargument
1. Impfschäden: Impfgegner kennen (aus den Medien oder dem sozialen Umfeld) Fälle, bei denen Menschen durch Impfungen einen Schaden erlitten haben.	Diese Fälle gibt es. Aber es gibt viel mehr Fälle, bei denen ein Schaden durch eine unterlassene Impfung entstanden ist.
2. Profit der Pharmaindustrie: Impfgegner stehen der Pharmaindustrie generell sehr kritisch gegenüber. Sie behaupten, dass Impfungen nur den Interessen (dem Profit) der Pharmaunternehmen dienen.	In bestimmten Fällen ist es durchaus angebracht, die Einnahme von Medikamenten zu hinterfragen. Ein zu sorgloser Umgang begünstigt neue Probleme, die etwa durch Nebenwirkungen entstehen können. Hier geht es um die übliche Nutzen-Risiko-Abwägung. Bei Impfungen überwiegt allerdings definitiv der Nutzen.
3. Das Immunsystem muss eine Krankheit durchmachen: Impfgegner setzen den künstlichen Wirkstoffen der Impfung einen natürlichen Ansatz entgegen. Wenn Erreger das Immunsystem befallen, kann das Immunsystem dieser Erreger selbst bekämpfen und dadurch stärker werden.	Das Problem ist, dass einige Erreger stärker sind als das Immunsystem und deswegen einen erheblichen Schaden anrichten können. Es gibt unzählige Infektionskrankheiten, die einen massiven Schaden anrichten oder gar zum Tode führen können. Das Immunsystem, besonders das von Kindern, ist nicht allen Erregern gewachsen.

„Impfmuffel" sind in der Regel nur unorganisiert und antriebsarm. Sie vergessen beispielsweise, sich um eine Impfung zu kümmern. Manche Menschen sind auch einfach unentschlossen. Sie können sich nicht entscheiden, ob sie sich oder ihre Kinder impfen lassen sollen oder nicht. Folglich unternehmen sie nichts und es kommt keine Impfung zustande.

Eine geringe Anzahl von Nichtgeimpften kann eine Gesellschaft vertragen. Sind weniger als 5 % der Bevölkerung nicht geimpft, stellen sie kein nennenswertes Risiko dar, da die Erreger dann keine Chance haben, sich zu verbreiten. Wird aber der Schwellenwert von 5 % überschritten, sind alle Nichtgeimpften gefährdet – im schlimmsten Fall kann es zu einer Epidemie von Infektionskrankheiten kommen.

Impfkampagnen

Eine Maßnahme gegen die Impfskepsis sind Aufklärungskampagnen. Diese haben grundsätzlich das Ziel, an die Impfung zu erinnern und zu informieren.

Aufklärungskampagne 1: sanfte Sensibilisierung

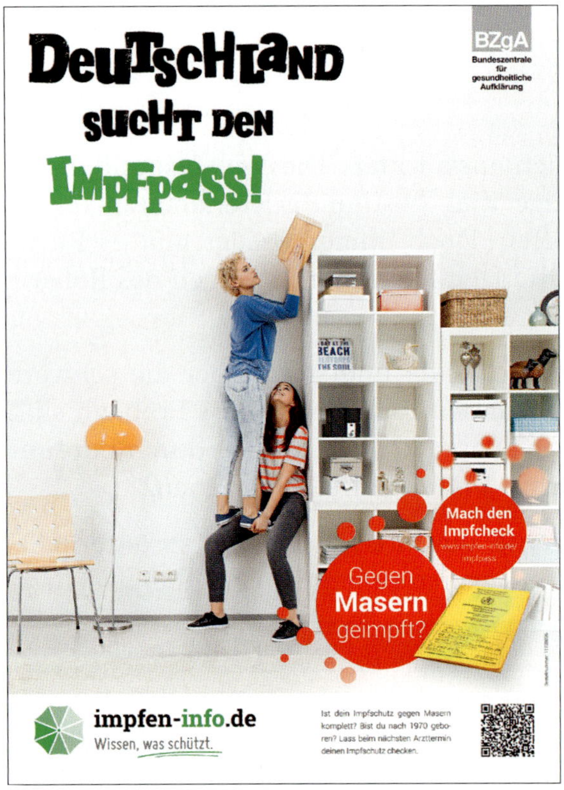

Aufklärungskampagne 2: Aufrütteln durch Abschreckung

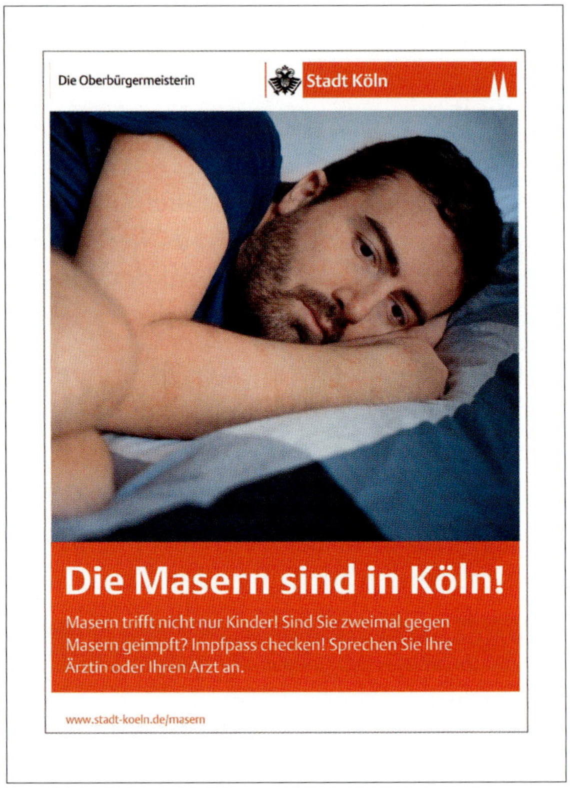

Aufklärungskampagne 3: bildliche Darstellung (hier: Grippe)

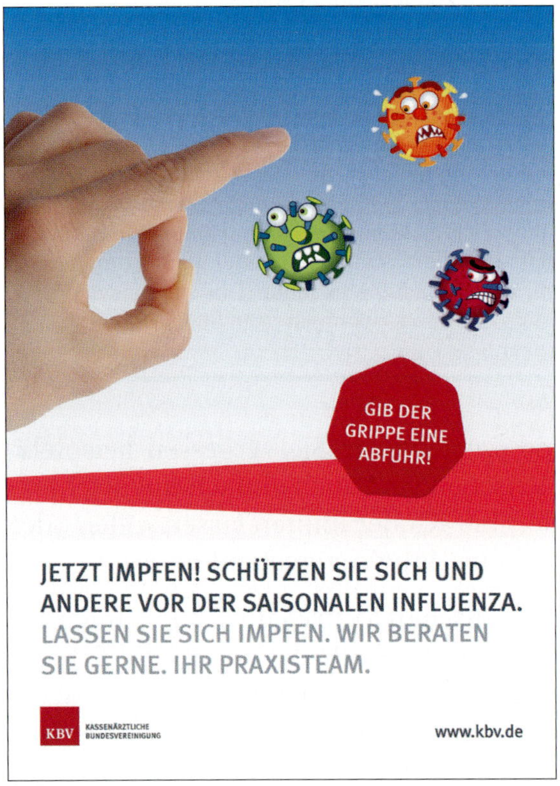

Aufklärungkampagne 4: zielgruppenspezifische Ansprache (hier: Homosexuelle)

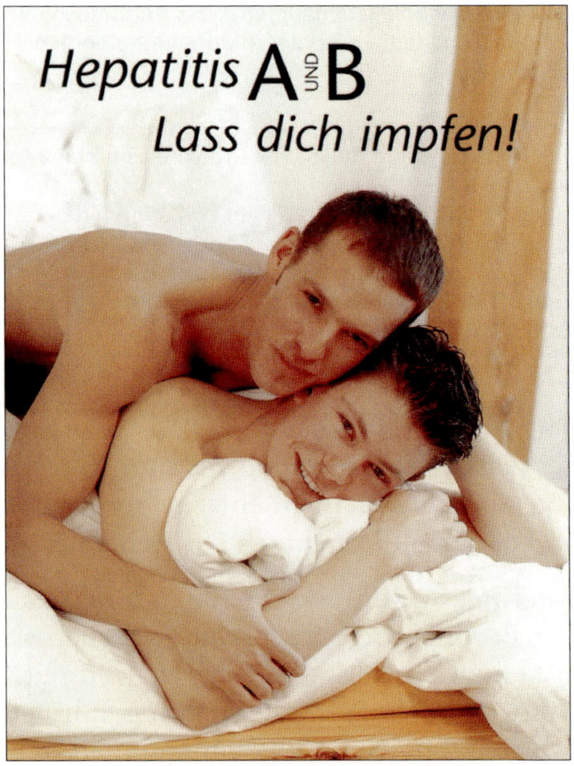

Vier Kampagnen, die aufklären und an das Impfen erinnern wollen

■ *Aufgabe 56*
Welche der oben dargestellten Aufklärungskampagnen finden Sie persönlich am besten, welche am schlechtesten? Begründen Sie Ihre Auswahl.

■ *Aufgabe 57*
Ordnen Sie die Maßnahmen hinsichtlich ihrer Effektivität. Beginnen Sie dabei mit der Maßnahme, die Sie persönlich für die effektivste halten.

Impfpflicht

Aufklärungskampagnen sind eine recht sanfte Methode, zum Impfen aufzurufen. Kritiker halten solche Maßnahmen für ineffektiv. Sie plädieren – auch aufgrund erhöhter Masernvorfälle in der jüngsten Vergangenheit – für die Einführung einer allgemeinen Impfpflicht. In den Anfangsjahren der Bundesrepublik Deutschland mussten in der Tat alle Kinder gegen Pocken geimpft werden. Diese verpflichtende Maßnahme hatte Erfolg – die Pocken wurden ausgerottet. Dennoch wurde die Impfflicht fallen gelassen.

Faktisch gibt es also keine Impfpflicht in Deutschland. Es existieren aber durchaus harte Maßnahmen: Wenn sich Eltern einer ärztlichen Beratung verweigern, kann es sein, dass ihnen ein Bußgeld auferlegt wird. Wenn einer Kita der Nachweis über die Impfung fehlt, muss sie das Gesundheitsamt informieren, das schließlich den Druck erhöht. Wenn ein Kind nicht geimpft ist, darf die Kita den Platz kündigen. Ob solche Maßnahmen zielführend und angemessen sind, darüber kann gestritten werden. Aus der folgenden Pro-Kontra-Debatte gehen die jeweiligen Argumente hervor.

Streitfrage: Dürfen Impfgegner und „Impfmuffel“ bestraft werden?	
Pro: Gefahr für die Gesellschaft	**Kontra: Eingriff in das Recht auf Selbstbestimmung**
Natürlich ist Freiheit und Selbstbestimmung ein hohes Gut, das gewahrt werden muss. So sollen die Menschen weiterhin rauchen oder Alkohol trinken dürfen, wenn sie meinen, dass sie dies tun müssen. Jeder Mensch weiß, dass er durch Rauchen und Trinken nicht gesünder, klüger oder schöner wird. Beim Impfen allerdings ist es anders. Ein Mensch, der sich nicht impfen lässt, ist nicht zu vergleichen mit einem Menschen, der sich heimlich, still und leise in seinem Wohnzimmer betrinkt. Er ist eher zu vergleichen mit einem Mensch, der sich im Wohnzimmer besäuft und danach mit 100 km/h durch die Stadt fährt. So ein Mensch ist eine Gefahr für die Gesellschaft. Es ist geltendes Recht, betrunkene Autofahrer zu bestrafen. Warum sollte es dann nicht auch geltendes Recht sein, Menschen zu bestrafen, die sich nicht impfen lassen? Jede Mutter, deren Kind die Kinderlähmung bekommt, weil es nicht geimpft wurde, wird sich Vorwürfe machen. Sie wird sich fragen müssen, welchem Irrtum sie erlegen war, dass es so schlimm kommen musste. Hier hat der Staat die Aufgabe, die Mutter vor ihrem Irrtum und (noch viel wichtiger) das Kind vor gravierenden Krankheiten zu schützen. Das darf der Staat – mit aller Härte des Gesetzes.	Es drängt sich immer mehr der Eindruck auf, dass der Wert Gesundheit über allen anderen Werten steht. So werden wir in unserer Gesellschaft immer wieder darüber aufgeklärt, dass wir nicht rauchen, uns mehr bewegen und uns gesund ernähren sollten. In einem gewissen Maße sind diese Empfehlungen ja auch okay. Unerträglich sind hingegen die ständigen Schikanen, denen man ausgesetzt ist, wenn man sich nicht vorbildlich verhält. Dies führt zu einer Gesellschaft, die immer mehr Druck auf den Einzelnen ausübt und ihm sein Recht auf Freiheit abspricht. Dabei ist Freiheit und Selbstbestimmung ein hohes Gut, das uns ein Leben nach unseren Vorstellungen ermöglicht. Irrtürmer und Fehlentscheidungen gehören dazu, sie sind leichter zu ertragen, wenn es unsere eigenen Irrtürmer sind. Im Jahr 2009 gab es eine Impfung gegen die Schweinegrippe. Schon damals wurde die Sinnhaftigkeit dieser Maßnahme kontrovers diskutiert. Heute ist bekannt, dass die Impfung bei einigen Personen zu spontanen Schlafattacken (Narkolepsie) geführt hat. Finnland und Schweden zahlt den Betroffenen nun eine Entschädigung. Zu jener Zeit konnte jeder Einzelne abwägen, ob er sich impfen lassen möchte. Was wäre gewesen, wenn der Staat diese Impfung als Zwangsmaßnahme verordnet hätte?

■ *Aufgabe 58*
Begründen Sie, warum Sie für oder gegen eine Bestrafung von Impfgegnern sind. Ziehen Sie zur Unterstützung Ihrer Position das Argument heran, das Ihnen am schlagkräftigsten erscheint. (Sie können dabei auch ein Argument nehmen, das nicht im Text aufgeführt ist.)

10 Psychopharmaka

Frau Margarethe Aldridge lebt im Wohnbereich 1 von Haus Großeichen und leidet an Schlafstörungen. Stundenlang liegt sie in der Nacht wach im Bett und kann nicht schlafen. Immerfort grübelt sie und macht sich Sorgen um sich und ihre Familie. Manchmal klingelt sie dann auch, weil sie jemanden zum Reden braucht.

Beim nächsten Arztbesuch, bei dem sie von der Auszubildenden Emilia Dragulescu begleitet wird, spricht Frau Aldridge über ihre Schlafprobleme. Die Ärztin verschreibt ihr ein Medikament aus der Reihe der Benzodiazepine. Frau Aldridge ist froh, weil sie nun endlich eine Lösung für ihre Schlafprobleme hat. Die Ärztin ist froh, weil sie ihrer Patientin helfen konnte. Emilia Dragulescu ist froh, weil Frau Aldridge geholfen werden konnte. Zuletzt ist auch der Nachtdienst froh, weil Frau Aldridge ab sofort nicht mehr in der Nacht klingeln wird.

Nachdem Frau Aldridge die Benzodiazepine fünf Wochen lang genommen hat, stellen sich immer mehr Nebenwirkungen ein. Frau Aldridge wirkt häufig wie weggetreten, sie verlegt Sachen, vergisst Namen, sie verliert immer mehr ihre Selbstständigkeit, da sie kaum noch etwas geregelt bekommt. Schließlich stürzt sie auch noch mit ihrem Rollator.

Der Pflegedienstleiter Thomas Westphal beantragt für Frau Aldridge einen höheren Pflegegrad. In der Dokumentation stehen nun genug Hinweise, die dazu beitragen werden, dass Frau Aldridge in einen höheren Pflegegrad eingestuft werden kann, wodurch das Altenheim mehr Geld bekommt.

Auf ihre Schlaftabletten verzichten möchte Frau Aldridge jedoch nicht. Sie ist abhängig geworden.

Aufgabe 59

Identifizieren Sie alle Faktoren, die dazu beigetragen haben, dass Margarethe Aldridge medikamentenabhängig geworden ist.

Keine Medikamentengruppe erhitzt die Gemüter so sehr wie Psychopharmaka. Die einen loben diese Arzneimittel, da sie dank Psychopharmaka ein halbwegs normales Leben führen können. Ein Leben, das zuvor meistens von schweren psychischen Erkrankungen und den damit verbundenen Symptomen wie beispielsweise Antriebslosigkeit, Ängsten oder Wahnvorstellungen geprägt war. Psychopharmaka können bei schweren psychischen Erkrankungen helfen und einen Menschen stabilisieren. Auf der anderen Seite gibt es auch Kritiker, die darauf hinweisen, dass viele Menschen unter den kurz- und langfristigen Folgen der Psychopharmaka zu leiden haben. Psychopharmaka werden zu schnell oder zu lange verschrieben. Viele werden missbräuchlich zur Ruhigstellung verwendet (z.B. bei Demenzkranken). In diesem Zusammenhang ist häufig von Psychopharmaka als „chemischer Keule“ die Rede. Ähnliches gilt für die Verschreibung von Ritalin bei Kindern. Darüber hinaus gibt es 1,2 Millionen Menschen, die von Schlafmitteln abhängig sind. Psychopharmaka besitzen erhebliche Nebenwirkungen. Gewichtszunahme (besonders bei Neuroleptika) und kardiovaskuläre Risikofaktoren tragen u. a. dazu bei, dass viele vor Psychopharmaka zurückschrecken.

Die Geschichte des ersten Psychopharmakons verdeutlicht diese ambivalente Haltung. Bis zur Entdeckung des ersten Neuroleptikums (Chlorpromazin) 1952 waren die Perspektiven für Menschen mit psychischen Krankheiten düster. Lediglich drei Behandlungsformen standen zur Verfügung: Elektroschocks, Insulin und Gehirnchirurgie. Während die Elektroschocks und die Gehirnchirurgie tatsächlich einen therapeutischen Nutzen hatten, diente die Insulinbehandlung nur dazu, lästige Patienten ruhigzustellen.

Chlorpromazin sedierte die Patienten und schaffte es erstmals, die Symptome bei Schizophrenie zu lindern. Chlorpromazin kam damals aber auch in Gefängnissen und Altenheimen zur Ruhigstellung unbequemer Insassen zum Einsatz und wurde dafür heftig kritisiert. Während die einen es sinnvoll einsetzten, wurde es in anderen Fällen missbräuchlich verwendet.

Allein die Tatsache, dass viele Künstler und Musiker ihre Erfahrungen mit Psychopharmaka in ihren Werken verarbeiten, unterstreicht das ihnen anhaftende Konfliktpotenzial. Vermutlich wird keine andere Medikamentengruppe in der Musik so stark thematisiert wie Psychopharmaka. (Oder kennen Sie ein Lied über Magenschutzmittel, Asthmasprays oder Wundsalben?)

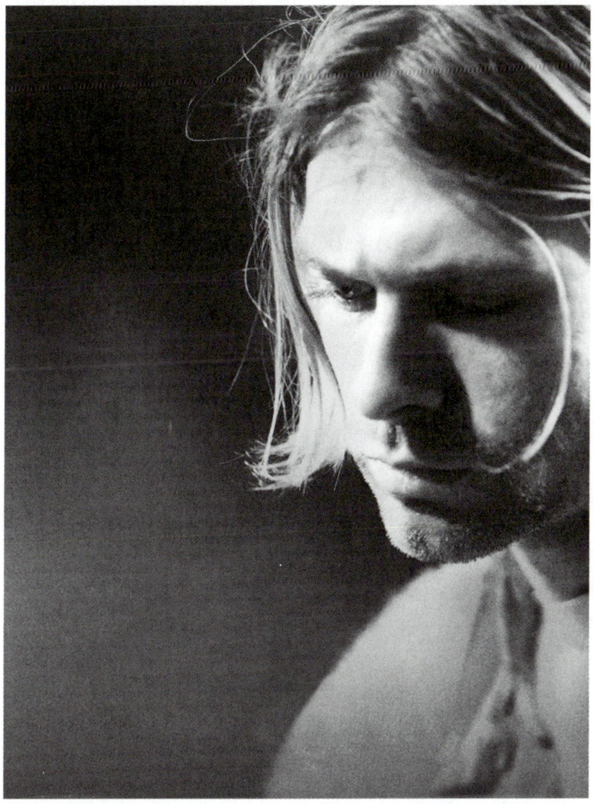

Kurt Cobain, der 1994 verstorbene Frontmann der Grunge-Band „Nirvana", besingt die stabilisierende Wirkung von Lithium in dem gleichnamigen Song.

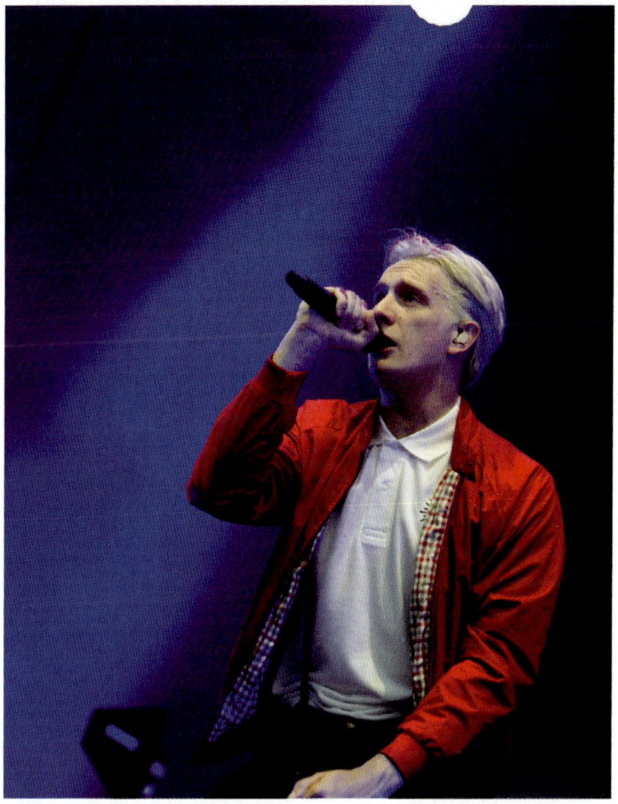

„Kraftklub" beschreibt die Erlebnisse einer scheinbar nicht ganz so unbeschwerten Kindheit in „Ritalin/ Medikinet".

Leitfragen bei der Gabe von Psychopharmaka

Leitfragen	Ja	Nein
Liegt eine lückenlose Dokumentation vor?		
Können körperliche Empfindungen und Veränderungen der Umwelt, die die Verhaltensauffälligkeiten begünstigt haben, ausgeschlossen werden?		
Gibt es ausreichende Betreuungs- und Beschäftigungsangebote?		
Dient die Gabe von Psychopharmaka dem Klienten?		
Erreicht das Medikament seine gewünschte Wirkung?		
Sind die auftretenden Nebenwirkungen zu akzeptieren?		
Ist die Medikamentengabe noch zeitgemäß?		

Die Pflegekräfte sollten sich zuallererst die Frage stellen, ob die Gabe von Psychopharmaka im Einzelfall überhaupt sinnvoll ist. Alle Fragen sollten im Team diskutiert werden. Nur wenn sämtliche Fragen mit Ja beantwortet werden können, ist die Gabe von Psychopharmaka zu verantworten.

Zu den wichtigsten pflegerischen Aufgaben gehört eine lückenlose Dokumentation: Psychische Symptome sollten immer genau dokumentiert werden.

Psychische Auffälligkeiten wie Rastlosigkeit oder Aggressionen können manchmal ganz banale Gründe haben. Dies gilt besonders für Personen, die nicht in der Lage sind, ihre Befindlichkeiten mitzuteilen. Körperliche Empfindungen (z. B. Schmerz, Hunger, Obstipation, Harndrang) oder Veränderungen der Umwelt (Personalwechsel, Todesfälle, Wetterveränderungen) können Verhaltensauffälligkeiten nach sich ziehen. Pflegekräfte haben die Aufgabe, den Ursachen von Verhaltensauffälligkeiten auf den Grund zu gehen und entsprechend darauf zu reagieren. Ein Gespräch mit den Angehörigen kann in diesem Zusammenhang manchmal aufschlussreich sein.

Zur Beseitigung von Verhaltensauffälligkeiten sind kreative Lösungen gefragt, beispielsweise in Form von verschiedenen Beschäftigungs- und Betreuungsangeboten. Wenn die Pflegekräfte mit einigen verhaltensauffälligen Klienten dauerhaft überfordert sind, kann es auch ratsam sein, mehr Personal oder Fort- und Weiterbildungen einzufordern.

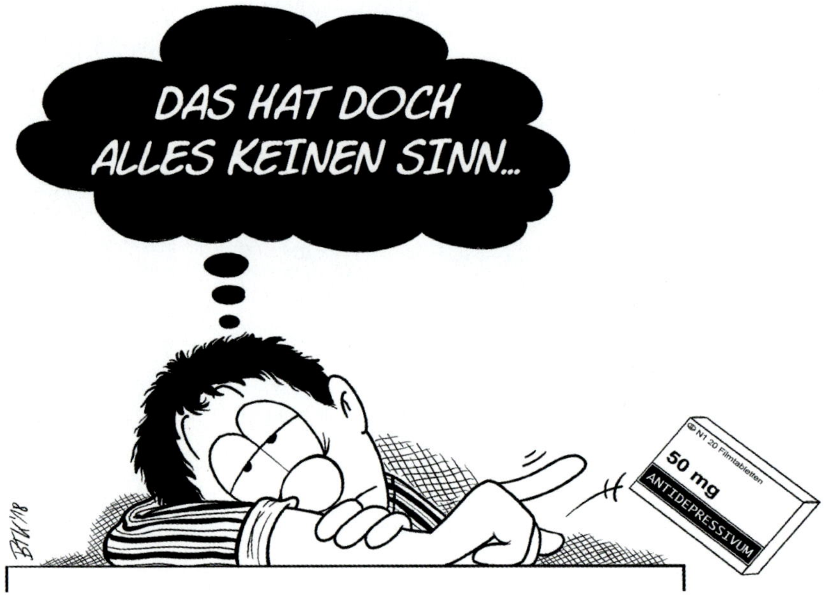

Wenn die Gabe von Psychopharmaka zur Diskussion steht, sollten auch die Absichten der einzelnen Pflegekräfte hinterfragt werden: Wer profitiert von der Gabe dieser Medikamente? Die betroffene Person, z. B. weil eine Selbstgefährdung vorliegt? Oder profitieren davon eher die Pflegekräfte, etwa weil sie überlastet sind, weil sie wenig Zeit und Lust haben, sich mit schwierigen Personen auseinanderzusetzen, oder weil ihnen die diesbezügliche Fachkompetenz fehlt? Manchmal werden Verhaltensauffälligkeiten auch übertrieben dargestellt, um eine schnelle Verschreibung von Psychopharmaka zu bewirken. Dieser Punkt sollte im Team ebenfalls kritisch beleuchtet werden.

Falls die Gabe von Psychopharmaka unausweichlich ist, gilt es zu überprüfen, ob das verschriebene Medikament überhaupt seine gewünschte Wirkung erreicht. Darüber hinaus sollten mögliche Nebenwirkungen beobachtet werden. Häufen sich die Nebenwirkungen (Sturz, Apathie, Gewichtszunahme usw.), sollte mit dem behandelnden Arzt eine Absprache hinsichtlich der Dosierung oder eines Medikamentenwechsels stattfinden. Ferner sollte sichergestellt werden, dass Betreuungs- und Beschäftigungsangebote nach wie vor eine Rolle spielen.

Zuletzt muss die Verordnung immer wieder neu hinterfragt werden: Ist die Medikamentengabe noch zeitgemäß? Demenzkranke bauen im Verlauf ihrer Erkrankung z. B. immer weiter ab. Die einstige Aggressivität kann dann aufgrund des körperlichen Abbaus eventuell gar nicht mehr vorhanden sein. In solchen Fällen wäre eine weitere Gabe von Psychopharmaka unnötig.

Einer kritischen Distanz der Klienten zu Psychopharmaka muss nicht immer die Angst vor Nebenwirkungen zugrunde liegen. In einigen Fällen ist es auch die psychische Erkrankung selbst, die dazu beiträgt, dass Psychopharmaka nicht genommen werden (siehe auch Kapitel 3.4).

Wirkung von Psychopharmaka

Die Wirkmechanismen von Psychopharmaka basieren auf der Annahme, dass psychische Erkrankungen eine biologische Ursache im Gehirn haben.

Durch Psychopharmaka können bestimmte Mangelzustände behoben oder Überproduktionen von Botenstoffen eingedämmt werden. Demnach wären psychische Erkrankungen nichts anders als eine **Stoffwechselerkrankung** wie z. B. Diabetes mellitus. Der Unterschied bestünde allein darin, dass die Stoffwechselstörung beispielsweise nicht in der Bauchspeicheldrüse (Pankreas), sondern im Gehirn besteht.

In unserem Gehirn gibt es verschiedene Areale, die unterschiedlich miteinander vernetzt sind. So ist beispielsweise der Hippocampus (ein Areal, das für unsere Gedächtnisleistungen verantwortlich ist) sehr stark mit der Amygdala (Angstzentrum) verbunden. Aus diesem Grund bleiben uns negative Ereignisse auch so lange im Gedächtnis.

Damit die Areale miteinander in Kontakt treten können, gibt es Milliarden von Nervenzellen (Neuronen), die sich in unserem Gehirn befinden. Sie reagieren auf innerliche Körperreize und auf äußere Umweltreize. Jeder Gedanke, jedes Gefühl und jede Handlung sind somit nichts anderes als das Produkt miteinander kommunizierender Neuronen.

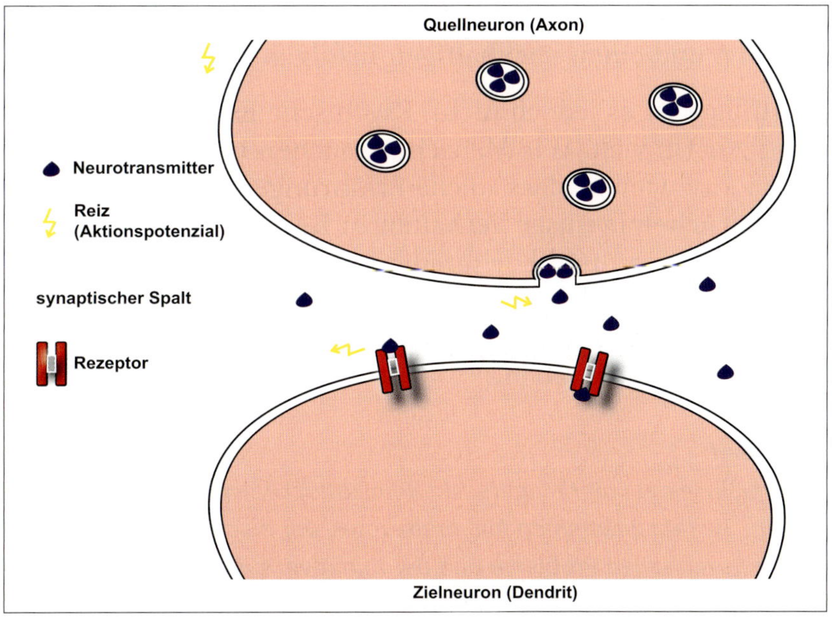

Synaptischer Spalt

Wenn Neuronen miteinander kommunizieren, sendet ein Quellneuron (präsynaptisches Neuron) einen Botenstoff (Neurotransmitter) aus, den ein Zielneuron (postsynaptisches Neuron) empfängt. Jedes Neuron kann Neurotransmitter versenden und empfangen. Es ist somit zugleich Quell- und Zielneuron.

Alle Neuronen besitzen ein Axon, über das die Ausgabe von Botschaften erfolgt. Im Axon werden unterschiedliche Neurotransmitter in winzigen Bläschen gespeichert. Die bekanntesten Botenstoffe sind Serotonin, Dopamin, Glutamat und Acetylcholin. Empfängt das Neuron einen Reiz, sendet es seine Neurotransmitter aus. Diese schwimmen dann im Hirnwasser (Liquor), das im ganzen Gehirn vorhanden ist.

Der Liquor, der sich zwischen zwei Neuronen befindet, wird auch synaptischer Spalt genannt. Hier gelangen die Neurotransmitter zu den Dendriten des postsynaptischen Neurons. Jedes Neuron besitzt ein oder mehrere Dendriten, die aufgrund ihres Aussehens auch Dendritenbäume heißen. An diesen Dendriten befinden sich Rezeptoren. Das Andocken der Botenstoffe an die Rezeptoren erfolgt nach dem **Schlüssel-Schloss-Prinzip**. Das heißt, nur Neurotransmitter, die den richtigen Schlüssel besitzen, sind auch in der Lage, an die Rezeptoren (die Schlösser) anzudocken. Wenn diese Neurotransmitter andocken, wird an dem Neuron ein neuer Reiz ausgelöst. Der Reiz kann sowohl eine stimulierende als auch eine hemmende Wirkung haben.

Nicht alle ausgeschütteten Neurotransmitter gelangen zwangsläufig zu ihrem Ziel. Aus diesem Grund gibt es noch Mechanismen, die dafür sorgen, dass überschüssige Botenstoffe zurück zum Axon gelangen.

Psychopharmaka greifen in diese Mechanismen ein und können den Austausch von Botenstoffen fördern oder hemmen. Dabei haben sie drei Möglichkeiten, die Kommunikation der Nervenzellen zu manipulieren:

1. Psychopharmaka können dafür sorgen, dass mehr Neurotransmitter ausgeschüttet werden, sodass insgesamt mehr Botenstoffe zur Verfügung stehen.
2. Um eine höhere Verfügbarkeit von Neurotransmittern zu gewährleisten, können Psychopharmaka bewirken, dass die Neurotransmitter im synaptischen Spalt nicht so schnell abgebaut werden. Sie verhindern dann, dass die Neurotransmitter den Rückweg zum Axon antreten.
3. Ein anderer Mechanismus verhindert, dass die Neurotransmitter überhaupt ihre Wirkung entfalten. In dem Fall werden die Rezeptoren der Dendriten von Psychopharmaka besetzt.

Wäre die Annahme richtig, dass es sich bei psychischen Krankheiten allein um Stoffwechselstörungen im Gehirn handelt, könnten sich alle Betroffenen freuen. Denn: Zum einen würde das bedeuten, dass psychische Erkrankungen (wie z. B. Zwangsstörungen) ganz „normale" körperliche Krankheiten wären, bei denen eben das „Organ Gehirn" betroffen ist. Zum anderen müssten Psychopharmaka damit zwangsläufig die Ursache der jeweiligen Erkrankung beheben und einen nachhaltigen Erfolg aufweisen.

So einfach ist es jedoch nicht. Psychische Erkrankungen stehen immer auch in Wechselwirkung zur Umwelt. Wir Menschen machen Erfahrungen, lernen Verhaltensweisen usw. Es ist davon auszugehen, dass solche Erfahrungen unsere Hirnchemie beeinflussen ebenso wie unsere Hirnchemie unser Verhalten in Bezug auf die Umwelt beeinflusst. Diese Mechanismen sind kompliziert und hochgradig individuell. Zudem sind zahlreiche medikamentöse Verfahren ziemlich erfolglos. Viele Betroffene sind jahrelang auf der Suche nach dem richtigen Medikament, da die eingenommenen Psychopharmaka entweder nicht wirken oder zu hohe Nebenwirkungen haben.

Beispiel

Manuela leidet unter Magersucht, Panikattacken und Depressionen. Einer geregelten Arbeit geht sie nicht nach. Sie lebt zusammen mit ihrem Vater, der zu cholerischen Anfällen neigt und seine Tochter aufgrund ihrer psychischen Probleme und der damit verbundenen Erwerbslosigkeit für eine Versagerin hält.

Manuela begibt sich in Therapie und bekommt ein Antidepressivum verschrieben. In den ersten Therapiesitzungen wird ihr klar, dass ihre psychischen Erkrankungen im Zusammenhang mit den cholerischen Anfällen ihres Vaters stehen. Sie hat Angst vor ihrem Vater, sie versucht es ihm ständig recht zu machen und empfindet ihm gegenüber Schuldgefühle. Die Weigerung, Nahrung zu sich zu nehmen, ist das letzte Stück Kontrolle, das sie noch über ihr Leben hat.

Der Vater erwartet von der Therapie und dem Antidepressivum, dass Manuela bald wieder „fit“ ist. Als der Vater nach zwei Wochen sieht, dass seine Tochter sich weigert zu frühstücken, platzt ihm der Kragen: „Du bist doch ein hoffnungsloser Fall! Selbst mit Tabletten bekommst du dein Leben nicht auf Reihe.“

Es gilt mittlerweile als bewiesen, dass die neurobiologischen Modelle zu kurz greifen. Sie müssen als Hypothesen verstanden werden, also als Behauptungen, für die es gute Gründe gibt, die jedoch nicht lückenlos bewiesen werden können. Gegner dieser Hypothesen kritisieren z.B., dass nicht alle Psychopharmaka sofort wirken, obwohl bereits ein veränderter Austausch zwischen den Neuronen stattfindet. Das bedeutet, dass im Gehirn eine Veränderung zu erkennen ist, obwohl der Betroffene noch keine Verbesserung der Symptome verspürt. Des Weiteren wirken Psychopharmaka nur in 50% bis 66% aller Fälle. Ein bescheidenes Ergebnis: Man stelle sich vor, man müsste einem Menschen mit Diabetes mellitus mitteilen, dass er eine 50- bis 66-prozentige Chance hat, dass das Insulin bei ihm wirkt. Oder würden Sie als Frau die Antibabypille nehmen, wenn Sie wüssten, dass diese eine Schwangerschaft zu 50% bis 66% verhütet?

Die Kritik zeigt, dass das Gehirn ein kompliziertes Organ ist, das auch in Zukunft noch weiter differenziert erforscht werden muss, um die Wirkung von Psychopharmaka zu erklären.

10.1 Antidepressiva

Antidepressiva können auf vielfältige Weise wirken: Sie können die Stimmung aufhellen, aber auch Ängste und Zwänge lösen. Einige Antidepressiva steigern den Antrieb (notwendig bei Antriebsarmut und innerer Leere), während andere den Antrieb senken (notwendig bei Grübelzwängen und Rastlosigkeit). Die Medikamente sind also in der Lage, auf unterschiedliche Ausprägungen von Depressionen unterschiedlich zu reagieren. Darüber hinaus werden Antidepressiva auch bei Schmerzen oder Essstörungen eingesetzt.

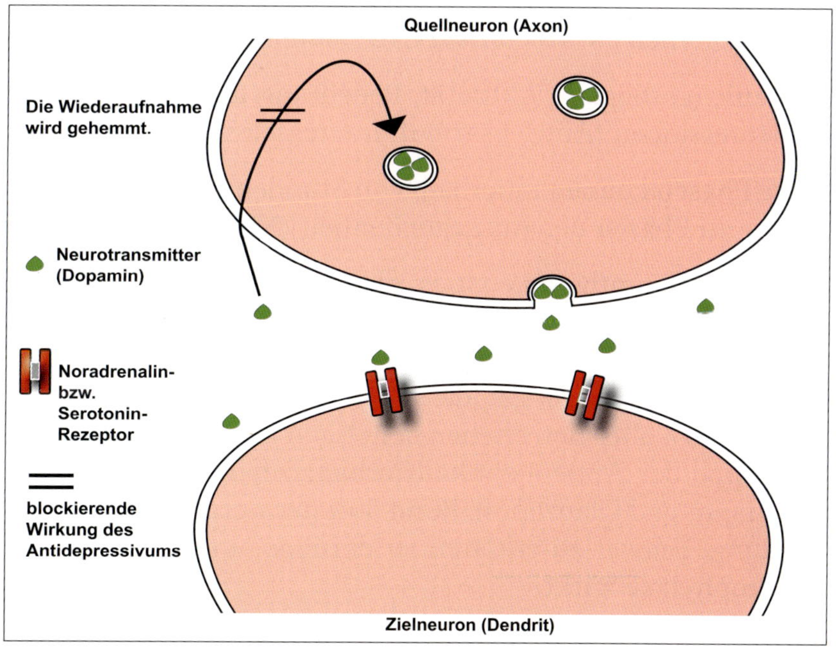

Die Wirkung eines Antidepressivums auf den Serotoninhaushalt im synaptischen Spalt

Antidepressiva sorgen dafür, dass der Botenstoff **Serotonin** länger im synaptischen Spalt verbleibt, damit er seine Wirkung voll entfalten kann. Wenn Serotonin, umgangssprachlich auch als Glückshormon bezeichnet, an die Rezeptoren der Nervenzellen andockt, verbessert sich unsere Stimmung. Wir fühlen uns gelassener und ausgeglichener. Menschen mit einem hohen Serotoninspiegel sind mit sich und der Welt im Reinen. Menschen mit einem niedrigen Serotoninspiegel neigen eher zu Gewalt und anderen unsozialen Verhaltensweisen. Serotonin macht uns zu zivilisierten Menschen, indem es uns das Gefühl der Zuversicht und des Wohlbefindens vermittelt.

Antidepressiva verhindern die Wiederaufnahme von Serotonin im synaptischen Spalt (siehe Abbildung oben). Da dies auf unterschiedliche Weise passieren kann, gibt es eine Vielzahl von Antidepressiva mit diversen Wirkungen und Nebenwirkungen. Die mittlerweile am häufigsten verschriebene Medikamentengruppe sind die selektiven Serotonin-Wiederaufnahmehemmer, zu denen auch der Wirkstoff Fluoxetin gehört (Fluctin®, in Amerika bekannt unter dem Namen Prozac). Um dieses Medikament gab es lange Zeit einen großen Hype. Es war der Inbegriff der „Glückspille", die ganz einfach das Leben erleichtern kann. Viele Forscher sind allerdings der Ansicht, dass die Wirkung von Fluctin® allein auf den durch die euphorischen Berichte entstandenen Placebo-Effekt zurückzuführen ist. Mittlerweile ist der Hype wieder abgeklungen.

Das alles soll die Wirkung von Antidepressiva nicht infrage stellen. Tatsächlich können Antidepressiva zu einer verbesserten Lebensqualität psychisch kranker Menschen beitragen. Allerdings kann das Eintreten dieses Effekts einige Wochen dauern, gelegentlich müssen verschiedene Medikamente ausprobiert werden und manchmal treten auch Nebenwirkungen auf.

Eine der fatalsten Nebenwirkungen ist die erhöhte Suizidneigung. Wenn Antidepressiva auf den Antrieb wirken, kann dies dazu führen, dass ein Suizid, der zuvor aufgrund eines verminderten Antriebs nicht in die Tat umgesetzt worden ist, nun vollzogen wird.

■ ***Aufgabe 60***

Erstellen Sie einen Steckbrief zu Antidepressiva. Erläutern Sie dabei die Indikation, die Wirkungen und Nebenwirkungen.

10.2 Lithium

Lithium ist eigentlich ein Leichtmetall. Besonders in Südamerika gibt es große Lithiumvorkommen. In niedriger Dosierung wird es größtenteils bei bipolaren Störungen eingesetzt. **Bipolare Störungen** (früher manisch-depressive Störungen) zeichnen sich dadurch aus, dass die Betroffenen zwischen zwei Extremen pendeln (himmelhoch jauchzend – zu Tode betrübt):

- Manie (gesteigerte Aktivität, Rededrang und überhöhte Selbsteinschätzung) und
- Depressionen (Antriebsarmut, Interesselosigkeit und schlechte Laune).

Diese Phasen können innerhalb von Stunden bis Tagen wechseln. Dazwischen kann es immer wieder zu Phasen der Ausgeglichenheit (Normalzustand) kommen.

Ziel der Lithiumtherapie ist es, die Gefühle der betroffenen Person zu stabilisieren und Gefühlsausbrüche zu verhindern. Wie Lithium im Körper genau wirkt, ist nach wie vor ein Rätsel. Daher kann auch der Behandlungserfolg von Lithium nicht genau vorhergesagt werden. Als Daumenregel gilt, dass 20 % aller Betroffenen mit Lithium ein normales Leben führen können. 33 % aller Betroffenen benötigen noch ein weiteres Medikament aus der Medikamentengruppe der Antiepileptika (Carbamazepin, Valproat oder Lamotrigin) oder Neuroleptika (Quetiapin und Olanzapin). Rund 50 % der Betroffenen erfahren durch Lithium keine heilende Wirkung. Schwer zu erklären ist darüber hinaus, warum Lithium erst nach sechs Monaten zur Prophylaxe wirkt.

Bei der Therapie ist also in erster Linie Geduld gefragt. Das Aufbringen dieser Geduld ist aber umso schwieriger, wenn man bedenkt, dass Lithium auch erhebliche Nebenwirkungen haben kann: Gewichtszunahme, vermehrter Harndrang, Gedächtnisstörungen und Nierenleiden sind nur einige davon.

10.3 Neuroleptika

Unter den Psychopharmaka sind Neuroleptika (z.B. Haldol®, Atosil®) neben Lithium die einzige Arzneimittelgruppe, die von Seiten der Betroffenen kein Missbrauchspotenzial aufweist. Ein solches Missbrauchspotenzial kann allerdings von den Pflegekräften oder Angehörigen ausgehen, wenn sie Neuroleptika missbräuchlich verwenden.

Um zu verstehen, wie Neuroleptika im Gehirn wirken, muss man sich mit dem Neurotransmitter **Dopamin** auseinandersetzen. Wie der Botenstoff Serotonin wird Dopamin umgangssprachlich auch als „Glückhormon" bezeichnet. Beide Neurotransmitter sind chemische Stoffe, die auf natürlichem Wege in unserem Gehirn ausgeschüttet werden und uns ein gutes Gefühl verschaffen, z.B. nach dem Essen oder nach dem Sex. Das Wohlgefühl belohnt uns scheinbar dafür, dass wir Dinge tun, die grundsätzlich dem Überleben dienen. Dopamin kann uns außerdem zur Kreativität anregen und Sachverhalte miteinander in Verbindung setzen.

Da Dopamin also ganz offensichtlich etwas Positives ist, darf die Frage erlaubt sein, warum es notwendig sein kann, die Ausschüttung dieses Neurotransmitters durch Neuroleptika zu verhindern. Untersuchungen haben ergeben, dass Menschen mit dem Krankheitsbild der Schizophrenie und den einhergehenden Plussymptomen (z.B. Wahnvorstellungen, Halluzinationen) eine erhöhte Dopaminausschüttung haben. Neuroleptika können hilfreich sein, diese Menschen in psychotischen Phasen zu beruhigen und wieder zu stabilisieren.

Der beruhigende Aspekt ist nach wie vor auch ein Grund dafür, dass Neuroleptika Demenzkranken verschrieben werden. Tatsächlich können **Demenzkranke** im Zuge ihrer Erkrankung Wahnvorstellungen und Halluzinationen entwickeln. Allerdings treten diese Symptome so selten auf, dass die Häufigkeit der verschriebenen Medikamente damit nicht erklärt werden kann. Somit liegt der Verdacht nahe, dass Neuroleptika häufig missbräuchlich zur Ruhigstellung verwendet werden.

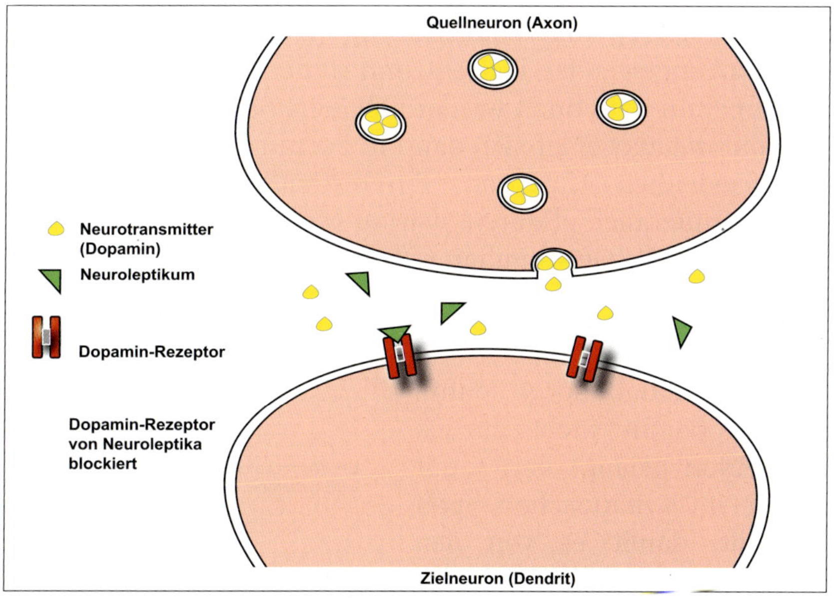

Die Wirkung von Neuroleptika auf den Dopaminhaushalt im synaptischen Spalt

Dabei ist die Liste der Nebenwirkungen lang. Neuroleptika können zu parkinsonähnlichen Bewegungsstörungen führen (bei der Krankheit Parkinson liegt ebenfalls ein Dopaminmangel vor). Die Betroffenen verlieren durch unkontrollierte Bewegungen, Zittern oder Muskelsteifheit die Kontrolle über ihre Bewegungsabläufe. Sie fühlen sich, „als hätte man sie in Zement gegossen".

Weil Neuroleptika die Wahrnehmungen dämpfen, kann die Einnahme auch dazu führen, dass die Betroffenen antriebsärmer und apathischer werden. Ihre Reaktionen sind verzögert und weniger intensiv. Betroffene sagen, es sei ein Gefühl, als ob sie in einer großen Glaskugel säßen, die sie von der Außenwelt abschirme, und alle äußeren Wahrnehmungen nur noch gedämpft vernähmen. Außerdem kann es unter Neuroleptika zu einer Gewichtszunahme und einer arteriellen Hypertonie kommen.

Viele pflegerische Ziele (Mobilisation, Teilhabe am sozialen Leben etc.) können durch Neuroleptika boykottiert werden. Schon allein aus diesem Grund ist es immer ratsam, dass sich die Pflegekräfte bei jeder Neuroleptika-Verordnung die oben aufgeführten Leitfragen stellen.

■ ***Aufgabe 61***

Nennen Sie Gründe, warum Pflegekräfte Neuroleptika missbräuchlich zur Ruhigstellung verwenden könnten.

■ ***Aufgabe 62***

Erläutern Sie, warum die Gabe von Neuroleptika andere Therapie- und Pflegeziele erschweren bzw. unterlaufen.

10.4 Amphetamine

Genau wie Neuroleptika beeinflussen auch Amphetamine den Dopaminhaushalt. Der wichtigste Unterschied besteht darin, dass Amphetamine den Dopaminhaushalt stimulieren, anstatt ihn zu hemmen.

Amphetamine unterliegen dem Betäubungsmittelgesetz (vgl. Kapitel 1.7). Der bekannteste Wirkstoff dieser Gruppe ist **Methylphenidat** (MPH), der wiederum aufgrund der Präparate Ritalin® oder Medikinet® in aller Munde ist. Er wird bei Menschen mit einer **Aufmerksamkeitsdefizit-Hyperaktivitätsstörung (ADHS)** als auch bei **Narkolepsie** (zwanghaftes Einschlafen) angewendet. Hintergrund ist die Theorie, dass Menschen mit ADHS oder Narkolepsie Dopamin zu schnell wieder abbauen. So kann es seine Wirkung nicht voll entfalten. Der Dopaminmangel zeigt sich dann in Form von (motorischer) Unruhe, Unkonzentriertheit und Unzufriedenheit (ADHS) oder durch ständiges Einschlafen (Narkolepsie). Der Mangel an Dopamin könnte auch erklären, warum Menschen mit ADHS ständig auf der Suche nach neuen Reizen sind, die sie stimulieren (bei Erwachsenen z. B. Essen, Nikotin, Sex): Während bei neurologisch gesunden Personen ein einzelner Reiz länger anhält, baut sich der Reiz bei Menschen mit ADHS schneller ab, sodass sie sich andauernd neuen Reizen zuwenden müssen.

Methylphenidat sorgt dafür, dass Dopamin nicht zurück zum Axon gelangt und somit länger im synaptischen Spalt verweilt, damit es von den Dendriten besser aufgenommen werden kann. Bei Menschen, bei denen das Dopamin aufgrund ihrer genetischen Veranlagung sowieso länger im synaptischen Spalt bleibt, ist MPH wirkungslos.

Da Dopamin auch das Hunger- und Schlafgefühl beeinflusst, kann die Einnahme von MPH zu dementsprechenden Nebenwirkungen führen. So werden häufig Appetitlosigkeit und Schlafstörungen beklagt.

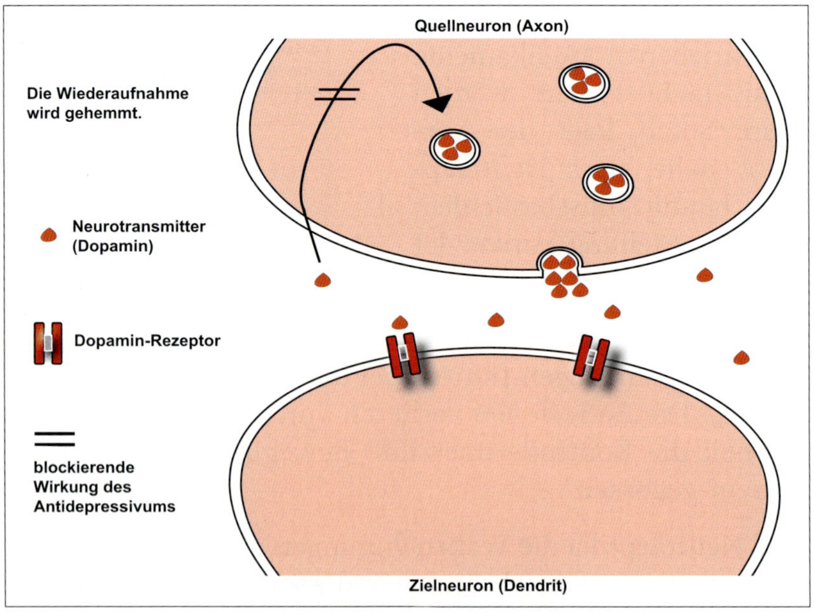

Die Wirkung von Methylphenidat auf den Dopaminhaushalt im synaptischen Spalt

Genau diese unerwünschten Nebenwirkungen können bei anderen Personen wiederum erwünschte Wirkungen darstellen. Erhöhte Konzentration, Appetit- und Schlafmangel sind allesamt Effekte von MPH, die in unserer modernen Gesellschaft sehr willkommen sind. Daher haben diese Medikamente ein hohes Missbrauchspotenzial, zumal eine erhöhte Dopaminkonzentration im Gehirn auch noch ein euphorisches Gefühl auslösen kann (siehe Kapitel 13.2).

In letzter Zeit ist ein eklatanter Anstieg von ADHS-Diagnosen sowohl bei Kindern als auch bei Erwachsenen zu verzeichnen, sodass in diesem Zusammenhang häufig auch von ADHS als **Modekrankheit** gesprochen wird. Kritiker meinen, dass viele Ärzte die Diagnose zu leichtfertig stellen bzw. viele Betroffene (oder deren Eltern) die Diagnose zu oft einfordern, um an den Wirkstoff MPH zu kommen. Vernachlässigt wird dabei etwa die Ursachenforschung, also die Frage nach den Faktoren, die das auffällige Verhalten begünstigen können (z. B. permanente Konflikte). Eine Fixierung auf die Medikamente vernachlässigt zudem mögliche Behandlungsalternativen (Änderung der Lebensumstände, Sport usw.) und nimmt den betroffenen Personen die Chance auf eine natürliche Verhaltensänderung.

Zu den Amphetaminen zählen im Übrigen auch Drogen wie Kokain und Crystal Meth. Während MPH nur dafür sorgt, dass das Dopamin im synaptischen Spalt erhalten bleibt, wird durch die illegalen Suchtmittel darüber hinaus auch noch mehr Dopamin ausgeschüttet. Die Folgen sind u. a. ein großes Euphoriegefühl und eine enorme Wachheit. Der Konsum führt sehr schnell zu einer starken Abhängigkeit und schweren Schädigungen. Da es sich insbesondere bei Crystal Meth um eine hochpotente Substanz handelt, kann eine Überdosierung lebensgefährlich sein.

10.5 Schlaf- und Beruhigungsmittel

Beruhigungsmittel (Tranquilizer) und Schlafmittel (Hypnotika) gehören zu den ältesten Medikamenten, die bei psychischen Störungen verabreicht werden. Auch die rein pflanzlichen Alternativen wie Hopfen, Melisse und Baldrian sind altbekannte Wirkstoffe.

Die Hauptwirkstoffgruppe der Schlaf- und Beruhigungsmittel ist die Gruppe der **Benzodiazepine**. Seit ein paar Jahren kommt aber auch eine neuere Medikamentengruppe zur Anwendung: Zu den sogenannten **Z-Drugs** zählen die Wirkstoffe Zolpidem (z. B. Stilnox®) und Zopiclon (z. B. Ximovan®).

Schlaf- und Beruhigungsmittel bedienen sich eines Neurotransmitters, der **Gamma-Aminobuttersäure** (kurz GABA) heißt. Im Gegensatz zu Dopamin und Serotonin hat GABA eine sedierende Wirkung. Schlaf- und Beruhigungsmittel nehmen umherirrende GABA-Moleküle im synaptischen Spalt auf und bringen sie zu ihrem Rezeptor. Wenn die Moleküle dort andocken, kommt es zu einer Abdichtung der Nervenzellen (Hyperpolarisation). Dadurch sind die Nervenzellen weniger erregbar, Reize von außen werden kaum mehr wahrgenommen bzw. gleichgültig zur Kenntnis genommen. Dadurch verschwinden Angst und Anspannung, die betroffenen Personen fühlen sich gelassen und entspannt. Die umgangssprachliche Bezeichnung „Scheißegal-Tabletten“ ist somit durchaus zutreffend.

Einige Schlaf- und Beruhigungsmittel (z. B. Dormicum®, Halcion®) können schnell wirken. Sie eignen sich zur Beruhigung bei psychischen Unruhezuständen oder bei Einschlafstörungen. Andere Schlaf- und Beruhigungsmittel (z. B. Valium®, Librium®) sind langanhaltend in ihrer Wirkung und daher vor allem bei Durchschlafstörungen geeignet. Hier kann es zum sogenannten **„Hang-over-Effekt“** kommen. Das heißt, die Wirkung des Medikaments kann noch bis in den Vormittag hinein andauern, sodass die betroffene Person am Morgen nicht richtig aktiv wird.

Doch der „Hang-over-Effekt“ ist nur eine von vielen Nebenwirkungen. Darüber hinaus kann es zu einer verminderten Reaktionsfähigkeit oder Gedächtnislücken kommen. Eine lange Anwendung kann zu einer Abhängigkeit führen, mitsamt aller Folgeerscheinungen, die eine Abhängigkeit mit sich bringt (siehe Kapitel 1.3). Zu diesem Zeitpunkt hat das Medikament seine eigentliche Wirksamkeit bereits verloren. Es kann sogar der gegenteilige Effekt eintreten (Erregungszustände). Die betroffenen Personen nehmen das Medikament aber trotzdem weiter in der Hoffnung, dass es die gleiche Wirkung entfacht wie zu Beginn der Therapie.

Da die Nebenwirkungen bei Schlaf- und Beruhigungsmitteln verheerend sein können, ist es wichtig, dass sich Pflegekräfte der Schlafprobleme ihrer Klienten annehmen und die Verantwortung nicht an ein Medikament abgeben. Die folgenden pflegerischen Maßnahmen sollten berücksichtigt werden:

Pflegerische Aufgaben

- Wenn Schlaf- und Beruhigungsmittel verordnet werden, sollten sich Pflegekräfte bewusst sein, dass diese Medikamente nur die Symptome, nicht aber die Ursache der Störung beheben. Aus diesem Grund sollten alternative Maßnahmen wie Entspannungstechniken, Psychotherapie usw. immer als Erstes in Betracht gezogen werden. Auch erprobte Einschlafregeln (Einschlafrituale, nicht zu spät zu Abend essen, Verzicht auf Koffein und Alkohol am Abend usw.) sollten beachtet werden. Diese Maßnahmen haben den Vorteil, dass sie langfristig helfen können, während Schlaf- und Beruhigungsmittel nur kurzfristig wirken.
- Ist dennoch eine Therapie mit Schlaf- und Beruhigungsmitteln angezeigt, sollten dabei einige Regeln beachtet werden, um einen fachgerechten Umgang zu ermöglich und eine Abhängigkeit zu vermeiden. Hier gilt die sogenannte 4K-Regel:
  - klare Indikation (Schlafmittel sollten nur zum Einsatz kommen, wenn eine medizinische Notwendigkeit vorliegt)
  - kleinste notwendige Dosis (auch hier gilt der bekannte Leitspruch: „So viel wie nötig, so wenig wie möglich“)
  - kurze Anwendung (maximal 14 Tage)
  - kein abruptes Absetzen (die Dosis wird am Ende langsam verringert bzw. ausgeschlichen)

Aufgabe 63

In den vorangegangenen Kapiteln über Neuroleptika, Antidepressiva, Amphetamine und Schlaf- und Beruhigungsmittel war immer wieder von Missbrauch die Rede. Erstellen Sie eine Tabelle. Führen Sie jeweils in einer Spalte auf, wer diese Medikamente missbraucht, und in einer weiteren Spalte, zu welchem Zweck sie missbraucht werden.

10.6 Exkurs: Die Zukunft der Psychopharmaka

Manipulation der Gefühle

Im Jahr 2015 wurde in den USA ein Medikament zugelassen, welches das Lustgefühl der Frau steigern soll. Umgangssprachlich hat es den Namen **„Pink Viagra“** oder **„Viagra für die Frau“**. Das Medikament mit dem Wirkstoff Flibanserin ist aber mit Viagra® nicht zu vergleichen. Denn erstens muss es täglich eingenommen werden und nicht nach Bedarf. Und zweitens wirkt es nicht im Geschlechtsorgan, sondern im Kopf, indem es die Dopamin- und Serotonin-Rezeptoren beeinflusst. Es kann somit zu den Psychopharmaka gezählt werden (ursprünglich war es auch als Antidepressivum gedacht).

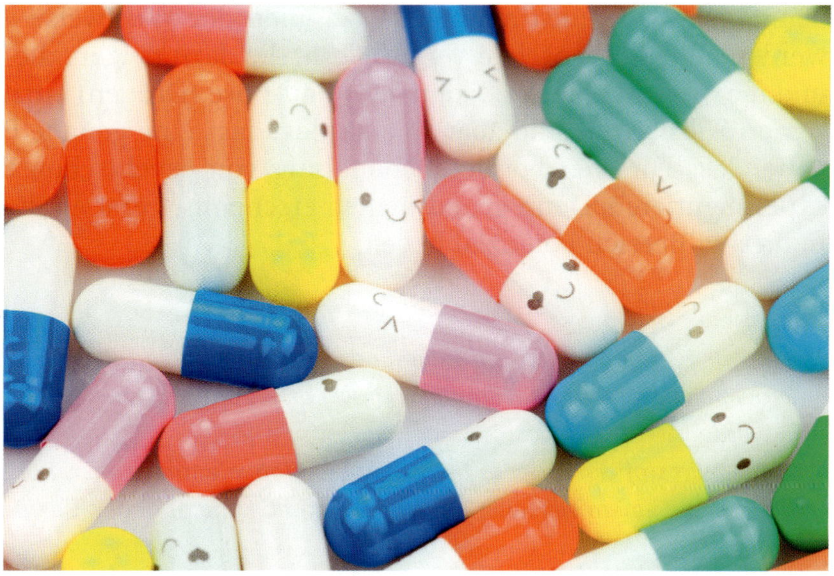

Gefühlsmanipulation – ein Markt mit Zukunft?

Der Hype um dieses Medikament hat mittlerweile abgenommen, da die Wirkung eher schwach ausfällt, die Nebenwirkungen (Schwindel und Kreislaufprobleme) dafür aber gravierend sein können. Vielleicht wird der Wirkstoff schon in wenigen Jahren keine Bedeutung mehr haben. Vielleicht wird das Mittel aber auch zu einer Reihe von Medikamenten gehören, die in Zukunft eine immer größere Rolle spielen könnten:

Es geht um Medikamente, die vorrangig das Ziel haben, das Gefühlsleben von Menschen zu verändern, ohne dass dabei eine konkrete Krankheit zugrunde liegen muss.

Eine weitere Manipulationsmöglichkeit bietet der Botenstoff **Oxytocin**, der umgangssprachlich auch „Bindungs- oder Kuschelhormon" genannt wird. Die Ausschüttung von Oxytocin erzeugt ein Gefühl von Nähe und Vertrautheit. Zärtliche Berührungen, Küsse, Kuscheln und Sex bewirken einen Oxytocinschub. Ein Anstieg des Oxytocinspiegels ist bei jungen Müttern und Vätern zu beobachten. Er sorgt für eine sichere Bindung zum neugeborenen Kind. Wahrscheinlich ist Oxytocin auch mit dafür verantwortlich, dass Menschen monogam miteinander leben können.

Wenn Oxytocin künstlich hergestellt und verabreicht würde, ergäben sich daraus ganz neue Behandlungsmöglichkeiten. Oxytocin-Präparate könnten z. B. bei Müttern angewendet werden, die Schwierigkeiten haben, eine emotionale Beziehung zu ihrem Säugling aufzubauen (Wochenbettdepression). Oder bei verheirateten Paaren, die sich auseinandergelebt haben und häufig streiten, sich aber wegen der gemeinsamen Kinder nicht trennen wollen. Bei Menschen mit einer Borderline-Persönlichkeitsstörung, damit sie weniger misstrauisch gegenüber ihren Mitmenschen sind. Oder bei Autisten, denen es an Einfühlungsvermögen mangelt.

Das alles ist Zukunftsmusik, doch schon heute kann man sich die Frage stellen, ob solche Wege generell sinnvoll sind. Muss jedes Problem medikamentös behandelt werden? Ist die mangelnde Empathie eines Autisten nicht auch Ausdruck seiner Identität? Greift es nicht zu kurz, unsere Gefühle für reine Hirnchemie zu halten, die dementsprechend behandelt werden kann? Oder geht es allein darum, dass die Pharmaindustrie sich hier neue Märkte erschließen möchte? Dieser Verdacht keimt auch beim Thema des folgenden Unterkapitels auf.

Drogen als neues Forschungsprojekt

Psychopharmaka verändern chemische Vorgänge im Gehirn, indem sie den Ausstoß von Botenstoffen entweder erhöhen oder reduzieren. Drogen wirken auf die gleiche Weise: Bewusstsein, Wahrnehmung, Gefühlszustände usw. können durch sie beeinflusst und verändert werden. Solche Übereinstimmungen zwischen der Wirkweise von Medikamenten und Drogen werden all jene Menschen verwundern, die dazu neigen, die Dinge in Schubladen zu stecken und die Welt in Gut (Medikamente) und Böse (Drogen) einzuteilen. Die Wirkungen der einzelnen Substanzen sind aber so komplex, dass eine genaue Betrachtung nötig ist. So liegt es nahe, dass Forscher bei der Behandlung von psychischen Erkrankungen auch mit Drogen experimentieren. Denn grundsätzlich erscheint es erst einmal vorstellbar, dass einige Drogen in diesem Bereich Potenzial haben.

Beispiele

- *Bevor LSD und Heroin verboten und damit zu illegalen Drogen wurden, waren sie Medikamente, die als Schmerz- und Allheilmittel (Heroin) bzw. zur seelischen Auflockerung (LSD) ganz legal vermarktet wurden.*
- *Der Wirkstoff THC, der in der Cannabispflanze enthalten ist, hat sich in den letzten Jahren von einer Droge zu einem vielseitig einsetzbaren Medikament gegen Schmerzen entwickelt.*

Seit dem Jahr 2000 wurden über zehn medizinische Studien mit Drogen durchgeführt. Einige davon weisen durchaus positive Ansätze auf. Die folgende Tabelle bietet eine Übersicht über verschiedenen Drogen und ihre medizinischen Anwendungsmöglichkeiten.

Wirkstoff	Handelsname im Drogenmilieu	Wirkung	mögliches Anwendungsgebiet
Lysergsäurediethylamid	LSD	psychotisch	Depressionen, Angststörungen, Sucht
MDMA	Ecstasy (Pille), Molly (Pulver)	euphorisierend	Posttraumatische Belastungsstörung (PTBS)
Psilocybin	Magic Mushrooms	langanhaltende Bewusstseinsveränderung	therapieresistente Depressionen, Angststörungen, Sucht
Cannabis	Marihuana, Gras	entspannend	Schmerztherapie

Drogen und ihre Anwendungsmöglichkeiten bei psychischen Erkrankungen

Solche Experimente sind sehr umstritten. Ob psychische Erkrankungen in Zukunft auch mit Drogen behandelt werden sollen oder nicht, wird im Folgenden kontrovers diskutiert.

Streitfrage: Sollen Drogen bei psychischen Erkrankungen zum Einsatz kommen?

Pro: Drogen sollten erfahrenen Profis überlassen werden

Natürlich besitzen Drogen das Potenzial, psychische Stimmungslagen zu verbessern. Es gibt unzählige Menschen jeglicher Couleur, die von positiven Drogenerfahrungen berichten, die ihre Lebensqualität nachhaltig verbessert haben. In vielen Kulturen sind Drogenrituale ein fester Bestandteil der Tradition.

Die Medizin braucht neue Ansätze beim Umgang mit psychischen Erkrankungen. Die Wirkung aktueller handelsüblicher Psychopharmaka ist eher enttäuschend als nützlich. Außerdem sind die Nebenwirkungen bei vielen Psychopharmaka gravierend.

Die Unterscheidung zwischen Drogen und Medikamenten ist ebenso wenig sinnvoll wie die Unterscheidung zwischen guten und schlechten Lebensmitteln. Wie viele Lebensmittel sind die Stoffe in ihrer Wirkweise so vielseitig, dass sie sich nicht in ein bestimmtes Schema pressen lassen. Durch eine voreilige Trennung in Gut und Böse nimmt man sich viele Möglichkeiten.

Kontra: Fatale Signalwirkung

Drogen sind allesamt Substanzen, die nachweislich erhebliche Schäden verursachen können. Im Jahr 2017 gab es 1 272 Drogentote in Deutschland. Es ist nicht nachvollziehbar, dass Substanzen, die so gefährlich sind, nun therapeutisch verwendet werden sollen.

Allein die Signalwirkung, die durch den Einsatz von Drogen bei psychischen Erkrankungen, ausgelöst wird, kann auf die Menschen und besonders auf Jugendliche verheerend sein. Damit wird signalisiert, dass Drogen nicht nur nicht schlimm sind, sondern dass sie auch noch helfen können, psychische Probleme zu beheben. Was in der Medizin verwendet wird, kann also im Alltag nicht weiter schlimm sein. So mancher wird bei der Einnahme von Drogen dann witzeln, dass er damit eigentlich nur seine psychischen Probleme bekämpft.

Die Forschung an Drogen ist doch letztlich der Versuch, Drogen zu legalisieren, und am Ende steht dort eine Pharmaindustrie, die neue (vorher nicht vorhandene Bedürfnisse) geweckt hat und damit ordentlich Profit

Drogen sind selbstverständlich gefährlich in Kombination mit anderen Substanzen (z. B. Alkohol), Schlafmangel, bei psychischen Lebenskrisen usw. Dass Drogen abhängig machen und das Leben von Menschen zerstören können, ist richtig. Das muss aber nicht bedeuten, dass die Wirkstoffe ausschließlich schlechte Eigenschaften haben. Denn ob eine auf das Gehirn einwirkende Substanz eine erwünschte oder unerwünschte Wirkung zeigt, ist auch immer abhängig von der Person, die sie einnimmt, von ihren akuten Gemüts- und Lebensumständen und von der Dosis, die verabreicht wird. Das heißt, unter professionellen Umständen kann eine „Drogenerfahrung" durchaus gewinnbringend sein. All diese Argumente lassen den Schluss zu, dass Drogen durchaus das Potenzial haben, therapeutisch sinnvoll eingesetzt werden zu können. Eine solche Therapie sollte aber unbedingt in professionellen Händen liegen.	macht. Vorgeblich werden die Drogen dann zu medizinischen Zwecken angeboten, insgeheim hofft die Pharmaindustrie aber, dass sich die Nachfrage bei den Patienten erhöht und die Ärzte mehr Rezepte ausstellen. So wird die Produktion angekurbelt. Das bedeutet auch: Mehr Missbrauch durch das Erschleichen von Rezepten, mehr illegaler Handel, mehr Menschen, die durch diese Substanzen Schaden nehmen und mehr Drogentote. Die Menschen, die unter den Nebenwirkungen wie z. B. Suchtproblemen und deren Folgen leiden, sind dann wiederum ein Problem für das Gesundheitssystem, das den psychisch Kranken in Deutschland sowieso schon nicht gerecht werden kann. Es drängt sich der Verdacht auf, dass die Pharmaindustrie gefährliche Substanzen produzieren will, um einen neuen Markt zu erschaffen, der am Ende statt Linderung von Krankheiten nur mehr Elend in die Welt bringen wird.

■ *Aufgabe 64*

Begründen Sie, warum Sie für oder gegen den Einsatz von Drogen bei psychischen Erkrankungen sind. Ziehen Sie zur Unterstützung Ihrer Position das Argument heran, das Ihnen am schlagkräftigsten erscheint. (Sie können dabei auch ein Argument nehmen, das nicht im Text aufgeführt ist.)

11 Arzneimittel bei Tumorerkrankungen

„Ich habe heute bei der Morgenpflege einen tastbaren Knoten in der Brust von Frau Rolf gefunden“, berichtet Astrid Jentsch im Wohnbereich 1 bei der Übergabe an den Spätdienst. „Vielleicht fragst du Frau Rolf, ob du die Brust auch noch einmal abtasten darfst“, appelliert sie an Silke Möller, die Wohnbereichsleitung, die gleich mit dem Spätdienst beginnt. „Sie ist seitdem ein wenig nervös und hat gar kein anderes Thema mehr“, ergänzt Astrid.

„Dass das einen nervös macht, kann ich nachvollziehen“, schaltet sich die Auszubildende Marianne Wolf ein. „Wenn ich so etwas höre, muss ich immer gleich an Krebs denken, und wenn ich an Krebs denke, dann denke ich an Brustamputation und Chemotherapie. Und wenn ich an Chemotherapie denke, habe ich gleich Haarausfall, Erbrechen und Infusionsständer vor Augen.“

„Jetzt lass aber mal die Kirche im Dorf!“, sagt Astrid. „Ich weiß, dass die meisten Tumore in der Brust gutartig sind. Und außerdem sind die therapeutischen Maßnahmen bei der Krebsbehandlung nicht mehr so aggressiv wie früher. Die Chemotherapie kommt heute gar nicht mehr so oft zur Anwendung. Da gibt es mittlerweile viel bessere, gezieltere Therapien, die nicht so starke Nebenwirkungen haben.“

In dem Moment, in dem Sie den Text lesen, erneuern sich die Zellen in Ihrem Körper. Besonders starken Erneuerungsbedarf haben z. B. die Zellen des Magens (1,8 Tage) und des Dünndarms (1,4 Tage). Das heißt ganz konkret, dass Sie in spätestens zwei Tagen komplett erneuerte Magen- und Dünndarmzellen haben. Die Zellen Ihrer Augen hingegen erneuern sich nie.

Die **Zellerneuerung** ist eine Reaktion auf die Umwelt und die Ereignisse im Körper. Was stark beansprucht wird, muss schneller erneuert werden. Dieser Mechanismus ist gut, sinnvoll und überlebenswichtig, denn ohne gelegentliche Austauschreparaturen würden Organe schneller verschleißen und ihre Funktion einstellen.

Allerdings bergen die ständigen Zellerneuerungen auch Risiken. Schließlich können sich beim Aufbau der neuen Zellen Fehler einschleichen, sodass sich entartete Zellen entwickeln. Im besten Falle tötet sich die fehlerhafte Zelle selbst (Apoptose) oder wird vom Immunsystem zerstört, damit sie auch für das umliegende Zellgewebe keine Gefahr mehr darstellt. In anderen Fällen weigert sich die Zelle zu sterben. Sie bleibt dann als fester Bestandteil des Gewebes erhalten und tarnt sich als gesunde Zelle, sodass sie vom Immunsystem nicht erkannt und damit auch nicht bekämpft werden kann. Es entstehen Wucherungen (Geschwulste), die wir als **Tumore** bezeichnen und die es in einer gutartigen und in einer bösartigen Form gibt.

Gutartige Tumore

Gutartige (benigne) Tumore können (wenn man sie sehen kann) hässlich sein und Schmerzen verursachen. Sie können sich vergrößern und auf andere Organe drücken. In diesen Fällen (oder wenn sie ein optisches Problem darstellen) werden sie chirurgisch entfernt. Gutartige Tumore wachsen jedoch nicht in das umliegende Gewebe ein, sondern verbleiben an der ursprünglichen Stelle.

Viele gutartige Tumore sind harmlos und können unter Umständen ein Leben lang keine Probleme verursachen. Die betroffene Person stirbt nicht daran, sie muss nicht einmal etwas davon spüren. Eine Behandlung eines solchen Tumors wäre somit übertriebener Aktionismus, der unter Umständen sogar dazu führen kann, dass die Betroffene später an den Folgen der Behandlung leidet, obwohl diese gar nicht notwendig gewesen wäre. Doch nicht immer kann ein gutartiger Tumor so leicht von einem bösartigen Tumor unterschieden werden.

Bösartige Tumore

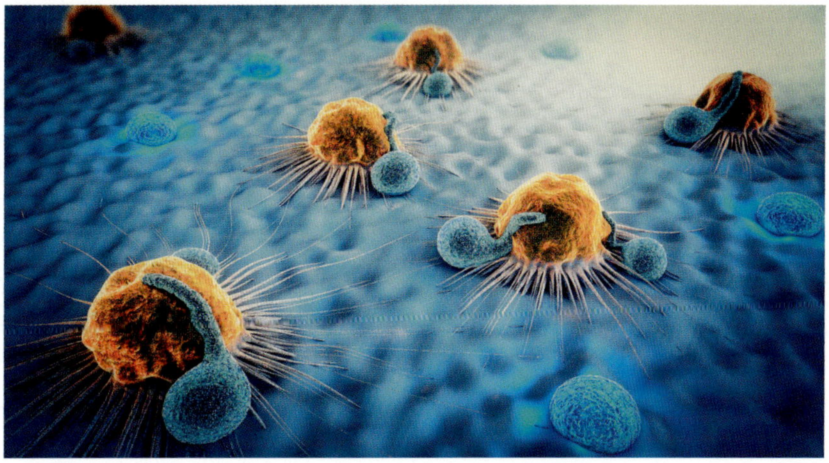

Entartete Zellen bahnen sich ihren Weg zum Lymphsystem.

Die Erkrankung, die wir umgangssprachlich als **Krebs** bezeichnen, bezieht sich auf die bösartigen (malignen) Tumore. Diese wachsen verhältnismäßig schnell und können in das benachbarte Gewebe eindringen. Verlassen einzelne Krebszellen den Tumor und erreichen die Blutbahn (oder die Lymphe), können sie in anderen Organen Kolonien bilden. Wenn im Körper neue Tumore entstehen, spricht man von **Metastasen** (Tochtergeschwülsten) und davon, dass der Krebs „gestreut" hat.

Krebs tritt in bestimmten Organen häufiger auf als in anderen. Ein Grund dafür ist die Zellteilung. Da Zellen sich im Magen oder Dünndarm sehr häufig teilen, sind diese Organe besonders gefährdet. Im Gegensatz dazu besteht Ihr Auge von Geburt an aus den gleichen Zellen, mit denen Sie irgendwann sterben werden. Daher tritt Darmkrebs relativ oft auf, Augenkrebs hingegen recht selten.

Doch die Häufigkeit der Zellteilung allein kann die Menge an bösartigen Tumoren in bestimmten Organen nicht erklären. Auch die Diagnostik ist von Bedeutung. Bei Frauen ist Brustkrebs die häufigste Tumorerkrankung, bei Männern ist es Prostatakrebs. Dies ist zwar einerseits damit zu erklären, dass es in diesen Organen viele Zellen gibt, andererseits werden aber gerade diese Krebserkrankungen auch häufiger vom Arzt entdeckt. Bei Männern gibt es beispielweise einen einfachen Test (PSA-Test), mit dem Prostatakrebs ganz leicht diagnostiziert werden kann.

Grundsätzlich können zwei pathophysiologische Ursachen einen Krebs begünstigen. Eine Ursache sind **Fehler im Erbgut**. Bei der Programmierung neuer Zellen entstehen defekte Zellen, die dann schließlich nicht von der Zelle selbst oder vom Immunsystem beseitigt werden. Hier sind Menschen gefährdet, deren Gene zu einer fehlerhaften Programmierung neigen. Das sind Personen, bei denen bereits in vorherigen Generationen Tumore aufgetreten sind. Darüber hinaus kann auch das Alter Fehler im Erbgut begünstigen. Je älter ein Mensch wird, desto höher ist das Risiko, dass entartete Zellen entstehen. Außerdem ist die Immunabwehr in einem älteren Körper schwächer, sodass auch die Beseitigung der defekten Zellen erschwert sein kann. Zuletzt spielt aber auch der Lebensstil eine Rolle. Rauchen beispielsweise schädigt nachweislich das Erbgut der Zellen.

Die zweite Ursache sind **Neuprogrammierungen der Zellen**: In diesem Zusammenhang spielen Erreger eine wichtige Rolle. Das Bakterium Helicobacter pylori (siehe Kapitel 5.1) sorgt z. B. dafür, dass mehr Magensäure produziert wird, die schließlich auch in der Speiseröhre landen kann. Mehr Magensäure in der Speiseröhre hat zur Folge, dass dort neue Zellen produziert werden müssen und so das Risiko einer Fehlprogrammierung erhöht wird. Gleiches geschieht bei einem Sonnenbrand. Auch hier müssen sich Hautzellen erneuern und auch hier gibt es ein Risiko, dass es zu Fehlprogrammierungen kommen kann.

Beispiel
Ein 50-jähriger Mann, der raucht und sich ungesund ernährt, dessen Mutter und dessen Onkel an Krebs erkrankt sind und der schon häufiger einen Sonnenbrand hatte, hat ein höheres Risiko, Hautkrebs zu bekommen, als ein 25-Jähriger, der eine gesunde Lebensweise pflegt, bei dem keinerlei Krebserkrankungen in der Familie bekannt sind und der seine Haut immer vor direkter Sonneneinstrahlung schützt.

Bei all diesen Versuchen, Krebs in seiner Entstehung zu erklären, sollte ein weiterer Faktor nicht unerwähnt bleiben, den manche Forscher sogar für den entscheidenden halten: Pech. Es gibt Menschen, die Lungenkrebs bekommen, obwohl sie nie geraucht haben. Es gibt Menschen, bei denen kein einziger Krebsfall in der Familie bekannt ist und doch Krebs diagnostiziert wird. Es gibt Menschen, die sich gesund ernähren und ein stressfreies Leben führen und die trotzdem an Krebs erkranken. Auch wenn die Krebsforschung in den letzten Jahrzehnten gute Fortschritte gemacht hat, wird es wohl immer Fragen geben, die offen bleiben. Wahrscheinlich macht gerade das die Krankheit so furchterregend.

Alternative Heilmethoden

Auch in Zukunft wird es schwierig sein, den Krebs zu besiegen. Es wird immer wieder Fälle geben, die nicht geheilt werden können. Diese Erkenntnis ist für Betroffene wie für Angehörige nur schwer zu ertragen. Viele Menschen sind überzeugt, dass es auch in scheinbar aussichtslosen Situationen irgendeinen Weg geben muss. So machen sie sich auf die Suche nach Alternativen und stoßen (beispielsweise im Internet) auf eine Vielzahl von Angeboten, die versprechen, das Problem zu lösen.

Da werden Medikamente angepriesen, die offiziell noch nicht zugelassen sind, in Studien aber erste Erfolge aufweisen können. Studien, deren Glaubwürdigkeit zum Teil stark angezweifelt werden muss. Es gibt zahlreiche Seminare und Bücher, die beteuern, den Krebs auf eine bestimmte Art und Weise heilen zu können, meistens geschmückt mit Erfahrungsberichten von Personen, denen der jeweilige Ansatz tatsächlich geholfen haben soll. Der Wahrheitsgehalt solcher Berichte ist natürlich schwer zu überprüfen. Stutzig werden sollte man grundsätzlich immer dann, wenn die Angebote die individuelle Situation (Krebsart, Stadium usw.) nicht berücksichtigen und pauschal Heilung versprechen. Noch problematischer wird es, wenn hohe finanzielle Ausgaben getätigt werden sollen.

Auch das Arzt/Pflegkraft-Klienten-Verhältnis kann unter der Hinwendung zu der ein oder anderen alternativen Heilmethode leiden (vgl. Kapitel 3.4). Dem Arzt wird dann etwa unterstellt, dass er uninformiert sei und keine Ahnung von der Materie habe. Letzten Endes kann das Misstrauen sogar dazu führen, dass die therapeutischen Maßnahmen des Arztes infrage gestellt und nicht mehr angewendet werden.

■ *Aufgabe 65*

Beschreiben Sie, wie es zu einer Krebserkrankung kommt. Erklären Sie dabei, wie sich eine entartete Zelle von einer herkömmlichen Zelle unterscheidet.

■ *Aufgabe 66*

Viele bösartige Tumore bilden Metastasen. Erläutern Sie, was man unter Metastasen versteht und wie sie entstehen.

11.1 Zytostatika (Chemotherapie)

Bei der Behandlung von bösartigen Tumoren gibt es drei Möglichkeiten:

1. Bestrahlung,
2. Chirurgie und
3. die medikamentöse Behandlung mit Zytostatika (Chemotherapie).

Diese gängigen Therapieformen folgen zwar jeweils einer anderen Methode, sie verfolgen aber letztlich das gleiche Prinzip: Der bösartige Tumor muss entfernt werden. Während sowohl die Bestrahlung als auch der chirurgische Eingriff lokal erfolgen (Zerstörung des Tumors an der Stelle, wo er sich befindet), ist die medikamentöse Behandlung mit Zytostatika eine systemische Therapie. Dadurch hat die Chemotherapie den Vorteil, dass sie auch mögliche Tochtergeschwüre, die vielleicht noch gar nicht bemerkt wurden, zerstören kann.

Die Chemotherapie zielt darauf ab, die sich schnell teilenden Krebszellen komplett zu zerstören oder zumindest in ihrem Wachstum zu hemmen.

Derzeit gibt es insgesamt über 50 verschiedene Medikamente, die bei der Krebstherapie Anwendung finden. Die Auswahl der Medikamente ist abhängig von der jeweiligen Krebsart und dem -stadium. Meistens werden verschiedene Medikamente kombiniert, um dem Krebs möglichst breitflächig entgegenwirken zu können. Der Zeitraum der Behandlung folgt der Logik der Zellteilung. Denn Tumorzellen vermehren sich (wie alle Zellen) in Zyklen.

Lange Zeit erfolgte die Behandlung nach dem „Schrotflintenprinzip". Es galt den Krebs radikal zu beseitigen, ohne Rücksicht auf Verluste. Zwar sind solche Maßnahmen nach wie vor in manchen Fällen alternativlos, sie haben aber in jedem Fall gravierende Nachteile. Ebenso wie die Patienten nach einer Bestrahlung oder nach einem operativen Eingriff häufig mit schweren Komplikationen zu kämpfen haben, bringt auch die Chemotherapie erhebliche Nebenwirkungen mit sich.

Die Zytostatika wirken nicht nur auf die sich vermehrenden bösartigen Tumorzellen, sondern auch auf alle anderen schnell wachsenden Zellen. Die Nebenwirkungen machen sich deshalb meistens dort bemerkbar, wo die Zellen sich häufig erneuern, also etwa im Magen-Darm-Trakt. So leiden die Betroffenen oft an Übelkeit und Erbrechen oder an Verstopfung (Obstipation). Nach ein paar Wochen kann es zu Hautproblemen und Haarausfall kommen, da die Zellen der Haarfollikel ebenfalls zerstört werden.

Pflegerische Aufgaben

Maßnahmen, um Nebenwirkungen der Chemotherapie angemessen zu begleiten:

- Auffälligkeiten wie Appetitlosigkeit, Gewichtsverlust, psychische Begleiterscheinungen beobachten und dokumentieren.
- Das Ausmaß (Häufigkeit, Dauer usw.) der Übelkeit und des Erbrechens dokumentieren.
- Auslöser, die Übelkeit und Erbrechen auslösen (Parfüm, Essensgerüche usw.), identifizieren und beseitigen.
- Unterstützende Maßnahmen (z. B. Atemtechniken, Entspannungsübungen) anbieten.

Nicht nur aufgrund der starken Nebenwirkungen wird der radikale Ansatz der Chemotherapie mittlerweile infrage gestellt. Denn Krebszellen weisen gewisse Parallelen zu Bakterien auf und das hat schwerwiegende Folgen, wie die folgende Abbildung zeigen soll:

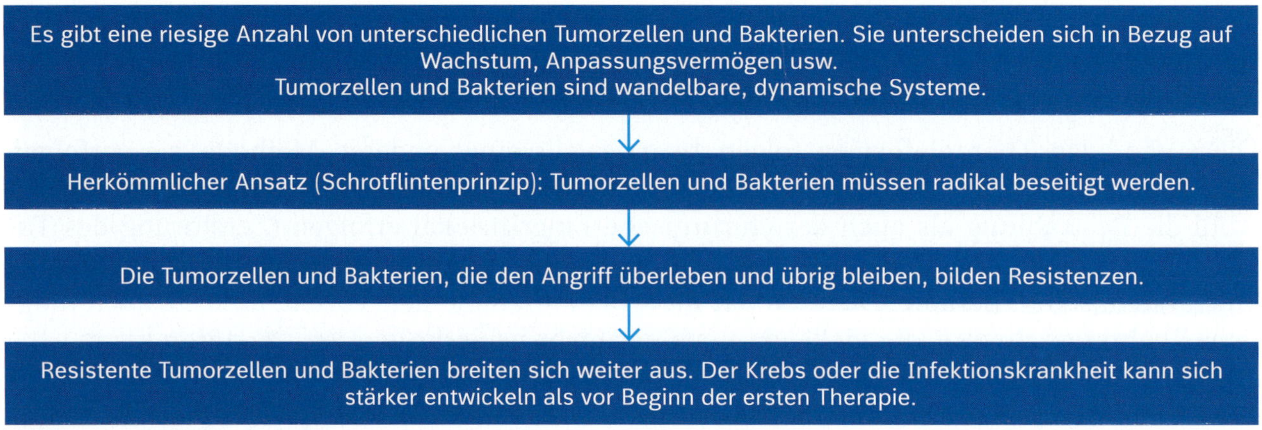

Bildung von resistenten Tumorzellen und Bakterien

Aus der Darstellung lässt sich ableiten, dass eine Behandlung nach dem Schrotflintenprinzip zwar kurzfristige Erfolge erzielen kann. Langfristig kann es aber sein, dass der Tumor noch größer und aggressiver zurückkommt.

11.2 Immuntherapeutika

Tumorzellen sind in der Lage, sich als gesunde Zelle zu tarnen und so das Immunsystem auszutricksen. Die Folge: Das Immunsystem bekämpft diese Zelle nicht. Diesen Missstand versuchen Immuntherapeutika zu beheben, indem sie die Tarnung der Tumorzellen auffliegen lassen. Mithilfe von Checkpoint-Hemmern wird die Unterdrückung des Immunsystems verhindert, sodass es die Tumorzellen angreifen kann.

Studien haben dabei gezeigt, dass **Checkpoint-Hemmer** besonders dann sehr effektiv sind, wenn bereits viele genetische Veränderungen vorliegen. Das heißt, die Behandlung mit Immuntherapeutika ist vor allem bei fortgeschrittenen und aggressiven Tumoren sinnvoll. Da der Ansatz auch bei metastasierten Tumorzellen funktioniert, können die entarteten Zellen sogar dort angegriffen werden, wo sie noch gar nicht bekannt sind. Das Immunsystem findet somit selbst seinen Feind, wenn das Medikament die Tarnung der Feinde hat auffliegen lassen.

Die Bekämpfung der Tumorzellen mithilfe von Immuntherapeutika muss nicht die alleinige Strategie bleiben. In bestimmten Fällen kann es durchaus sinnvoll sein, diesen Ansatz mit einer Chemotherapie zu kombinieren.

Die Behandlung mit Immuntherapeutika ist eine hochgradig **individuell zugeschnittene Therapie**. Hier kommen genetische Verfahren zur Anwendung, aus denen letztendlich das spezifische Medikament resultiert. Die Entwicklung verlangt dabei eine ausgiebige Diagnostik, die die Art der Tarnung genau identifiziert. Denn es gibt unzählige Tarnungen. Sie sind u.a. von der Krebsart und dem Krebsstadium abhängig. Wird die falsche Tarnung bestimmt, bleibt die Behandlung mit Immuntherapeutika wirkungslos, da das Immunsystem den Feind nicht finden kann. Im schlimmsten Fall bleibt die Wirkung aus, aber es kommt trotzdem zu Nebenwirkungen. Diese sind Folgen eines überaktiven Immunsystems, das sich z.B. durch Fieber oder Entzündungen bemerkbar macht. Neben der Analyse der Erbsubstanz müssen die Konstitution und der Allgemeinzustand des jeweiligen Patienten berücksichtigt werden. Denn auch die Dosis wird immer individuell festgelegt.

Vor diesem Hintergrund wundert es nicht, dass Immuntherapeutika sehr teuer sind. Dabei sind Spitzenpreise bis zu 400 000 Euro für eine einmalige Behandlung möglich. Problematisch werden solche Preise vor allem dann, wenn die Immuntherapeutika keinen Erfolg bringen.

Ein Ansatz, der in diesem Zusammenhang diskutiert wird, ist das Konzept **„Pay for performance“**, (dt. Bezahlung für Leistung), das eine Pharmafirma ins Gespräch gebracht hat. Dabei soll die Krankenkasse immer nur bei tatsächlich nachweisbarem Erfolg des Medikaments zahlen. Bleibt die Therapie wirkungslos, bleibt die Pharmaindustrie auf ihren Kosten sitzen. Es ist jedoch schwierig, einen solchen Erfolg zu messen. Was macht den Erfolg aus? Ein verbessertes subjektives Befinden oder ein Rückgang der Krebszellen? Ist es als Erfolg zu werten, wenn die Krebszellen reduziert wurden, aber der Krebskranke trotzdem stirbt?

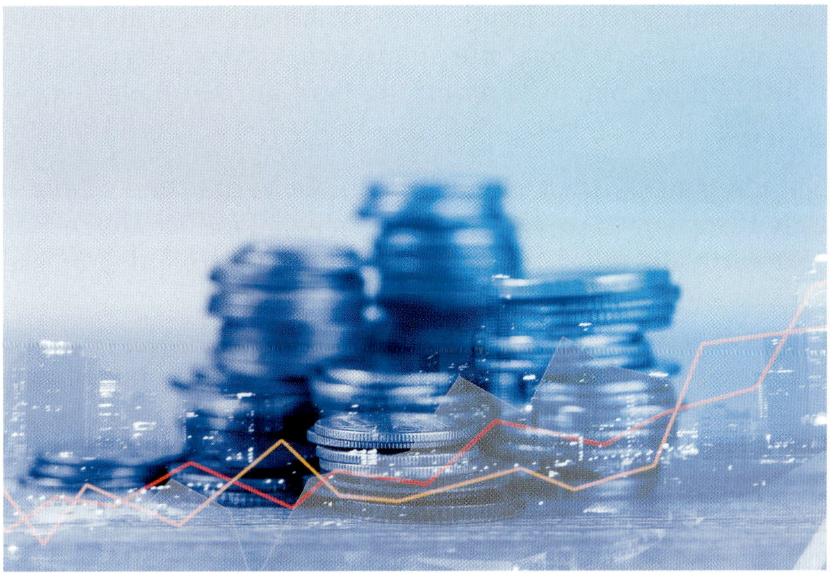

„Pay for performance“: Geld gibt es nur dann, wenn die Ergebnisse stimmen.

All diese Fragen müssen ausgiebig diskutiert werden, vor allem wenn Immuntherapeutika in Zukunft immer häufiger zum Einsatz kommen sollten.

Aufgabe 67

Stellen Sie die klassische Chemotherapie tabellarisch den Immuntherapeutika gegenüber. Berücksichtigen Sie dabei die Kategorien Wirkprinzip und Nebenwirkungen.

12 Antidiabetika

Lange Zeit galt Herr Beinlich im Wohnbereich 1 als der unkomplizierteste Diabetiker, den sich das Pflegepersonal nur wünschen konnte. Herr Beinlich verabreichte sich das Insulin selbst und die Blutzuckerkontrolle fand nur bei Bedarf statt, da Herr Beinlich ganz gut eingestellt war.

Seit ein paar Wochen nimmt jedoch die Verhärtung an der Bauchdecke, die plötzlich aufgetreten ist, immer weiter zu. Auch schwanken bei Herrn Beinlich in letzter Zeit die Blutzuckerwerte, die nun zweimal am Tag überprüft werden müssen.

Diabetes mellitus ist die Krankheit, die von vielen mit Blutzuckermessen und Insulinspritzen in Verbindung gebracht wird. Den meisten von Ihnen wird Diabetes mellitus ein Begriff sein. Das liegt in erster Linie daran, dass Diabetes mellitus eine „Volkskrankheit" ist, also eine Krankheit, die in Deutschland weitverbreitet ist. Jeder, der schon einmal mit geriatrischen Klienten zu tun hatte, wird mit sehr hoher Wahrscheinlichkeit jemandem begegnet sein, der Diabetes mellitus hatte. Einige kennen Diabetes mellitus darüber hinaus vielleicht auch unter dem Begriff „Wohlstandskrankheit". Diabetes mellitus steht im Zusammenhang mit unserer modernen Lebensweise.

Diabetes mellitus ist eine Stoffwechselstörung. Gestört ist der **Glukosestoffwechsel**. Hierbei geht es um den Zucker, der über die Nahrung aufgenommen wird und über den Dünndarm ins Blut gelangt (Blutzucker). Da eine Überzuckerung (Hyperglykämie) gefährlich und eine Unterzuckerung (Hypoglykämie) noch gefährlicher werden kann, braucht es Mechanismen, die den Blutzucker regulieren. Dies erledigen beim gesunden Menschen die Hormone aus der Bauchspeicheldrüse: Insulin und Glucagon. Insulin sorgt nach der Nahrungsaufnahme dafür, dass Glukose in die Leber und Muskeln geschleust wird. Glucagon kann die Leber und Muskeln „anzapfen" (z. B. bei anhaltendem Hunger), um die gespeicherte Glukose zurück ins Blut zu holen. Dies funktioniert nach dem sogenannten Schlüssel-Schloss-Prinzip. Insulin und Glucagon sind die speziellen Schlüssel, die die Schlösser an den Leber- und Muskelzellen aufschließen. Somit bleibt der Blutzucker immer auf einem relativ konstanten Niveau.

Die Krankheitsentstehung von **Diabetes mellitus Typ I** ist vor diesem Hintergrund relativ schnell erklärt. Bei Diabetes mellitus Typ I greift das eigene Immunsystem die Bauchspeicheldrüse (Pankreas) an. Als Ursachen stehen Virusinfektionen, Vitamin-D-Mangel oder eine Geburt per Kaiserschnitt im Verdacht. Bei den Angriffen auf die Bauchspeicheldrüse werden Beta-Zellen zerstört. Da diese für die Produktion von Insulin zuständig sind, ist der Körper nicht mehr in der Lage, Glukose in die Leber- und Muskelzellen zu schleusen. Um eine permanente Überzuckerung (Hyperglykämie) zu vermeiden, ist die betroffene Person auf Insulingaben angewiesen.

Die Entstehung der Krankheit **Diabetes mellitus Typ II** ist ein wenig komplizierter: Um Glukose aufnehmen zu können, brauchen Muskeln Bewegung. Wenn sich die Muskeln nicht bewegen, können sie keine Glukose verbrauchen und somit auch keine neue Glukose aufnehmen. Wenn keine Glukose aufgenommen werden kann, bleibt der Blutzuckerspiegel hoch. Das treibt die Bauchspeicheldrüse an, noch mehr Insulin auszuschütten, weil alles daran gesetzt wird, die Glukose in die Zellen zu schleusen. Über einen längeren Zeitraum von mehreren Jahren oder sogar Jahrzehnten entstehen dadurch zwei Probleme: Zum einen ist das Pankreas von seiner permanenten Produktion erschöpft und zum anderen reagieren die Muskelzellen nicht mehr auf das Hormon Insulin (Insulin-Resistenz). So entsteht Diabetes mellitus Typ II.

Zu Beginn der Erkrankung muss aber nicht sofort Insulin verabreicht werden. Denn: Das Pankreas ist anfangs noch in der Lage, Insulin zu produzieren, und die Muskeln sind noch bereit, Glukose aufzunehmen. Aus diesem Grund sollten sich die Betroffenen in dieser Phase viel bewegen und auf große Mengen von Zucker verzichten. Erst wenn eine solche Umstellung den Langzeitwert des Blutzuckers (HbA1c) nicht nennenswert senkt, kommen orale Antidiabetika zum Einsatz.

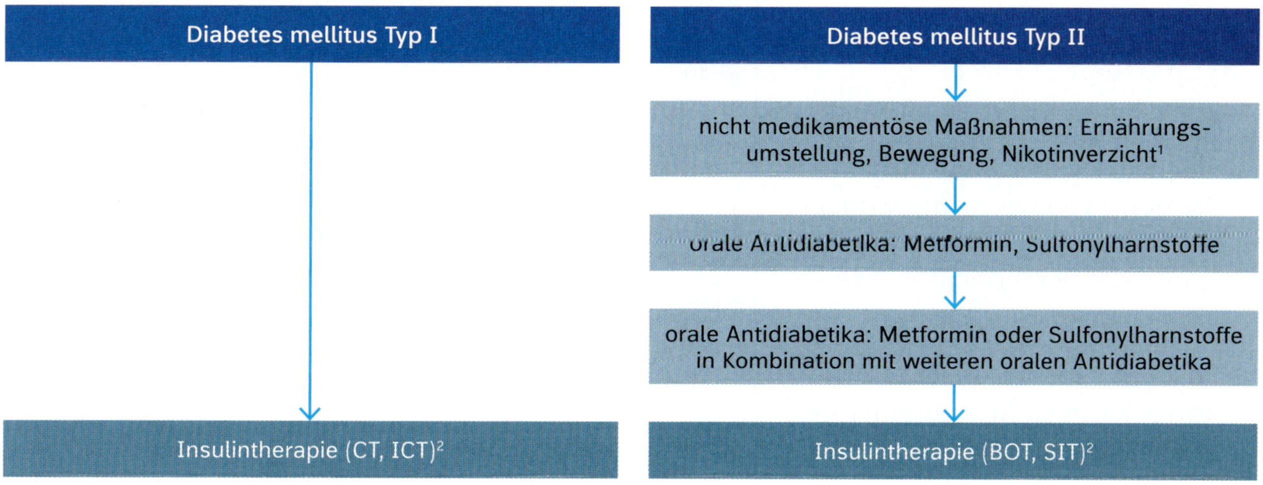

Stufenschema Diabetes mellitus

■ ***Aufgabe 68***

Erklären Sie, warum bei Diabetes mellitus Typ II verschiedene Maßnahmen zum Einsatz kommen können, während Menschen mit Diabetes mellitus Typ I gleich auf Insulin angewiesen sind.

12.1 Orale Antidiabetika

Orale Antidiabetika werden verabreicht, wenn die nicht medikamentösen Maßnahmen bei Diabetes mellitus Typ II keinen Erfolg mehr haben. Sie versuchen auf unterschiedliche Weise den Blutzucker zu senken.

Als Mittel der ersten Wahl kommt hierbei der Wirkstoff **Metformin** (z. B. Glucophage®) zum Einsatz. Metformin versucht im Körper das zu erreichen, was normalerweise beim Sport auf natürlichem Wege geschieht: Der Wirkstoff stimuliert die Leber- und Muskelzellen, um die Insulinempfindlichkeit zu erhöhen. Dadurch kann mehr Glukose aus dem Blut aufgenommen werden. Dieser Mechanismus tritt nur ein, wenn zu viel Zucker im Blut ist. Häufige Nebenwirkungen dieser Medikamente sind Magen-Darm-Beschwerden wie etwa Durchfall.

Mittel der zweiten Wahl sind **Sulfonylharnstoffe** (z. B. Euglucon®). Sie werden verabreicht, wenn Metformin (z. B. wegen einer Nierenschwäche) nicht eingesetzt werden kann. Sulfonylharnstoffe fördern die Ausschüttung von Insulin aus der Bauchspeicheldrüse. Dabei schießt der Wirkstoff manchmal über das Ziel hinaus und löst eine Hypoglykämie aus. Außerdem kann es zu einer Gewichtszunahme kommen.

Alle weiteren Mittel werden nur dann eingesetzt, wenn eine Unverträglichkeit von Metformin oder Sulfonylharnstoffe vorliegt, da sie hinsichtlich ihrer Wirksamkeit unterlegen sind. Darüber hinaus können diese oralen Antidiabetika aber auch als Kombinationspräparate zum Einsatz kommen:

---

[1] *Der Verzicht auf Nikotin ist eher hinsichtlich einer Eindämmung der Langzeitkomplikationen notwendig. Alle anderen Maßnahmen dienen der direkten Behandlung bei Diabetes mellitus.*

[2] *Vgl. Kapitel 12.2*

- **Glinide** (z. B. Novonorm®) wirken ähnlich wie Sulfonylharnstoffe. Ihre Wirkung tritt jedoch schneller ein und hält nicht so lange an. Die Nebenwirkungen sind vergleichbar.
- **Inkretinverstärker** regen ebenfalls die Bauchspeicheldrüse an. Sie verstärken ein Darmhormon in seiner Wirkung, sodass die Bauchspeicheldrüse mehr Insulin produziert. Inkretinverstärker müssen (wie Insulin) subkutan verabreicht werden.
- **Glitazone** (z. B. Actos®) wirken ähnlich wie Metformin. Allerdings kann es hier zu einer Gewichtszunahme oder zu Ödemen kommen.
- Einen ganz anderen Ansatz verfolgen die **Alpha-Glukosidasehemmer** (z. B. Glucobay®). Sie verhindern, dass Kohlenhydrate im Dünndarm gespalten werden, indem sie das entsprechende Enzym hemmen. Dadurch wird weniger Zucker aus dem Magen-Darm-Trakt ins Blut aufgenommen. Magen-Darm-Beschwerden gehören auch hier zu den Nebenwirkungen.
- **SGLT2-Hemmer** (z. B. Forxiga®) sorgen in den Nieren dafür, dass Glukose nicht wieder zurück in den Blutkreiskreislauf abgegeben wird. Stattdessen wird die Glukose mit dem Urin ausgeschieden. Hierbei kann es zu Beschwerden im Genitaltrakt kommen.

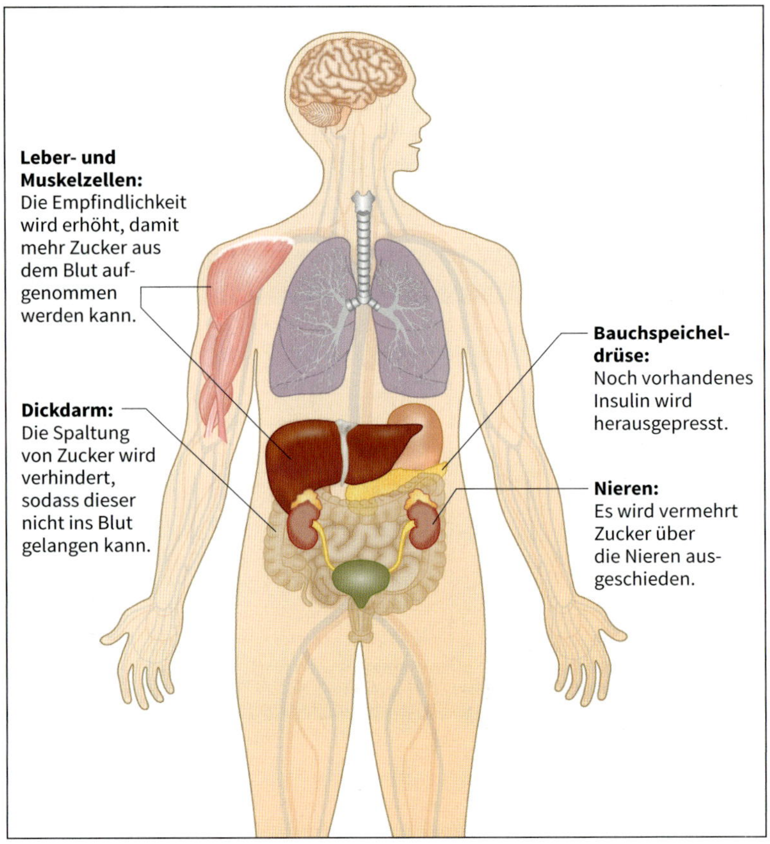

Orale Antidiabetika können an verschiedenen Organen ansetzen.

Der Erfolg der Therapie ist immer abhängig vom Blutzuckerlangzeitwert HbA1c. Wenn nach drei bis sechs Monaten kein Erfolg eintritt, sollte eine Medikamentenumstellung (Kombinationstherapie mit zwei oralen Antidiabetika oder Insulin mit oralen Antidiabetika) in Betracht gezogen werden.

Aufgabe 69

In der Literatur wird zwischen insulinotropen Substanzen, die die Ausschüttung von Insulin stimulieren, und nicht insulinotropen Substanzen unterschieden. Ordnen Sie die oben dargestellten oralen Antidiabetika dementsprechend zu.

12.2 Gabe von Insulin

Bis zum Jahr 1922, als zwei kanadische Wissenschaftler zunächst erfolgreiche Experimente an Hunden und anschließend an kranken Kindern durchführten, glich die Diagnose Diabetes mellitus einem Todesurteil. Erst mit der Entdeckung, dass Insulin den Blutzucker wieder senken kann, gab es für die Betroffenen Hoffnung.

Bis in die 1970er Jahre war das Insulin von Rindern und Schweinen die Hauptquelle für die Medizin. Inzwischen ist es jedoch möglich, Insulin auch künstlich herzustellen. Damit gibt es heute zwei Bezugsquellen für Insulin.

Früher wurden für die Insulingaben Einmalspritzen verwendet. Später kamen der sogenannte PEN und als dritte Stufe die Insulinpumpe hinzu. Vielleicht wird es irgendwann einmal künstliche Bauchspeicheldrüsen geben, sodass eine regelmäßige Gabe von Insulin nicht mehr nötig ist.

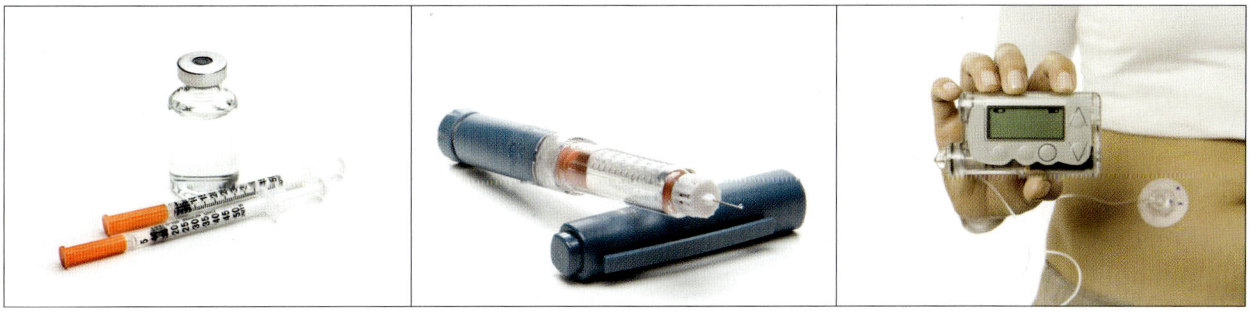

Die Entwicklung der Insulingabe von der Einmalspritze über den PEN zur Insulinpumpe.

Insulin wird subkutan, also ins Unterhautfettgewebe verabreicht. So kann es langsam in den Blutkreislauf einfließen. Wird Insulin fälschlicherweise in einen Muskel (intramuskulär) oder gar direkt in die Vene (intravenös) injiziert, erfolgt eine zu schnelle Resorption und der Blutzucker kann zu schnell absinken (Hypoglykämie). Neben Insulin kann u. a. auch der Wirkstoff Heparin subkutan verabreicht werden. Der folgende Standard benennt die Schritte, die bei einer subkutanen Gabe grundsätzlich notwendig sind.

Materialien	– Desinfektionsspray – PEN – Tupfer – ggf. Pflaster
Vorbereitung	Die einzelnen Schritte der Vorbereitung entnehmen Sie bitte Kapitel 1.4 (Standard für die Verabreichung eines Arzneimittels).
Durchführung	1. Den PEN zehnmal schwenken. 2. Einstichstelle freimachen und desinfizieren. 3. Hautfalte bilden. 4. Kanüle entweder im Winkel von 45° oder 90° einstechen (abhängig von der Hautfaltendicke und Kanülenlänge). 5. Medikament langsam injizieren. 6. Bei der Verwendung eines PENs bis zehn zählen, damit die Lösung vollständig appliziert (verabreicht) wird. 7. Die Kanüle des PENs entsprechend dem Einstichwinkel zügig herausziehen und die Hautfalte dabei loslassen. 8. Evtl. einen Tupfer auflegen. Nicht aufdrücken. Evtl. ein Pflaster aufkleben.
Nachbereitung	Die Schritte der Nachbereitung finden Sie ebenfalls in Kapitel 1.4.

Standard für eine subkutane Injektion

Quelle: vgl. Allgemeine und präventive Pflegemaßnahmen, hrsg. v. Ursula Kocs und Thomas Kratz, Köln, Bildungsverlag EINS, 2015, S. 188–192

Strategien der Insulingabe

Die Insulingabe kann anhand verschiedener Strategien erfolgen. Dabei ist es wichtig zu unterscheiden, ob die betroffene Person Typ-I- oder Typ-II-Diabetiker ist.

Strategien bei Diabetes mellitus Typ I (bzw. Typ II, wenn zusätzlich keine oralen Antidiabetika verabreicht werden):

- **Konventionelle Therapie (CT):** Bei der konventionellen Insulintherapie spritzt die betroffene Person in der Regel ein- bis dreimal pro Tag eine Kombination aus einem schnell wirkenden Insulin sowie einem lang wirkenden Insulin. Meist erfolgt die Injektion zum Frühstück und zum Abendessen. Die Insulinmenge wird dabei vorgeschrieben.
- **Intensivierte konventionelle Therapie (ICT):** Ein lang wirkendes Insulin deckt den von den Mahlzeiten unabhängigen Tagesbedarf (Basalinsulin). Zusätzlich spritzt der Betroffene kurz wirksames Normalinsulin (oder ein schnelles Analoginsulin), um Blutzuckeranstiege nach Mahlzeiten aufzufangen sowie überhöhte Blutzuckerwerte zu korrigieren (Bolus).

Strategien bei Diabetes mellitus Typ II mit oralen Antidiabetika (d. h., Insulin kann teilweise noch selbstständig ausgeschüttet werden):

- **Basal-orale-Therapie (BOT):** Wenn der Blutzucker sich nicht ausreichend mit Tabletten senken lässt, spritzt der Betroffene zusätzlich zu den Tabletten einmal täglich ein lang wirkendes Insulin (Basalinsulin). Das gespritzte Insulin hat die Aufgabe, den nahrungsunabhängigen Grundbedarf des Körpers über bis zu 24 Stunden gleichmäßig abzudecken.
- **Supplementäre Insulintherapie (SIT):** Bei der SIT behandelt der Patient seinen Diabetes mit blutzuckersenkenden Tabletten. Als Ergänzung spritzt er zu den Hauptmahlzeiten ein kurz wirkendes Insulin, das Blutzuckeranstiege nach dem Essen verhindert.

Sowohl die CT als auch die BOT folgen ziemlich starren Mustern, die wenig Flexibilität zulassen. Sie finden Anwendung bei Personen, die einen regelmäßigen Tagesablauf haben. Die ICT und die SIT lassen hingegen mehr Flexibilität zu.

Beispiel

Der Alltag von Herrn Fröhlich folgt immer dem gleichen Ablauf: Der Rentner isst jeden Tag zu den gleichen Uhrzeiten und auch die Portionen sind in ihrem Umfang gleich. Aus diesem Grund spritzt er sich das Insulin nach dem CT-Schema.

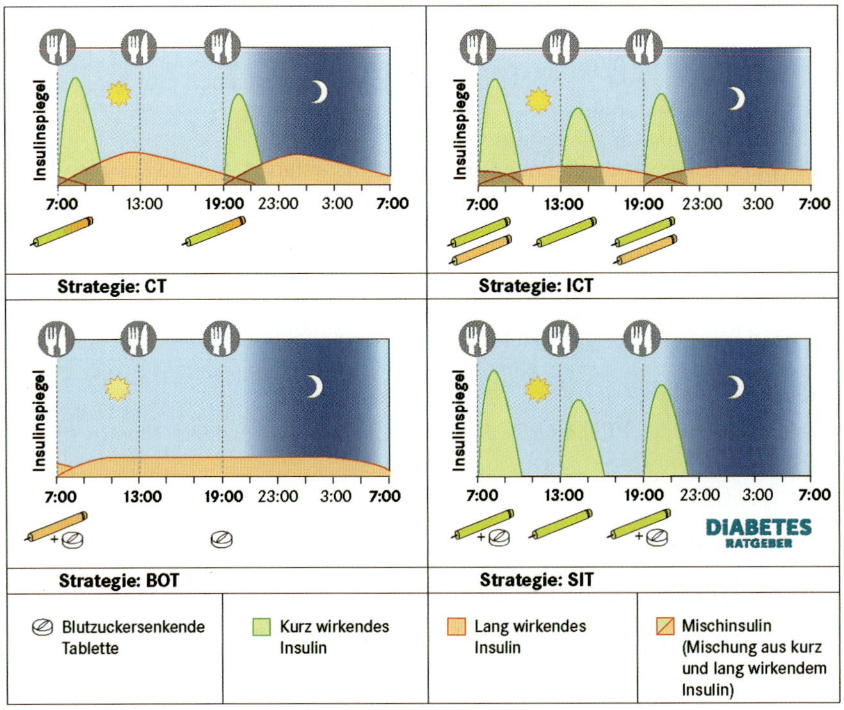

Überblick über die Strategien der Insulingabe

Lipohypertrophie

Die mit Abstand am häufigsten auftretende **Komplikation bei der subkutanen Insulininjektion** ist die Lipohypertrophie.

Eine Lipohypertrophie ist eine gummiartige Schwellung im subkutanen Gewebe, die bei 40 % bis 50 % aller insulinpflichtigen Diabetiker in den Injektionsbereichen auftritt. Bei einigen Menschen mit Diabetes mellitus kann eine Lipohypertrophie auch hart oder narbenähnlich sein.

Lipohypertrophien haben einen großen Einfluss auf den Erfolg der Insulintherapie. Die Insulinresorption in diesen Regionen des Unterhautfettgewebes kann verzögert oder stark schwankend und somit nicht vorhersehbar sein. Um eine Lipohypertrophie zu erkennen, muss man die Injektionsstellen sowohl in Augenschein nehmen als auch abtasten, da einige Läsionen leichter zu fühlen als zu sehen sind.

Um Lipohypertrophien zu verhindern, empfehlen sich bestimmte **Rotationsmuster**. Durch systematisches Wechseln der Einstichstelle können die betroffenen Hautstellen immer wieder entlastet werden. Die einseitige Belastung von Hautstellen wird verhindert.

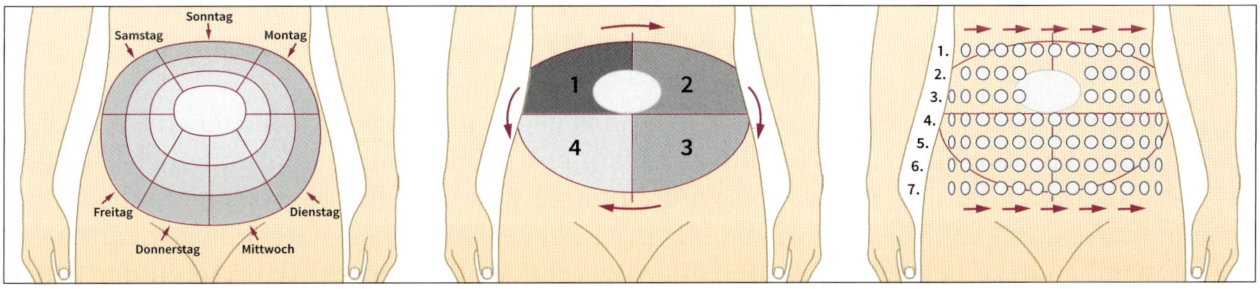

Mögliche Rotationsmuster zur Verhinderung von Lipohypertrophien (mittleres Bild: wöchentlicher Wechsel)

Pflegerische Aufgaben

- Um ein Rotationsmuster erfolgreich zu implementieren, ist es notwendig, dass sich alle Pflegekräfte auf ein gemeinsames Muster einigen. Dieses Muster sollte allen gut zugänglich sein (z. B. Zimmer des Klienten, Dokumentationsmappe, Büro).
- Eine weitere Maßnahme, um Lipohypertrophien zu verhindern, ist der ständige Wechsel der Nadel. Wenn Nadeln mehrfach verwendet werden, bilden sich Widerhaken, die die Haut schädigen können. Diese sind mit dem bloßen Auge nicht zu erkennen. Eine Vergrößerung unter einem Mikroskop zeigt aber deutlich die Gefährlichkeit von mehrfach verwendeten Nadeln.
- Des Weiteren sollte immer die Größe der Nadel beachtet werden. Übergroße Nadeln können ebenfalls zu Lipohypertrophien führen.

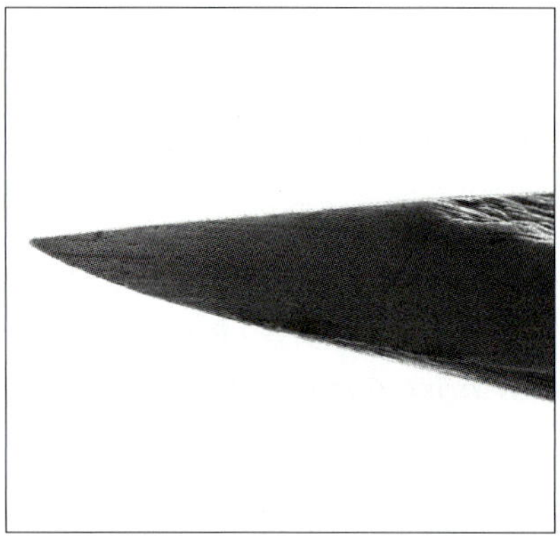

Neue PEN-Nadel (370-fach vergrößert)

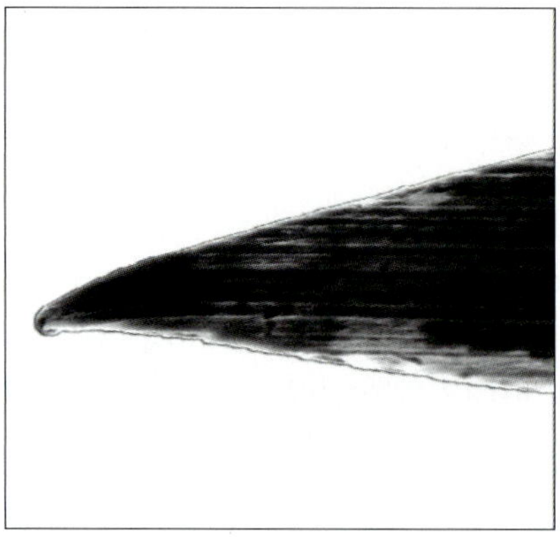

Wiederverwendete PEN-Nadel (370-fach vergrößert)

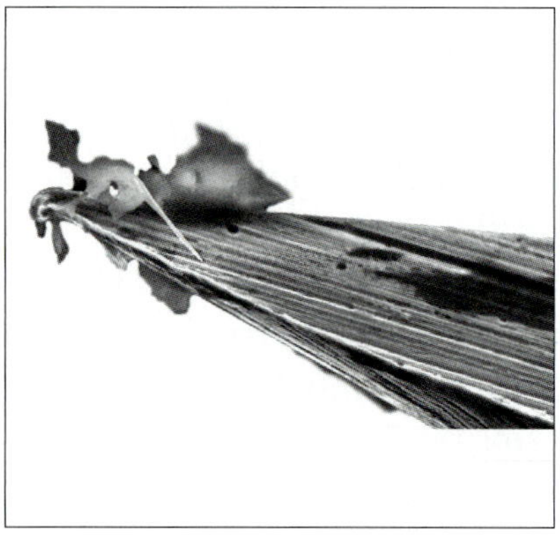

Wiederverwendete PEN-Nadel (2000-fach vergrößert)

■ ***Aufgabe 70***

a) Nehmen Sie Bezug auf die Einstiegssituation dieses Kapitels und leiten Sie ab, wie es zu der Verhärtung an der Bauchdecke kommen konnte und warum in diesem Zusammenhang die Blutzuckerwerte schwanken.

b) Leiten Sie aus der Einstiegssituation pflegerische Maßnahmen ab, die in einer solchen Situation zum Einsatz kommen sollten.

Die Insulinpumpe

Die Insulinpumpe ist ein elektronisches Gerät, das gegenüber den verschiedenen Spritztherapien einige **Vorteile** bietet. Das Insulin wird von der Insulinpumpe kontinuierlich abgegeben (Basaltherapie). Zu den Mahlzeiten wird dann per Eingabe eine zusätzliche Einheit verabreicht (Bolustherapie). Dieser Vorgang entspricht dem natürlichen Vorgehen des Pankreas, was letztendlich dazu beiträgt, dass die Langzeitwerte des Blutzuckers (HbA1c) in der Regel recht stabil sind. Die Träger einer Insulinpumpe haben dadurch relativ viele Freiheiten. Die Mahlzeiten, das Sportprogramm und der generelle Tagesablauf können individuell gestaltet werden. Auch müssen sie sich nicht mehr spritzen, da dieser Vorgang einfach über die Eingabe erfolgt. Die modernen Insulinpumpen wiegen gerade einmal so viel wie ein Smartphone und sind daher leicht zu tragen.

In den meisten Fällen tragen Menschen mit Diabetes mellitus Typ I eine solche Insulinpumpe. Bei speziellen Schulungen zum Umgang mit dem Gerät lernen sie z. B. die richtige Eingabe, wie man die Ampulle wechselt und was man tun muss, wenn der Katheter verstopft ist.

Doch die Insulinpumpe hat auch **Nachteile**: Sie darf etwa nur in Ausnahmefällen abgekoppelt werden. Die meiste Zeit verbleibt sie am Körper. Darüber hinaus ist die Insulinpumpe relativ teuer. Folglich überprüfen die zuständigen Krankenkassen jeden einzelnen Fall. Ein Antrag auf eine Insulinpumpe muss daher gut begründet werden. Auch die Messung des Blutzuckers muss nach wie vor selbstständig durchgeführt werden. Schließlich ist die Eingabe der Insulinrate abhängig vom Blutzucker.

Doch vielleicht wird es in Zukunft Insulinpumpen geben, die den Blutzucker eingeständig messen und dementsprechend automatisch Insulin verabreichen können. Erste erfolgreiche Versuche wurden bereits unternommen. Es ist daher gut möglich, dass Sie in den kommenden Jahren eine intelligentere Version der derzeitigen Insulinpumpe kennenlernen werden.

■ ***Aufgabe 71***

Stellen Sie in einer Tabelle die Vor- und Nachteile der Insulinpumpe gegenüber.

13 Doping

Marianne Wolf und Emilia Dragulescu treffen sich zur Vorbereitung für die nächste Klausur, die sich mit dem Schwerpunkt „Arzneimittellehre" beschäftigt. Während Marianne einen Energydrink aus ihrer Tasche holt, sieht sie, wie Emilia einen Protein-Eiweiß-Riegel isst. Marianne weiß, dass Emilia sehr sportlich ist und mindestens zweimal die Woche ins Fitnessstudio geht. „Ich essen diese Riegel für den Muskelaufbau", sagt Emilia.

„Ich finde so etwas schon ein bisschen befremdlich, wenn man seinen Körper mit so etwas Künstlichem vollstopft", meint Marianne. „Außerdem kann das gefährlich werden."

„Mir ist es wichtig, dass ich Fortschritte an meinem Körper sehe und damit geht es einfach schneller", sagt Emilia. „Und abgesehen davon: Dein Energydrink ist ebenfalls künstlich und kann ebenfalls gefährlich werden."

Dass Doping Bestandteil eines Arzneimittelbuches sein soll, erschließt sich bei manchen erst auf den zweiten Blick. Aber wenn von Doping die Rede ist, ist zugleich auch von Arzneimitteln die Rede. Denn die meisten Dopingmittel sind Arzneimittel, die eigentlich bei Krankheiten helfen sollen. Von Mitteln, die bei kranken Menschen z. B. einen Mangel beheben, versprechen sich gesunde Menschen eine Leistungssteigerung. Die Motive für Doping können ganz unterschiedlich sein und sind nicht immer klar voneinander zu trennen.

Beispiel
Wer auf Instagram ein Bild von seinem durchtrainierten Körper postet, will möglicherweise das andere Geschlecht beeindrucken, aber vielleicht auch ganz allgemein Anerkennung seiner Follower erhalten. Wer ein Foto von sich an der Ziellinie eines Marathonlaufs hochlädt, dokumentiert damit seinen persönlichen Erfolg und möchte darüber hinaus eventuell auch gesellschaftliche Wertschätzung erfahren.

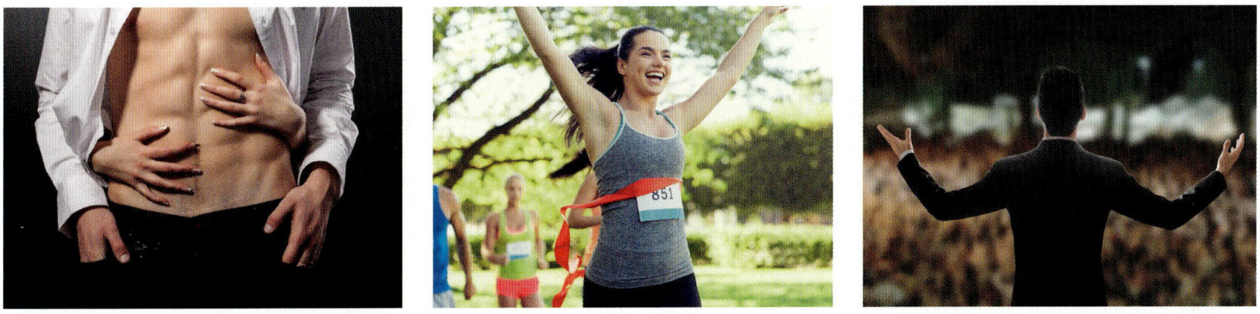

Motive für Doping sind vielfältig: gutes Aussehen, Erhöhung der Chancen bei der Partnersuche (links); Erreichen persönlicher Ziele (Mitte); Wertschätzung, Anerkennung oder Bewunderung von Eltern, Zuschauern, Kolleginnen usw. (rechts)

Die Motive müssen nicht immer auf Erfolg ausgerichtet sein, einige Menschen missbrauchen Medikamente auch, weil sie sich vor Misserfolg und den damit verbundenen Problemen schützen wollen. Zwar weiß eigentlich jeder, dass die jeweils angestrebten Ziele auch ohne Doping zu erreichen sind. Doch sind wir in der heutigen Leistungsgesellschaft oft ungeduldig und permanenten Vergleichen ausgesetzt. Es gibt Menschen, denen ist das egal. Andere hingegen sind dafür empfänglich und haben den Anspruch, gesellschaftliche Ideale unter allen Umständen erfüllen zu müssen.

13.1 Sportdoping

Lange Zeit war man der Ansicht, dass Doping ein Problem des Leistungssports sei. Nicht nur die Olympischen Spiele oder der Radsport haben unzählige Beispiele hervorgebracht. Es gibt mittlerweile keine Profisportart mehr, in der keine Dopingsünder überführt worden sind.

Doch es geht noch weiter: Auch Freizeitsportler dopen. In den Fitnessstudios, beim Marathonlauf oder in der Kabine vor einem Fußballspiel der Kreisliga. Das Perfide daran ist, dass Sport eigentlich ein Hobby ist, das gesund und fit hält. Auch ist Motivation an sich eine gute Eigenschaft, die Menschen anspornt und antreibt. Durch Doping rücken ein gesundes Hobby (Sport) und eine positive Eigenschaft (Motivation) in ein negatives Licht. Im schlimmsten Fall ruiniert es Menschen, die durch Doping ihre Gesundheit aufs Spiel setzen.

Dass Doping in Wettbewerben gegen den Fair-Play-Gedanken verstößt, ist offensichtlich und bedarf keiner Diskussion. Komplizierter wird die Geschichte, wenn sich eine Sportlerin dopt, weil sie sich persönliche Ziele gesetzt hat, die sie so erreichen möchte. Auch ein Mann, der im Fitnessstudio Steroide zu sich nimmt, schadet nur sich selbst und niemand anderen.

Der Übergang vom harmlosen Gebrauch zum harten Doping ist dabei fließend. Oft beginnt es mit Nahrungsergänzungsmitteln (z. B. Vitamintabletten) oder Eiweißpulver. Hierbei handelt es sich um Präparate, die völlig legal im Fitnessstudio, Super- oder Drogeriemarkt erworben werden können. Die nächste Stufe sind verschreibungspflichtige Arzneimittel.

Die folgende Tabelle bietet eine Übersicht über gängige Medikamente, die zu Dopingzwecken missbraucht werden können. Sie werden einerseits eingenommen, um Defizite (Schmerzen, Nervosität) zu beheben, andererseits dienen sie einfach der Leistungssteigerung.

Medikament	therapeutische Wirkung	erwünschte Wirkung (Doping)	Sportart (Beispiele)
Narkotika (starke Schmerzmittel)	je nach Dosierung: Schmerzvermeidung bzw. -reduzierung, Beruhigungs- und Schlafmittel, Einleitung einer Narkose	Unterdrückung vermeidbarer Schmerzen, euphorisierende Wirkung	Marathon, Fußball
Erythropoetin (genannt Epo)	Stimulierung der Bildung roter Blutkörperchen und damit verbesserte Sauerstoffaufnahme (z. B. bei Blutarmut, Zustand nach Chemotherapie)	Erhöhung der Ausdauer, Leistungssteigerung	Radsport
Amphetamine	Stimulierung der Freisetzung des Hormons Adrenalin/Noradrenalin (z. B. bei Hypotonie, Narkolepsie), gegensätzliche Wirkung bei hyperaktiven Kindern (ADHS)	aufputschende Wirkung (erhöhter Puls)	Radsport
Diuretika	Anregung der Nieren, Wasser auszuschwemmen (bei Ödemen/Wassereinlagerungen)	Gewichtsverlust, besseres Aussehen, Verschleierung von anderen Dopingmitteln	Ballett, Turniertanz, Skisprung
Betablocker	Verringerung der Herzfrequenz (z. B. bei Hypertonie) durch Reduzierung von Stresshormonen	Bekämpfung von Wettkampfnervosität, Förderung der Konzentration	Schießen, Motorsport, Dart

Auswahl an Medikamenten, die im Sport missbräuchlich eingesetzt werden

Die dritte und letzte Stufe ist die intramuskuläre Injektion, die vornehmlich bei Bodybuildern anzutreffen ist. Bei sogenannten Anabolika-Kuren sollen Wachstumshormone, die dem Hormon Testosteron ähneln, die Muskelmasse vergrößern. Da Bodybuilder (ähnlich wie Magersüchtige) oft ein verzerrtes Selbstbild haben, geraten Anabolika-Kuren hinsichtlich Dosierung und Dauer schnell aus dem Ruder. Die Ironie dabei: Während Bodybuilder eigentlich vor Männlichkeit nur so strotzen wollen, sind die Folgen alles andere als männlich. Haarausfall, Brustdrüsenwachstum, Schrumpfhoden und Zeugungsunfähigkeit sind häufige Nebenwirkungen von Anabolika-Kuren. Weitere Nebenwirkungen sind Akne sowie ein erhöhtes Schlaganfall- und Herzinfarktrisiko. Bei Frauen können zudem Menstruationsprobleme, Körperbehaarung und eine tiefere Stimme auftreten.

Doping ist im Amateurbereich auch deshalb recht weit verbreitet, weil die Mittel sehr einfach zu beschaffen sind. Das Internet bietet zahlreiche Möglichkeiten, sich über Doping im Allgemeinen oder die Beschaffung von bestimmten Substanzen im Besonderen auszutauschen (z. B. was muss ich meinem Haus- bzw. Tierarzt sagen, damit ich bestimmte Mittel erhalte).

Menschen, die sich Dopingmittel per Rezept vom Hausarzt beschaffen, wähnen sich meistens in Sicherheit. Schließlich wird der Vorgang ja medizinisch überwacht. Allerdings widersprechen viele Erfahrungsberichte von Profisportlern, die ebenfalls medizinisch begleitet wurden, dieser Annahme. Dopingmittel bleiben gefährlich, auch wenn Ärzte die Wirkstoffe verordnet und zugelassene Pharmafirmen die Medikamente produziert haben. Das folgende Schaubild zeigt, auf welchen Wegen Dopingmittel beschafft werden können.

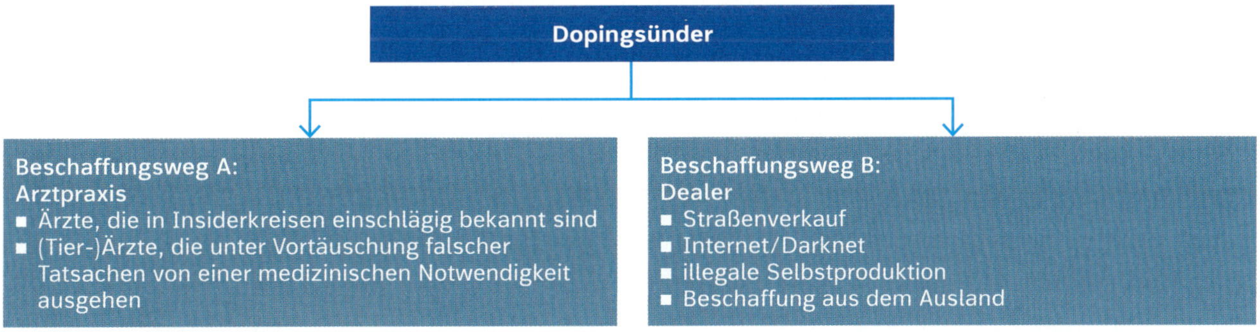

Doping und seine Akteure

Noch fataler sind die immer zahlreicher werdenden Arzneimittelfälschungen, die den Markt überfluten. Neben der ohnehin schon gefährlichen Einnahme von Dopingmitteln, kommt erschwerend hinzu, dass bei den gefälschten Arzneimitteln nicht bekannt ist, welche Substanzen tatsächlich darin enthalten sind.

■ ***Aufgabe 72***

Erstellen Sie ein Aufklärungsplakat zum Thema Doping im Sport. Das Plakat kann sachlich, provokant oder abschrecken gestaltet werden. Lassen Sie Ihrer Fantasie freien Lauf.

13.2 Hirndoping

Neben dem Sportdoping ist inzwischen auch das Hirndoping weitverbreitet. Dabei geht es darum, mithilfe bestimmter Substanzen höhere kognitive Leistungen zu erzielen. Die Motive sind oft ganz ähnlich gelagert wie beim Sport. Zwar spielen beim Hirndoping gutes Aussehen und eine gute Figur keine Rolle. Aber das Erreichen von persönlichen Zielen, die Anerkennung von außen und die Angst vor dem Scheitern (z. B. Abbruch von Ausbildung/Studium, Arbeitsplatzverlust) sind auch in diesem Bereich Motive, die Menschen dazu bringen können, Medikamente zu nehmen.

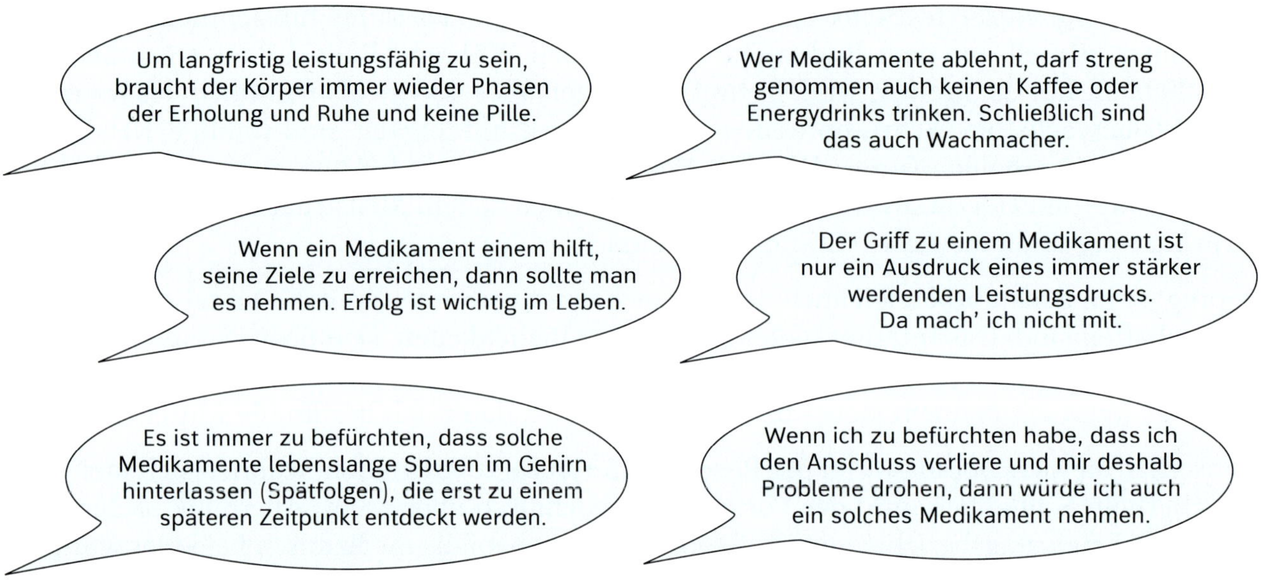

Positionen zum Thema Hirndoping

■ ***Aufgabe 73***

Wählen Sie die Aussage über Hirndoping aus, die Sie persönlich am wenigsten nachvollziehen können. Erklären Sie, weshalb Sie die Aussage nicht richtig finden.

Der folgende Erfahrungsbericht soll exemplarisch aufzeigen, aus welchen Gründen Menschen Substanzen zu sich nehmen, die ihre Hirnleistung verbessern sollen.

„Zuerst lockten die Pillen mich nicht. Ich dachte, das habe ich nicht nötig: Medikamente nehmen, nur um eine Hausarbeit zu schreiben. Viele meiner Kommilitonen taten genau das. Sie schluckten regelmäßig kleine Kapseln, um sich konzentrieren zu können. Vor allem Ritalin® und Adderall® […].

Es war nicht so, dass meine Kommilitonen krank waren. Wenn sie wollten, konnten sie sich gut konzentrieren. Sie waren kerngesund. Und sie waren intelligent genug, um den Uni-Stoff schnell zu kapieren. Wenn sie sich mal mit ihm beschäftigten. Die Sache lag anders: Meine Freunde wollten alles haben und auf nichts verzichten. Die Woche hindurch trinken, Dating, Sport machen, Filme schauen und dann von Donnerstagmittag bis Freitag durcharbeiten; Freitag war Abgabe. Und eine gute Note wollten sie auch. Das geht auf Dauer nur mit Doping. […]

Es war Mitte des Semesters, als bei mir ein Abgabetermin bedrohlich nahe kam. Oder vielmehr ich ihm. Keine Chance, unter normalen Umständen rechtzeitig fertig zu werden. Ich hatte wenig zu verlieren, dachte ich, außer vielleicht meine Gesundheit. Aber die schien mir robust. Ich sagte mir, dass ich schädliche Folgen, wenn es welche gäbe, ja bei meinen Freunden beobachten können müsste. Ich sah aber keine. Ich sah souveräne, gutaussehende, sympathische Kids mit Grips. […]

Einer meiner Freunde war ein zackiger Kanadier. Seine Mutter hatte ihm schon, als er noch ein Bub war, jeden Morgen den Inhalt der Kapseln in die Cornflakes gestreut, erzählte er. Sieben Pfund kostete eine Kapsel des Medikaments Adderall®. Freundschaftspreis. Sechs bis sieben Stunden sollte sie wirken.

Mein kanadischer Freund hatte mir geraten, erst mal nur die Hälfte der Kapsel zu nehmen. Also schraubte ich sie auf, streute mir etwa die Hälfte der Kügelchen auf die Zunge und spülte sie mit einem Schluck Wasser runter. Dann wartete ich ab. Nichts passierte. Dachte ich.

Vielleicht eine halbe Stunde war vergangen, da fiel mir etwas auf. Ich hatte eine CD in der Hand und beschäftigte mich damit. Las, was hinten draufstand, betrachtete sie von innen, dachte über die Musik darauf nach. Aber das alles tat ich nicht flüchtig, beiläufig, so wie sonst. Ich konzentrierte mich auf die CD. So, als gäbe es im ganzen Zimmer nur noch sie. [...]

Adderall® liefert. Denn es verleiht Zuversicht. Ich wurde entscheidungsfreudig. Normalerweise haderte ich immer mit mir, wenn ich Hausarbeiten schrieb. Jede Entscheidung kam mir vor, wie eine Weggabelung. Um zu wissen, welcher Weg ein Irrweg war, musste ich ihn durchdenken, ohne ihn zu beschreiten. Danach dann den eingeschlagenen Pfad gehen, ohne zurückzuschauen. Strecke machen. [...]

Als sieben Stunden vorbei waren, schluckte ich die übrige Hälfte der Kügelchen. Zwar fühlte ich mich immer noch hochkonzentriert. Aber das sollte auch so bleiben. Ich las und schrieb und las und schrieb, als wäre ich dem Thema meines Lebens begegnet. Dabei interessierte es mich in Wirklichkeit wenig. Auch deswegen hatte ich die Arbeit immer wieder aufgeschoben. Jetzt vergaß ich alles andere. Sogar meinen Hunger. Irgendwann ging die Sonne auf, da war ich fertig. Fünf Stunden vor der Frist. [...]

In den folgenden Tagen dachte ich immer wieder, ich hätte alle meine akademischen Probleme gelöst. Mein Eindruck war: Ich hatte besser gearbeitet als zuvor. Mich dabei erfüllter gefühlt, und das in einem Bruchteil der Zeit, die sich sonst brauchte. Aber dann kamen mir Zweifel. Wo war der Haken? Konnte ich mich noch ohne Kapsel konzentrieren? Ja, es ging. Aber es kostete mich Disziplin, so wie immer. Mit Adderall® ging es mühelos. Hatte ich Entzugserscheinungen? Nicht, dass ich wüsste. Ich fand den Haken nicht.

Dann kam er zu mir. Ich war mir sicher, ich hätte eine brillante Arbeit abgeliefert. Die Note passte dazu nicht. Solide, aber kein großer Wurf. Ich las mir meinen Text noch einmal durch. Dabei fiel mir auf, wie wenig ich in Erinnerung behalten hatte. Übergänge überraschten mich. Manche Formulierungen kamen mir völlig unbekannt vor. Mein Text war zwar stringent geschrieben und widersprach sich nicht selbst, aber das war's auch schon. Was mir als elegante Schlussfolgerungen in Erinnerung geblieben war, stellte sich als uninspiriert heraus. Ich hatte eine Abkürzung genommen, die mir wie eine Expedition vorgekommen war. Einmal noch nahm ich Adderall®, aber wieder hatte ich anschließend das Gefühl, ich hätte ohne Medizin eine interessantere Arbeit geschrieben. Dann ließ ich es bleiben."

Quelle: Eichhorn, Moritz: Abkürzung über den Highway. In: Frankfurter Allgemeine Sonntagszeitung vom 11.03.2018, S. 3. © Alle Rechte vorbehalten. Frankfurter Allgemeine Zeitung GmbH, Frankfurt. Zur Verfügung gestellt vom Frankfurter Allgemeine Archiv.

■ Aufgabe 74

Nennen Sie die Motive, die den Autor dazu bewegt haben, das Medikament Adderall® auszuprobieren.

■ Aufgabe 75

Zählen Sie die Vor- und Nachteile von Adderall® auf, die der Autor in dem Text beschreibt.

Menschen, die leistungssteigernde Medikamente zu sich nehmen, erwarten in der Regel drei Effekte:

- eine verbesserte Hirnleistung,
- eine bessere psychische Verfassung oder
- eine Reduzierung unerwünschter psychischer Symptome.

Die folgende Tabelle bietet eine Übersicht über Wirkstoffe bzw. Arzneimittelgruppen, die mit einer kognitiven Leistungssteigerung in Verbindung gebracht werden können.

Wirkstoff (Präparat)/ Arzneimittelgruppe	eigentliche Indikation	erhoffte Wirkung
Wirkstoff Methylphenidat (z. B. Ritalin®, Medikinet®)	ADHS	erhöhte Aufmerksamkeit, Wachheit und Konzentration, Euphorie und Interesse
Wirkstoff Modafinil (z. B. Vigil®)	Narkolepsie	verbesserte logische Schlussfolgerungen
Wirkstoff Koffein (z. B. Coffeinum®)	kurzfristige Müdigkeitserscheinungen	Wachheit und Konzentration
Arzneimittelgruppe Antidementiva	Demenz	verbesserte Gedächtnisleistungen
Arzneimittelgruppe Antidepressiva	z. B. Depressionen, Zwangsstörungen	verbesserte Stimmung und psychische Verfassung
Arzneimittelgruppe Betablocker	Hypertonie	Minderung von Nervosität und Aufregung

Leistungssteigernde Medikamente und ihre Wirkung

Tatsächlich können Methylphenidat, Modafinil oder Koffein die erwünschten Wirkungen erfüllen. Alle drei Wirkstoffe können helfen, wacher und aufmerksamer zu arbeiten. Allerdings nutzen sich diese Effekte mit der Zeit ab. Weil Methylphenidat dafür sorgt, dass Dopamin im Nervensystem länger erhalten bleibt (vgl. Kapitel 10.3), kann es zu einer euphorisierenden Wirkung und somit zu einer verzerrten Selbsteinschätzung führen. Leistungen, die von der betroffenen Person als „grandios" eingeschätzt werden, können sich dabei im Nachhinein bestenfalls als „durchschnittlich" herausstellen. Während die Wirksamkeit von Betablockern gut belegt ist, wird der Effekt von Antidementiva und Antidepressiva zum Zwecke der Leistungssteigerung von Experten häufig angezweifelt.

Eine „Wunderpille" gibt es nicht. Viele Effekte sind langfristig nicht sonderlich vielversprechend. Außerdem können Nebenwirkungen wie Kopf-, Herzrhythmus- und Schlafstörungen auftreten. Methylphenidat kann auch zu Persönlichkeitsveränderungen und Abhängigkeit führen.

Um leistungsfähig und psychisch ausgeglichen zu sein, empfehlen sich somit weiterhin die altbekannten Hinweise auf ausreichend Schlaf, gesunde Ernährung und viel Sport. Damit das Koffein im morgendlichen Kaffee besser wirkt, sollte man hin und wieder einmal koffeinfreie Tage einlegen (z. B. am Wochenende). Und auch sogenanntes „Brain-Food" (z. B. Nüsse, Hülsenfrüchte, Fisch) kann dem Gehirn zu mehr Energie verhelfen.

14 Lernsituation

Situation

Herr Mohnhaupt ist 62 Jahre alt und lebt im Wohnbereich 1 des Hauses Großeichen. Aufgrund seiner Arthrose, die vor acht Jahren diagnostiziert wurde, ist Herr Mohnhaupt Frühpensionär, da er seinem Job in der Stadtverwaltung nicht mehr nachgehen konnte. Herr Mohnhaupt hat besonders Schmerzen an den Handgelenken und in den Knien.

Eine Ursache für die Arthrose wird sicherlich sein Übergewicht und die damit verbundene ungesunde Ernährung sein. Darüber hinaus bewegt sich Herr Mohnhaupt sehr wenig. Für seinen Bewegungsmangel macht Herr Mohnhaupt seine Arthrose verantwortlich. Tatsächlich ist aus seiner Biografie bekannt, dass er früher gerne schwimmen gegangen ist. Für kurze Spaziergänge hat Herr Mohnhaupt eine Unterarmgehstütze, um seine Kniegelenke zu schonen.

Gegen die Schmerzen bekommt Herr Mohnhaupt einmal am Tag den Wirkstoff Ibuprofen® 800 mg Retard. Bei Bedarf kann Herr Mohnhaupt eine zweite Tablette anfordern. Da das Analgetikum bei Herrn Mohnhaupt Sodbrennen verursacht, bekommt er dazu noch eine Magenschutztablette (Omeprazol® 40 mg). Diese Kombination erhält Herr Mohnhaupt nun schon seit mehr als sechs Jahren.

In den letzten Wochen haben die Schmerzen von Herrn Mohnhaupt stetig zugenommen. Sie haben dazu beigetragen, dass er nachts nicht mehr einschlafen kann bzw. in der Nacht wegen seiner Gelenkschmerzen wach wird. Aus diesem Grund bekommt Herr Mohnhaupt täglich ein Schlafmedikament aus dem Bereich der Z-Drugs (Stilnox® 10 mg).

Herr Mohnhaupt ist von der Wirkung des Schlafmedikaments begeistert. Laut eigener Aussage habe er seit Jahren nicht mehr so gut geschlafen. Allerdings kommt Herr Mohnhaupt nun auch immer schlechter aus dem Bett. Morgens beim Frühstück wirkt er zerfahren. Gelegentlich kommt es sogar vor, dass er beim Frühstück wieder einschläft.

Vor einer Woche ist Herr Mohnhaupt schließlich mit seiner Unterarmgehstütze gestürzt. Dabei kam es lediglich zu Stauchungen. Beim Röntgen stellen die Ärzte im Krankenhaus fest, dass Herr Mohnhaupt eine verringerte Knochendichte (Osteoporose) aufweist.

14.1 1. Ausbildungsjahr (Helferausbildung)

Thema der Lernsituation
Die Auszubildenden erfassen das Gesamtbild der Gesundheitssituation von Herrn Mohnhaupt.

Lernziele

- Die Auszubildenden können relevante Daten einer Person ermitteln.
- Sie erkennen Zusammenhänge zwischen körperlichen Symptomen und Medikamenten mit ihren Wirkungen.

Zeitbedarf
ca. zwei Unterrichtsstunden
Erforderliche Kenntnisse Kenntnisse aus LF 1.3.5 „Alte Menschen mit chronischen somatischen Erkrankungen pflegen“

Aufgabe 1 (Helferausbildung)
Ermitteln Sie alle relevanten personenbezogenen Daten aus dem Fallbeispiel.

Aufgabe 2 (Helferausbildung)
Erläutern Sie die Erkrankungen und die Symptome, die Herr Mohnhaupt hat.

Aufgabe 3 (Helferausbildung)
Erklären Sie den Zusammenhang zwischen den Krankheiten, den Symptomen und den verabreichten Medikamenten. Erläutern Sie dabei die Wirkungen, die die Medikamente bei Herrn Mohnhaupt erzielen sollen.

14.2 2. Ausbildungsjahr (Pflegeausbildung)

Thema der Lernsituation
Die Auszubildenden erarbeiten Zusammenhänge zwischen dem Gesundheitszustand und den Medikamentenwirkungen.

Lernziele

- Die Auszubildenden können allgemeine Erkenntnisse auf ein spezifisches Fallbeispiel übertragen.
- Sie können die Sinnhaftigkeit einer medikamentösen Maßnahme bewerten.

Zeitbedarf

- ca. drei Unterrichtsstunden Vorbereitung
- ca. 30 Minuten Durchführung
- ca. 10 Minuten Reflexion

Erforderliche Kenntnisse

- Kenntnisse aus LF 1.2.2 „Pflegerische Handlungen nach dem Pflegeprozess strukturieren"
- Kenntnisse aus LF 1.2.3 „Pflegerische Handlungen dokumentieren"
- Kenntnisse aus LF 1.3.5 „Alte Menschen mit chronischen somatischen Erkrankungen pflegen"
- Kenntnisse aus LF 1.4.1 „Grundlagen der Kommunikation in das altenpflegerische Handeln mit einbeziehen"
- Kenntnisse aus LF 1.5.2 „Interdisziplinär zusammenarbeiten"

Aufgabe 1 (Pflegeausbildung)
Skizzieren Sie in einem Schaubild die Verbindungen der Symptome/Krankheiten mit den Medikamentenverordnungen sowie deren Nebenwirkungen und Folgen.

Aufgabe 2 (Pflegeausbildung)
a) Sie sind die Bezugspflegekraft von Herrn Mohnhaupt. Erarbeiten Sie Fragestellungen, die beim nächsten Hausarztbesuch thematisiert werden sollen.
b) Erarbeiten Sie Maßnahmen, die als begleitende Maßnahmen zu den Medikamenten durchgeführt werden können. Berücksichtigen Sie dabei die Besonderheiten, die der Lebenssituation von Herrn Mohnhaupt geschuldet sind.
c) Schreiben Sie eine Pflegeplanung, die die Themen „Schmerz" und „Schlafstörungen" beinhaltet.

Aufgabe 3 (Pflegeausbildung)

a) Um die Nebenwirkungen der Osteoporose zu reduzieren, bietet der Arzt dem Pflegepersonal an, alle zwei Tage ein Placebo und an den anderen Tagen das Magenschutzmittel zu verabreichen. Beziehen Sie Stellung und bereiten Sie eine persönliche Stellungnahme für oder gegen diese Maßnahme vor.
b) Führen Sie ein Streitgespräch zu diesem Thema durch. Suchen Sie sich dafür eine Person, die die gegenteilige Auffassung vertritt.
c) Reflektieren Sie das Streitgespräch.

14.3 3. Ausbildungsjahr (Bachelor)

Thema der Lernsituation

Die Auszubildenden entwickeln Konzepte zur Lebenssituation von Herrn Mohnhaupt, die auf eine Verbesserung seiner Lebensqualität abzielen. Dabei gilt es, diese Maßnahmen vor anderen Personen transparent zu machen und zu vertreten.

Lernziele

- Die Auszubildenden können eine moralische Fragestellung unter Berücksichtigung sämtlicher Aspekte dezidiert erörtern.
- Sie können eine Maßnahme in einem Pflegeteam implementieren.
- Sie können ein Teamgespräch vorbereiten, leiten, moderieren und dabei ihre Intention zum Ausdruck bringen.
- Sie können ein Beratungsgespräch vorbereiten, leiten, durchführen und dabei ihre Intention zum Ausdruck bringen.

Zeitbedarf

- ca. drei Unterrichtsstunden Vorbereitung
- ca. eine Unterrichtsstunde Durchführung
- ca. eine Unterrichtsstunde Reflexion

Erforderliche Kenntnisse

- Kenntnisse aus LF 1.3.5 „Alte Menschen mit chronischen somatischen Erkrankungen pflegen“
- Kenntnisse aus LF 1.4.1 „Grundlagen der Kommunikation in das altenpflegerische Handeln mit einbeziehen“
- Kenntnisse aus LF 1.4.2 „Adressatenbezogen anleiten und beraten“

Aufgabe 1 (Bachelor)

Skizzieren Sie in einem Schaubild die Verbindungen der Symptome/Krankheiten mit den Medikamentenverordnungen sowie deren Nebenwirkungen und Folgen.

Aufgabe 2 (Bachelor)

a) Um die Nebenwirkungen der Osteoporose zu reduzieren, bietet der Arzt dem Pflegepersonal an, alle zwei Tage ein Placebo und an den anderen Tagen das Magenschutzmittel zu verabreichen. Erörtern Sie die Maßnahme im Hinblick auf den Placebo-Effekt unter moralischen Gesichtspunkten. Berücksichtigen Sie dabei die Lebenssituation von Herrn Mohnhaupt.
b) Bereiten Sie ein Teamgespräch vor, in dem Sie die Absicht der Maßnahme erläutern.
c) Führen Sie das Teamgespräch durch.
d) Reflektieren Sie das Teamgespräch.

Aufgabe 3 (Bachelor)

a) Entwerfen Sie ein Konzept, das Herrn Mohnhaupt die Entwöhnung von seinen Schlaftabletten ermöglicht. Entwickeln Sie dazu einen Wochenplan mitsamt Erläuterungen für das Pflegepersonal und konkreten Maßnahmen zur Implementierung.
b) Bereiten Sie ein Beratungsgespräch vor, in dem Sie die Absicht Ihres Konzepts erläutern.
c) Führen Sie das Beratungsgespräch durch.
d) Reflektieren Sie das Beratungsgespräch.

Literaturverzeichnis

Adler, Yael: Wie belastend ist die Pille für den weiblichen Körper?, in: Frankfurter Allgemeine Sonntagszeitung, 10.12.2017, S. 20

Ahr, Nadine, Uchatius, Wolfgang: Der falsche Triumph, in: Die Zeit, 29.10.2015, S. 15–17

Albrecht, Harro: Eine Sache des Vertrauens, in: Die Zeit, 09.06.2016, S. 33

Arlt, Wiebke: Cushing-Syndrom, aktualis. v. Martin Fassnacht, Zugriff am 04.08.2018 unter: https://www.endokrinologie.net/cushing-syndrom.php

Atemwegsliga e.V.: www.atemwegsliga.de, Zugriff am 11.08.2018

Balzter, Sebastian: Hokuspokus auf Rezept, in: Frankfurter Allgemeine Sonntagszeitung, 05.03.2017, S. 21

Balzter, Sebastian: Was ist unsere Gesundheit wert?, in: Frankfurter Allgemeine Sonntagszeitung, 24.06.2018, S. 24

Bethge, Philip; Bredow, Rafaela von; Höflinger, Laura: Immer jauchzend, nie betrübt, in: Der Spiegel, 11.08.2014, S. 111–118

Borchard, Klaudia; Steinbach, Marion: Informationsblatt: Therapieinduzierte Übelkeit und Erbrechen von Menschen mit Chemotherapie, in: Unterricht Pflege, Heft 4/2013, S. 16

Brendler, Michael: Das Rezept der Wüste, in: Frankfurter Allgemeine Sonntagszeitung, 19.11.2017, S. 61

Brendler, Michael: Dein Feind, der Pilz, in: Frankfurter Allgemeine Sonntagszeitung, 30.10.2016, S. 57

Brendler, Michael: Dem Keim Paroli bieten, in: Frankfurter Allgemeine Sonntagszeitung, 02.04.2017, S. 60–61

Brendler, Michael: Fatale Spritzen, in: Frankfurter Allgemeine Sonntagszeitung, 22.10.2017, S. 59

Brendler, Michael: Im Notfall sehr bedenklich, in: Frankfurter Allgemeine Sonntagszeitung, 25.12.2016, S. 69

Brendler, Michael: Im Zweifelsfall: Sofort absetzen, in: Frankfurter Allgemeine Sonntagszeitung, 25.09.2016, S. 66

Brendler, Michael: Immun gegen den Herzinfarkt?, in: Frankfurter Allgemeine Sonntagszeitung, 31.07.2016, S. 53

Brendler, Michael: Nachts Asthma, morgens Herzinfarkt. Interview mit Björn Lemmer, in: Frankfurter Allgemeine Sonntagszeitung, 08.10.2017, S. 70

Brendler, Michael: Zu häufig, zu viel, zu lang, in: Frankfurter Allgemeine Sonntagszeitung, 26.01.2014, S. 57

Bujard, Martina; Trifyllis, Julia: Postkoitalpille – „Pille danach", veröff. am 19.09.2017 unter: https://deximed.de/home/b/gynaekologie/patienteninformationen/empfaengnisverhuetung/postkoitalpille-pille-danach

Deutsche Gesellschaft für bipolare Störungen e.V.: Medikamentöse Therapie, Zugriff am 18.12.2017 unter www.dgbs.de/bipolare-stoerung/therapie/medikamente/

Deutsche Hauptstelle für Suchtfragen e.V.: Schlaf- und Beruhigungsmittel bergen hohes Abhängigkeitsrisiko, veröff. am 04.12.2014 unter: www.dhs.de/fileadmin/user_upload/pdf/Kampagnen/Gemeinsame_PM_4-K-Regel.pdf

Diabetes Ratgeber, Zugriff am 05.05.2018 unter: www.diabetes-ratgeber.net

Diabetesmedikamente, hrsg. v. Helmholtz Zentrum München – Deutsches Forschungszentrum für Gesundheit und Umwelt, veröff. am 12.04.2018 unter: www.diabetesinformationsdienst-muenchen.de/therapie/orale-antidiabetika/index.html

Eaglemann, David: Inkognito, Frankfurt am Main u.a., Campus Verlag, 2012, S. 184

Eder, Michael: Volkssport Doping, in: Frankfurter Allgemeine Sonntagszeitung, 05.10.2014, S. 11

Eichhorn, Moritz: Abkürzung über den Highway. In: Frankfurter Allgemeine Sonntagszeitung vom 11.03.2018, S. 3. © Alle Rechte vorbehalten. Frankfurter Allgemeine Zeitung GmbH, Frankfurt. Zur Verfügung gestellt vom Frankfurter Allgemeine Archiv.

Evers, Marco; Höflinger, Laura: Doktor Dope, in: Der Spiegel, Heft 25/2015, S. 108–113

Fritzen, Florentine: Deutschland und die zwölf Bakterien, in: Frankfurter Allgemeine Sonntagszeitung, 05.03.2017, S. 10

Fritzen, Florentine: Antibiotika, in: Frankfurter Allgemeine Sonntagszeitung, 31.05.2015, S. 12

Ganten, Detlev; Spahl, Thilo; Deichmann, Thomas: Die Steinzeit steckt uns in den Knochen, München u.a., Piper, 2009

Glaeske, Gerd: Zu viel Selbstmedikation. Der Schmerzmittelmarkt in Deutschland, in: Dr. med. Mabuse, Heft 1/2013, S. 36–37

Glaeske, Gerd/Boeschen, Daniela/Günther, Judith/Chytrek, Dennis/Schoch, Goentje-Gesine: Pillenreport 2015: Ein Statusbericht zur oralen Kontrazeptiva. Bremen: Universität, 2015

Greve, Nils; Osterfeld, Margret; Diekmann, Barbara: Umgang mit Psychopharmaka, 3. Aufl., Bonn, Balance Buch + Medien Verlag, 2012

Gute Pillen – Schlechte Pillen – Gemeinnützige Gesellschaft für unabhängige Gesundheitsinformation: Medikamente bei Frauen und Männern. Der kleine Unterschied, in: Der Arzneimittelbrief, Heft 5/2009, S. 6

Hackenbroch, Veronika; Schießl, Michaela; Schmergal, Cornelia: Kapital gegen Keime, in: Der Spiegel, Heft 24/2015, S. 72–74

Hammer, Matthias; Plößl, Irmgard: Irre verständlich, Bonn, Psychiatrie Verlag, 2012, S. 61

Hank, Rainer: Null Toleranz für die Impfgegner, in: Frankfurter Allgemeine Sonntagszeitung, 04.06.2017, S. 22

Heidenfelder, Eva: Höher, schneller, weiter, in: Frankfurter Allgemeine Zeitung, 24.03.2018, S. C1

Heier, Magnus: Ich werde schaden, in: Frankfurter Allgemeine Sonntagszeitung, 20.09.2009, S. 55

Heinrich, Christian: Bin ich anders krank als du?, veröff. am 23.05.2017 unter: https://www.zeit.de/2017/22/geschlechter-medizin-maenner-frauen-medikamente-unterschiede/komplettansicht

Herbst, Monika: Angriff auf die Lunge, in: Frankfurter Allgemeine Sonntagszeitung, 20.05.2016, S. 18

Hirschhausen, Eckart von: Der Placebo-Effekt. Ein Phänomen, das einem Wunder gleicht, in: Dr. med. Mabuse, Heft 1/2017, S. 49–51

Hoffmann, Falk; Meyer, Frank: Auf das Notwendige beschränken, in: Pflegezeitschrift, Heft 5/2005, S. 282–286

Hurtz, Roswitha; Schlimme, Jann E.: Von der Euphorie zur Ernüchterung, in: Dr. med. Mabuse, Heft 4/2015, S. 31–33

Glaeske, Gerd: Resistenzen – der Super-GAU der Antibiotika-Therapie, in: Dr. med. Mabuse, Heft 3/2015, S. 27–29

Günther, Markus: Die „Pille danach" beunruhigt Frauenärzte, in: Frankfurter Allgemeine Sonntagszeitung, 15.03.2015, S. 3

Kastilan, Sonja: Ein blaues Wunder, in: Frankfurter Allgemeine Sonntagszeitung, 25.03.2018, S. 66

Kliemt, Hartmut: Müssen wir Impfmuffel zwangsweise impfen?, in: Frankfurter Allgemeine Sonntagszeitung, 01.03.2015, S. 18

Kunze, Anne: Bleiben Sie jetzt bloß nicht ruhig!, in: Die Zeit,11.06. 2015, S. 19.

Kutschke, Andreas: Sucht – Alter – Pflege, Bern, Verlag Hans Huber, 2012

Langer, Fred; Khazan, Olga; Hanske, Paul-Phillipp: Vom Segen der Drogen, in: GEO, Heft 6/2017, S. 68–84

MacDonald, Matthew: Dein Körper – Das Missing Manual, Köln, O'Reilly, 2010

Medikamente. Basisinformationen, hrsg. v. DHS, Hamm, 2013
Meyer, Gabriele; Köpke, Sascha: Kleine Pillen für große Probleme, in: Pflegezeitschrift, Heft 10/2011, S. 590
Middeke, Martin; Völker, Klaus; Laupert-Deick, Claudia: Bluthochdruck senken ohne Medikamente, 7., vollst. überarb. Aufl., Stuttgart, Trias Verlag, 2011
Nienhaus, Lisa: Die kuriose Karriere des Ibuprofen, in: Frankfurter Allgemeine Sonntagszeitung, 12.10.2014, S. 19
Nolte, Anke: Bluthochdruck, 2., aktualis. Aufl., Berlin, Stiftung Warentest, 2014
o. V.: Der Martin Luther der Medizin, in: Geo Chronik, Heft 1/2017, S. 40
o. V.: Die Entdeckung des Kreislaufs, in: Geo Chronik, Heft 1/2017, S. 50
o. V.: Frühzeit: Als unsere Urahnen die Kraft der Heilkräuter entdeckten, in: Geo Chronik, Heft 1/2017, S. 14
o. V.: Insulininjektion mit dem Pen – so ist es richtig, veröff. am 12.12.2013 unter: www.info-praxisteam.de/2013/06/08_Insulininjektion_Pen.php
o. V.: Neue Wege in den Körper, in: Geo Chronik, Heft 1/2017, S. 51
o. V.: Warum die Geister, die sie rufen auch tatsächlich helfen können, in: Geo Chronik, Heft 1/2018, S. 16–19
Peikert, Denise: Bitte nicht mischen!, in: Frankfurter Allgemeine Sonntagszeitung, 08.10.2016, S. 21
Peikert, Denise: Das Grauen auf der grünen Wiese, in: Frankfurter Allgemeine Sonntagszeitung, 05.11.2017, S. 19
Peikert, Denise: Den Körper ausgetrickst, in: Frankfurter Allgemeine Sonntagszeitung, 25.06.2017, S. 19
Peikert, Denise: Der Streit um die Obergrenze, in: Frankfurter Allgemeine Sonntagszeitung, 10.12.2017, S. 21
Peikert, Denise: „Kein Schmerzmittel sollte frei verkäuflich sein". Interview mit Sven Gottschling, in: Frankfurter Allgemeine Sonntagszeitung, 24.09.2017, S. 21
Perrar, Klaus; Sirsch, Erika; Kutschke, Andreas: Gerontopsychiatrie für Pflegeberufe, Stuttgart, Georg Thieme Verlag, 2007
Pflege heute, hrsg. v. Nicole Menche, 3., vollst. überarb. Aufl., München, Urban & Fischer in Elsevier, 2004, S. 337–339
Plötz, Hermann: Kleine Arzneimittellehre, 6., aktualis. und erw. Aufl., Berlin u. a., Springer, 2013
Reinberger, Stefanie: Im Dienst der Wissenschaft, in: Gehirn & Geist, Heft 3/2015, S. 86–91
Ritter, Sabine; Traute, Moni: WHO-Stufenschema zur Schmerztherapie, veröff. am 21.11.2016 unter: www.anaesthesisten-im-netz.de/schmerzmedizin/medikamentoese-schmerztherapie/who-stufenschema-zur-schmerztherapie/
Rüschemeyer, Georg: Das macht die Gefühle, in: Frankfurter Allgemeine Sonntagszeitung, 19.04.2015, S. 54
Schmidt, Lucia: Cannabis für Kinder, in: Frankfurter Allgemeine Sonntagszeitung, 19.04.2015, S. 49
Schmidt, Lucia; Peikert, Denise: Der Pieks gegen das Schnief, in: Frankfurter Allgemeine Sonntagszeitung, 27.11.2016, S. 20
Schröder, Catalina: „Der Zustand der Betagten hat sich stark verbessert". Interview mit Jürgen Osterbrink, in: Frankfurter Allgemeine Sonntagszeitung, 28.10.2017, S. 19
Sparmann, Anke: Krebs: Warum wir ihn nicht besiegen sollten, in: Geo, Heft 11/2016, S. 116–122
Stallmach, Lena: Gefährliche Psychopharmaka, veröff. am 13.05.2015 unter: www.nzz.ch/wissenschaft/medizin/gefaehrliche-psychopharmaka-1.18541465
Steinfartz, Pia; Jelinek, Antje: Arzneimittellehre, 9. Aufl., München, Urban & Fischer in Elsevier, 2012

Theile, Charlotte: Natürlich verhüten, in: Süddeutsche Zeitung, 30.12.2017, S. 36

Thivissen, Patricia: Wer's glaubt, wird krank, in: Gehirn & Geist, Heft 10/2012, S. 72–76

Was tun bei verstopfter Nase? Abschwellende Nasensprays und ihre Wirkstoffe, hrsg. v. Fachverlag Gesundheit und Medizin, Zugriff am 02.04.2018 unter: www.nasen-ratgeber.de/schnupfen/schnupfensprays/

Weiß, Marlene: Die Zwillings-Pille, in: Süddeutsche Zeitung, 25.04.2016, S. 37

Wenge, Jörn: Alle naselang, in: Frankfurter Allgemeine Sonntagszeitung, 29.10.2017, S. 19

Wolf, Nadja: Unverständlich und angsteinflößend, in: Frankfurter Allgemeine Sonntagszeitung, 15.04.2018, S. 21

Zimmermann, Sarah; Rentschler, Rabea; Jahn, Andreas: „Bonobos bauen keine Kathedralen" – Interview mit Wolf Singer und Klaus Peter Rippe, in: Gehirn & Geist, Heft 3/2015, S. 92–97

Zinkant, Kathrin: Stille Revolution, in: Süddeutsche Zeitung, 10./11.09.2016, S. 2

Bildquellenverzeichnis

akg-images GmbH, Berlin/Album/Hbo Documentary Films: 109.1.
alamy images, Abingdon/Oxfordshire: Arunothai, Tharakorn 68.1; Pictorial Press Ltd 39.1.
Biermann-Schickling, Birgitt, Hannover/Bildungsverlag EINS GmbH, Köln: 33.1, 62.1, 66.1, 76.1, 79.1, 85.1, 86.1, 89.1, 130.1, 133.1.
Bundeszentrale für gesundheitliche Aufklärung (BZgA), Köln: 106.1.
Deutsche Aidshilfe, Berlin/Taubenheim, Michael/Kegel, Hans G.: 106.4.
Deutsche Atemwegsliga e.V., Bad Lippspringe/©iKOMM: 83.1.
Hild, Claudia, Angelburg/Bildungsverlag EINS GmbH, Köln: 18.4.
iStockphoto.com, Calgary: 5second 101.1; AlexRaths 51.1; AntonioGuillem 48.1; befa 18.2; Click_and_Photo 131.3; Elitsa Deykova 100.1; IvanJekic 84.2; Kerkez 84.1; kontrast-foto-design 18.1; Christoph Burgstedt 123.1; Motortion 50.1; Tom Merton 13.1; puhhha 91.1; real444 119.1; robeo 131.2; timsa 26.1; tommaso79 106.2; Yozayo 127.1.
Kassenärztliche Bundesvereinigung – Dezernat Versorgungsmanagement, Berlin: 106.3.
Katholnigg, Johannes, Wiesbaden/Bildungsverlag EINS GmbH, Köln: 87.1, 111.1, 113.1, 115.1, 116.1.
Klamke, Bastian, Berlin/Bildungsverlag EINS GmbH, Köln: 38.1, 44.1, 49.1, 98.1, 110.1.
Omnicell GmbH, Darmstadt: 18.5.
Picture-Alliance GmbH, Frankfurt/M.: dpa Themendienst/Benjamin Nolte 92.1; imageBROKER/Frank Bienewald 18.3; POP-EYE 109.2; dpa/Scheidemann, Achim 10.1; dpa/Sven Hoppe 24.1.
Practomed GmbH, Zürich: 70.1.
Stadt Köln/Heimrich & Hannot GmbH, Köln: 106.2.
stock.adobe.com, Dublin: ALDECAstudio 135.3; Figurnyi, Sergii 135.1; Hammer, Robert 93.1; martingaal 64.1; Mühlbauer, Johanna 20.1; PhotoSG 27.1; Sidorov, Alexandr 76.3; studiostoks 76.2; Syda Productions 36.1, 135.2; Young, Sherry 131.1.
Wort & Bild Verlag Konradshöhe GmbH & Co. KG, Baierbrunn: Diabetes Ratgeber/Dr. Ulrike Möhle 132.1.
www.tierversuche-verstehen.de, Münster: 27.2.
Ypsomed GmbH, Liederbach: 134 (3x).

Umschlagfoto(s): fotolia.com, New York: Pixelot

Wir arbeiten sehr sorgfältig daran, für alle verwendeten Abbildungen die Rechteinhaberinnen und Rechteinhaber zu ermitteln. Sollte uns dies im Einzelfall nicht vollständig gelungen sein, werden berechtigte Ansprüche selbstverständlich im Rahmen der üblichen Vereinbarungen abgegolten.

Sachwortverzeichnis